Ortrud Bronner

Die untere Extremität und ihre funktionelle Behandlung nach Verletzungen und bei anderen Störungen

FACHBUCHREIHE KRANKENGYMNASTIK
Physikalische Therapie – Prävention – Rehabilitation
Herausgeberin: Anneliese tum Suden-Weickmann

Ortrud Bronner

Die untere Extremität

und ihre funktionelle
Behandlung nach Verletzungen
und bei anderen Störungen

Pflaum Verlag München

Die Deutsche Bibliothek – CIP-Einheitsaufnahme

Bronner, Ortrud:
Die untere Extremität und ihre funktionelle Behandlung nach
Verletzungen und bei anderen Störungen / Ortrud Bronner. –
München ; Bad Kissingen ; Baden-Baden ; Berlin ; Düsseldorf ;
Heidelberg : Pflaum, 1992
   (Fachbuchreihe Krankengymnastik)

ISBN 3-7905-0645-1

Satz und Verarbeitung: Pustet, Regensburg
Druck: Pflaum, München

Für meine Schülerinnen und Schüler

Inhalt

7

9

Vorwort

Der vorliegende Band ist nach demselben Konzept verfaßt wie die im gleichen Verlag erschienenen Monographien über die Schulter und den Ellbogen und schließt die Reihe ab.

Wegweisend für diese Arbeit waren Erfahrungen, die ich über Jahre beim Unterrichten von Schülern und beim Behandeln verletzter Patienten sammeln konnte, aber auch die Einsicht, daß das Gehen das gemeinsame Problem bei jeder Art von Störung im Becken-Beinbereich ist.

Für den Behandler spielt daher der normale Gang als Leitbild und Orientierungshilfe eine zentrale Rolle für ein begründbares Vorgehen.

Sind die Wesensmerkmale des ungestörten Gehens bekannt, gelingt es besser in jeder Phase der Behandlung stufengerecht die notwendigen Voraussetzungen zu erarbeiten.

Um dem Therapeuten die systematische Beobachtung und Beurteilung des Gehenden zu erleichtern wie auch die Identifikation von Abweichungen, wurden die komplexen Vorgänge des Gehens gegliedert und die beobachtbaren Merkmale der einzelnen Ereignisse aufgelistet und dokumentiert.

Da sich die funktionelle Bewegungslehre Klein-Vogelbach am Bewegungsgesunden orientiert, bildet sie eine ideale Grundlage für die Auseinandersetzung mit dem vielschichtigen Thema aber auch für die subtile dennoch problemzentrierte Behandlung des frisch operierten wie auch des voll belastet gehenden Patienten.

Um auch dem mit der funktionellen Bewegungslehre unvertrauten Leser den Zugang zu den Leitgedanken zu erleichtern, habe ich dort Grundlegendes in die Arbeit aufgenommen, wo es mir zum besseren Verständnis sinnvoll erschien.

Eine solche Abhandlung kann nur durch das Zutun anderer entstehen. So bin ich meinen Patienten und Schülern sowie vielen Kolleginnen und Kollegen dankbar, daß sie mir durch ihre Rückmeldungen, ihre Fragen und Einwände zu der Klarheit verholfen haben, ohne die ich nicht den Mut gefunden hätte, Bewährtes und Erprobtes in dieser Form festzuhalten und weiterzugeben.

Ich wünsche mir, daß das Buch dazu beiträgt, dem Therapeuten die schwierige Aufgabe zu erleichtern, funktionelle Störungen im Becken-Beinbereich zutreffend einschätzen und behandeln zu können.

Für die Hilfe bei der Gestaltung dieses Bandes gilt mein besonderer Dank:

– Roland Gautschi, Irene Spirgi-Gantert, Brigitte Waser-Jochum für die Durchsicht des Manuskripts und die wertvollen Anregungen.
– Dr. med. Ludwig Wiedmer, der mir den Gang aus der Sicht des Biomechanikers nahe brachte.
– Michele Gewelbe dafür, daß sie Modell stand und wie sie es tat.
– Armin Roth für die wunderschönen Fotografien.
– Christoph Gysin für die Graphiken.
– Prof. Jürg Baumann und Georg Meier, Kinesiologie-Labor des Kinderspitals Basel, für ihre Bereitschaft, den Gang zu filmen und für die Herstellung des entsprechenden Bildmaterials.
– Den Mitarbeitern des Pflaum-Verlags für die stets gute und verständnisvolle Zusammenarbeit.

Basel, März 1992   *Ortrud Bronner*

Einleitung

Eine funktionelle Behandlung der Beine orientiert sich an deren wesentlichen Aufgaben im normalen Haltungs- und Bewegungsverhalten. Diese sind das Tragen und Ausbalancieren des Körpergewichts im aufrechten Stand sowie das Gehen als übliche Form der Fortbewegung des erwachsenen Menschen.

Da die Beine in sich beweglich sind, kann durch Stellungsänderung ihrer Gelenke die vertikale Ausdehnung des Körpers vermindert werden, wie dies beispielsweise geschieht, wenn sich jemand bückt oder setzt. Ebenso können die Füße beim Gehen wechselweise ihren Abstand zum Boden angemessen verändern, um Stufen aller Art, Unebenheiten, Hindernisse wie auch Steigungen oder Gefälle im Gelände zu überwinden.

Wird die Gleichgewichtslage des Körpers durch eine beabsichtige oder unbeabsichtigte Beschleunigung bestimmter Körperteile gefährdet, kann ein Bein reaktiv eingesetzt werden, um einen Schritt zu machen oder um als Gegengewicht einen Sturz zu verhindern.

Ist ein bestimmtes Gelenk oder sind die ein solches überbrückenden Strukturen verletzt oder erkrankt, zeigt sich stets, daß die Störung kein lokales Problem bleibt. Die statischen und dynamischen Veränderungen insgesamt sind offensichtlich und tiefgreifend. Sie sind die spontane Antwort des Körpers auf ein Defizit und dienen der Erhaltung von Gleichgewicht und vitalen Funktionen.

Bei aller Individualität des äußeren Erscheinungsbildes sind alle menschlichen Körper nach dem gleichen Plan gebaut und den gleichen Kräften ausgesetzt. Die Folge davon ist, daß Haltung und Bewegung bewegungsgesunder Menschen gemeinsame Merkmale aufweisen. Es bedeutet aber auch, daß die Möglichkeiten der Anpassung an eine Störung ihre Grenzen haben. Daher sind unter bestimmten veränderten Bedingungen bei sehr verschiedenen Menschen vergleichbare Verhaltensweisen beobachtbar. Die klassischen Beispiele dafür sind die von Duchenne und Trendelenburg beschriebenen Hinkmechanismen.

Wie sich eine lokale Störung auf das Haltungs- und Bewegungsverhalten auswirkt, nehmen wir mit dem Auge wahr. Um über das flüchtige, stets wechselnde, komplexe Geschehen, namentlich dynamischer Vorgänge, sachdienliche Aussagen machen zu können, muß systematisch und wiederholt beobachtet werden. Die Merkmale des normalen Verhaltens werden dabei zur Identifikation von Abweichungen genutzt.

Wenn auch, wie bereits gesagt, alle menschlichen Wesen grundsätzlich den gleichen Bauplan haben, so weist doch jeder Körper individuelle Besonderheiten auf, welche sein Haltungs- und Bewegungsverhalten prägen und die unbeeinflußbar sind. Ich denke da insbesondere an die konstitutionellen Längen und Breiten, wie auch an die im Laufe des Lebens natürlicherweise verminderte Beweglichkeit der Gelenke. Solche Gegebenheiten gehören zu den Bedingungen unter denen Haltung und Bewegung erfolgt. Sie müssen daher in die Beurteilung und Deutung einbezogen werden.

1 Funktioneller Status

Die systematische Befragung und Untersuchung des Patienten dient der Ermittlung individueller irreversibler und reversibler Besonderheiten seines Körpers. Die Auswertung sämtlicher Befunde zeigt auf, welche Auswirkungen einerseits die unveränderbaren Gegebenheiten des Körpers und andererseits die mit der ärztlichen Diagnose verbundenen, erworbenen Probleme auf das Haltungs- und Bewegungsverhalten dieses bestimmten Menschen haben.

Auf diese Weise gelingt es, die funktionelle Störung einzugrenzen, demgemäß Schwerpunkt und Ziele der Behandlung zu benennen sowie entsprechende therapeutische Mittel auszuwählen.

Wie jeder weiß, ist das Sammeln derartiger individueller Daten und deren Auswertung nicht eben einfach. Es trifft auch nicht zu, daß dieses frei von Subjektivität des Untersuchers geschieht.

Selbst die mit Winkelmesser und Zentimetermaß ermittelten Zahlenwerte sind nur brauchbar, wenn Kontrollmessungen von ein und derselben Person ausgeführt werden.

Die Subjektivität verliert sich auch nicht mit der Erfahrung. Bei wirkungsloser Behandlung führt diese allenfalls zu dem bereitwilligeren Eingeständnis, Wesentliches übersehen oder unzutreffend eingeschatzt zu haben. Jeder Beurteiler tut gut daran, gegenüber seiner Befundauslegung ein gewisses Mißtrauen zu bewahren und gegebenenfalls nicht zu zögern, das Problem neu einzuschätzen.

Je nach Zustand des Patienten haben Untersuchung und Behandlung unterschiedliche Schwerpunkte. Es ist naheliegend, daß beim frisch verletzten, operierten oder akut erkrankten Menschen vordergründig anderes interessiert als bei jenem, der voll belastet stehen, gehen und sich frei bewegen darf.

Die von Klein-Vogelbach entwickelte Befunderhebung, der funktionelle Status (Klein-Vogelbach, 1990) erlaubt eine differenzierte Darstellung des Problems. Es ist Sache des Therapeuten, den Zeitpunkt für die einzelnen Untersuchungen zu bestimmen.

Die von Vertretern verschiedener Richtungen der Manuellen Therapie empfohlenen Untersuchungen von Gelenken und Muskulatur sind in vielen Fällen eine unerläßliche, wertvolle Erweiterung der Befunderhebung. Im Rahmen dieser Abhandlung wird darauf jedoch nicht näher eingegangen.

1.1 Kondition

Unter diesem Sammelbegriff werden teils Angaben des Patienten, teils Untersuchungen des Therapeuten notiert, wie z. B.: Personalien – berufliche Tätigkeit – Freizeitbeschäftigung.

Ärztliche Diagnose – kurze Anamnese, namentlich bei chronischen oder rezidivierenden Leiden – Ernährungs- und Trainingszustand – Datum des Unfalls/der Operation.

Lokale Befunde
Haut: Farbe – Beschaffenheit (trocken/schuppig, feucht, gespannt/glänzend, etc.)
Muskulatur: Trophik – Tonus
Schwellungen: Lokalisation – durch Hämatom oder Ödem verursacht – Ausmaß der Schwellung. Dieses wird durch Umfangmessungen im Seitenvergleich ermittelt, modifiziert nach Debrunner:
Oberschenkel: 10/20 cm oberhalb des medialen Kniegelenkspalts
Unterschenkel: 15/20 cm unterhalb des medialen Kniegelenkspalts
Fuß: – Fersenmaß: über Ferse und Rist
           – Ristmaß: über dem Navikulare
           – Ballenmaß: über dem Großzehengrundgelenk.
Ist das Kniegelenk geschwollen, kann ebenfalls im Seitenvergleich der Umfang über der Patella gemessen werden, wobei es jedoch noch abzuklären gilt, ob die Schwellung extra- oder intraartikulär ist.

Kniegelenkerguß: Für diesen Test befindet sich der Patient in Rückenlage. Beide Kniegelenke sind deblockiert und angemessen unterpolstert. Die Kniescheiben schauen nach oben. Der Therapeut steht neben dem Patienten jeweils auf der Seite, die er untersuchen möchte. Ist dies z. B. das linke Kniegelenk, legt er seine linke Hand von ventral um den Tibiakopf unterhalb des Gelenkspalts. Die rechte Hand liegt etwa handbreit entfernt vom oberen Patellarand, ventral am Oberschenkel und streicht mit gleichbleibendem Druck die Bursa suprapatellaris in Richtung Patella aus. Hier angekommen, bleibt die Hand mit unvermindertem Druck liegen, während der Zeigefinger der linken Hand senkrecht auf die Patella drückt. Liegt ein Gelenkerguß vor, federt die Patella deutlich auf ihrem Flüssig-

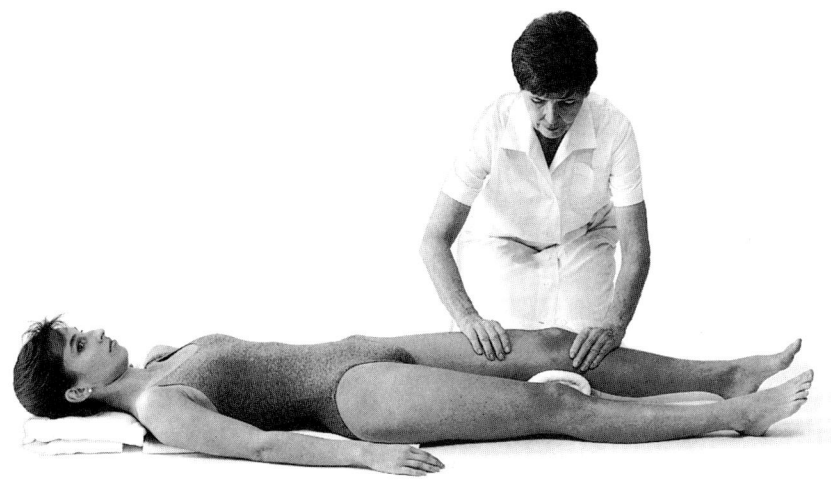

Abb. 1: Ausgangsstellung der Therapeutenhände für die Beurteilung eines Kniegelenkergusses.

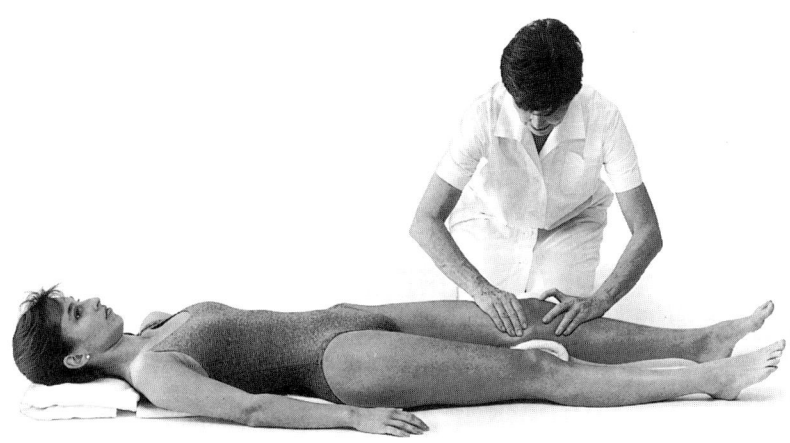

Abb. 2: Endstellung der Therapeutenhände bei der Beurteilung eines Kniegelenkergusses.

keitskissen, was auch mit »tanzende Patella« bezeichnet wird. Es empfiehlt sich stets, den Vergleichstest am eventuell unversehrten Knie vorzunehmen. *(Abb. 1 + 2)*

Schmerz

Bei entzündlichen, degenerativen, wie auch chronischen Leiden geben eingehendere Abklärungen des Schmerzes wesentliche Hinweise für die Therapie und Empfehlungen für zu Hause und/oder am Arbeitsplatz.

Besonders aufschlußreich ist die Beantwortung der sogenannten W-Fragen.
- »Wo« tut es weh?
  Z. B. an Gelenk, Muskulatur, Knochen.
- »Wann« tut es weh?
  Z. B. am Tag, in der Nacht, beim Aufstehen, beim Zubettgehen, beim Gehen, Stehen, Sitzen.
- »Was« löst den Schmerz aus?
  Z. B. bestimmte Bewegungen oder Verrichtungen, längeres Sitzen, die Arbeitshaltung.
- »Was« lindert den Schmerz?
  Z. B. Wärme, Kälte, Bewegung, Ruhe.
- »Wie« äußert sich der Schmerz?
  Z. B. stechend, dumpf, brennend, kribbelnd.
- »Wie lange« hält der Schmerz an?
  Z. B. über Stunden, kurz dauernd, blitzartig.

1.2 Konstitution

Da die Anordnung und Verteilung der Teilgewichte des Körpers einen wesentlichen Einfluß auf das Bewegungsverhalten haben, ist es nützlich, außer dem Gesamtgewicht, die Längen, Breiten und Tiefen der einzelnen Körperabschnitte zu ermitteln und diese mit den für die hypothetische Norm festgelegten Verhältnissen zu vergleichen.
Die Beurteilung findet am aufrecht stehenden, barfüßigen Menschen statt.

Längen

Da die Hüftgelenke der hypothetischen Norm entsprechend annähernd in der Mitte der Gesamtkörperlänge liegen, verhält sich die Unterlänge (Boden – Trochanter) zur Oberlänge (Trochanter – Scheitelpunkt) wie 1 : 1.
Die Unterlänge, bestehend aus Fuß und Unterschenkel (Boden – lateraler Kniegelenkspalt) sowie Oberschenkel (lateraler Kniegelenkspalt – Trochanter) weist ebenfalls das Verhältnis 1 : 1 auf.
Die Oberlänge wird in Fünftel eingeteilt. So entspricht der Abstand Symphyse – Bauchnabel $1/5$, Bauchnabel – Incisura jugularis $2/5$ und Incisura jugularis – Scheitelpunkt wiederum $2/5$ der gesamten Oberlänge.
Die Armlänge entspricht der hypothetischen Norm, wenn die Spitze des Mittelfingers annähernd die Mitte des Oberschenkels trifft.

Breiten

Spurbreite: Die Bezugspunkte liegen in der Mitte der oberen Sprunggelenke. Ihr Abstand ist im Rahmen der hypothetischen Norm nicht kleiner als der Abstand re/lk Hüftgelenk und nicht größer als der Abstand re/lk Spina iliaca ant. sup.

Der **Abstand re/lk Hüftgelenk** entspricht dem Abstand Symphyse – Bauchnabel.

Der **Abstand re/lk Trochanter** entspricht dem größten frontotransversalen Brustkorbdurchmesser auf Höhe Th7.

Der **Abstand re/lk Schultergelenk** entspricht dem Abstand Bauchnabel – Incisura jugularis bzw. dem doppelten Abstand re/lk Hüftgelenk.

Tiefen

Von besonderer Bedeutung für unsere Betrachtungen ist das Verhältnis Rückfuß zu Vorfuß oder umgekehrt.
Die Verbindung Tuber calcanei (medialer Punkt) – Malleolus medialis – Großzehengrundgelenk, weist ein Verhältnis Rückfuß : Vorfuß von 1 : 1,5 auf. *(Abb. 3)*
Die Verbindung Tuber calcanei (lateraler Punkt) – Malleolus lateralis – Kleinzehengrundgelenk, weist hingegen ein Verhältnis Rückfuß : Vorfuß von 1 : 2 auf. *(Abb. 4)*
Die Fußlänge wird bestimmt durch den Abstand eines hinteren, mittleren Punkts am Tuber calcanei zur Spitze der längsten Zehe (n. Debrunner).
In der hypothetischen Norm entspricht der größte sagittotransversale Brustkorbdurchmesser auf Höhe Th7 etwa der Fußlänge. Auf entsprechendem Niveau hat er zum frontotransversalen Brustkorbdurchmesser ein Verhältnis von 4 : 5.
Der sagittotransversale Durchmesser auf Nabelhöhe ist annähernd gleich groß wie der größte sagittotransversale Brustkorbdurchmesser. Diese Tiefe ist nicht zwingend konstant.

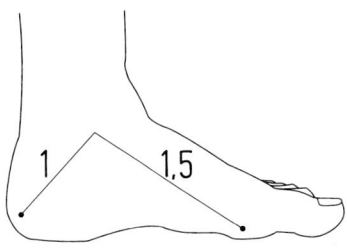

Abb. 3: Lk Fuß von medial.

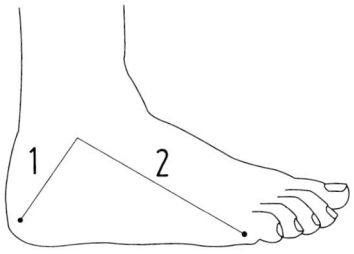

Abb. 4: Re Fuß von lateral.

1.3 Beweglichkeit

Bei der sorgfältigen Untersuchung der Gelenke wird das aktuelle Ausmaß ihrer Beweglichkeit mit den Normwerten verglichen. Obwohl diese Normwerte je nach Autor etwas voneinander abweichen, sind sie dennoch eine brauchbare Hilfe bei der Beurteilung. Wir stützen uns auf die Angaben von Debrunner und Kapandji.

Liegen Einschränkungen vor, ist es unumgänglich zu klären, welche Struktur dafür verantwortlich ist, damit die Behandlung auf ein realisierbares Ziel hin geplant und durchgeführt werden kann.

Daher sollten die Untersuchungen grundsätzlich sowohl aktiv als auch passiv und bei paarigen Gelenken stets im Seitenvergleich durchgeführt werden. Jedoch sollte daran gedacht werden, daß normalerweise der aktive Bewegungsausschlag ein wenig kleiner ist als der passiv ermittelte. Es wird hier eine physiologische einer anatomischen Bewegungstoleranz gegenüber gestellt. Außerdem muß berücksichtigt werden, daß die beteiligten mehrgelenkigen Muskeln, je nach Stellung der von ihnen überbrückten Gelenke, aktiv bzw. passiv insuffizient sein können (s. Abschnitt 5.1.2, S. 100) und das Meßergebnis beeinflussen.

Für die **aktive Beweglichkeitsuntersuchung** wird üblicherweise die Neutral-0-Methode benutzt. Nach Debrunner entspricht die Nullstellung der Gelenke der sogenannten »anatomischen Normalstellung« im aufrechten Stand. Dabei sind die Füße parallel und berühren sich medial, die Arme hängen, die Daumen weisen nach vorn, der Blick ist geradeaus gerichtet.

Als Modifikation empfehlen wir einen Abstand der Füße, der jenem des re/lk Hüftgelenks bzw. der re/lk Spina iliaca ant. sup. entspricht und bei dem die anatomischen Längsachsen der Füße divergieren (s. Abschnitt 1.4.1, S. 44).

Die Beweglichkeitsuntersuchung beginnt, wenn möglich, aus der Nullstellung des Gelenks. Will man Winkelbewegungen beurteilen, bezeichnet man drei Punkte, den Drehpunkt bzw. die Bewegungsachse sowie an beiden Gelenkpartnern je einen Distanzpunkt. Für Rotationsbewegungen werden die Distanzpunkte durch Zeiger ersetzt, welche distal und proximal vom Gelenk liegen.

Da von wenigen Ausnahmen abgesehen, Angaben über die genaue Lage der Drehpunkte bzw. Bewegungsachsen fehlen, bleibt es dem Untersucher überlassen solche Punkte jeweils zu bestimmen. Ähnlich verhält es sich mit den Distanzpunkten und den Zeigern. Wegen der Weichteile an Gliedmaßen und Rumpf stehen nur bedingt anatomische Referenzpunkte als verbindliche Orientierungshilfen zur Verfügung.

Wenn es auch üblich ist, die Untersuchungsergebnisse mit Hilfe eines Winkelmessers zu ermitteln und in Winkelgraden anzugeben, so weisen die Zahlen aus den genannten Gründen doch nur eine Pseudogenauigkeit auf. Kommt noch hinzu, daß auch die Nullstellung der Gelenke nicht eindeutig definiert ist. Aus diesem Grund schätzt der versierte Untersucher mit annähernd gleicher Treffsicherheit den Bewegungsumfang und stützt sein Urteil auf den Vergleich mit dem gegenseitigen Gelenk ab.

Dem unerfahrenen Untersucher kann der Winkelmesser dazu dienen, die Normwerte sichtbar zu machen. Mit der Zeit ist das solchermaßen geschulte Auge zunehmend besser in der Lage, Abweichungen von der Norm wahrzunehmen und zutreffend zu beurteilen.

Mit der aktiven Variante wird außer dem Bewegungsumfang auch die Kontraktionsfähigkeit der Muskulatur beurteilt. Liegt eine Insuffizienz vor, kann ein solcher Muskel den betreffenden Gliedabschnitt weder in die mögliche Endstellung des Gelenks bringen, noch dort fixieren.

Für die **passive Beweglichkeitsuntersuchung** der Gelenke haben sich die Empfehlungen der Manualtherapie weitgehend durchgesetzt. Mit der Prüfung des Bewegungsumfangs im Seitenvergleich kann gleichzeitig die Struktur bestimmt werden, welche wahrscheinlich für das Defizit verantwortlich ist. Eine entsprechende Differenzierung erlaubt das »Endgefühl«. So weist der harte Stop auf eine knöchern bedingte, der hart elastische Stop auf eine kapsulär bedingte und der weich elastische Stop auf eine muskulär bedingte Beweglichkeitsbegrenzung hin. Mit der unmittelbar folgenden Probebehandlung wird das Ergebnis entweder als zutreffend bestätigt oder als unzutreffend widerlegt und in diesem Fall erneut überprüft.

Bei frisch verletzten oder operierten Gelenken oder gelenknahen Strukturen, welche ausschließlich aktiv bewegt werden dürfen, ist es üblich, für die Beweglichkeitsuntersuchung die aktive Variante zu benutzen, wobei die Beurteilung des Hüftgelenks unter Abnahme des Beingewichts durch den Therapeuten erfolgt, um Knochen und Weichteile nicht unangemessen zu belasten.

Im folgenden Abschnitt werden nur die in der Traumatologie bevorzugten Varianten eingehend beschrieben.

1.3.1 Gelenke des Fußes

Oberes Sprunggelenk

Dorsalextension / Plantarflexion 20°–30°/0°/40°–50°

Nullstellung: Die Verbindungslinie Malleolus lateralis – Fibulaköpfchen und der laterale Fußrand bilden einen Winkel von 90°.

Die **aktive Untersuchung** erfolgt, wenn möglich, unter Hubfreiheit (s. Abschnitt 5.1.3, S. 102) in Seitenlage am oberen Bein. Dieses wird so unterpolstert, daß Knie- und Fußgelenk den gleichen Abstand zur Unterlage haben.

Das Kniegelenk ist wenig flektiert, um zu vermeiden, daß der zweigelenkige M. gastrocnemius die Dorsalextension bremst.

Aktiv bewegter Hebel ist der Fuß. Da die mehrgelenkigen Zehenextensoren an der Dorsalextension beteiligt sind, erfolgt gewöhnlich mit der aktiven Bewegung des Fußes initial oder gleichzeitig eine Extension der Zehen. Ist diese ausgeprägt, wird die Endstellung im oberen Sprunggelenk wegen der aktiven Insuffizienz dieser Muskelgruppe nicht erreicht. Es ist daher ratsam, die Fußbewegung mit einer Flexionsbewegung der Zehen zu verbinden, damit die Dorsalextension endgradig ausgeführt werden kann (s. Abschnitt 5.1.2, S. 100).

Bei der Gegenbewegung, der Plantarflexion, kann entsprechend verfahren werden, indem auftaktisch eine Zehenextension gefordert wird.

Diese Variante hat den weiteren Vorteil, daß die Zehenbewegungen nicht gleichsinnig weiterlaufend (s. Abschnitt 5.1.4, S. 105) die Gelenke Lisfranc und Chopart erfassen und eine Dorsalextension bzw. Plantarflexion vortäuschen, ohne daß der Bewegungsimpuls im oberen Sprunggelenk angekommen ist.

Daher sollte eine Bewegung im oberen Sprunggelenk nicht nur an der Winkelveränderung abgelesen werden, sondern es müssen stets das Tuber calcanei und die Haut über der Achillessehne beobachtet werden.

Mit der Dorsalextension entfernt sich die Ferse von der Beugefalte des Kniegelenks. Die Haut über der Achillessehne wird geglättet. Mit der Gegenbewegung, der Plantarflexion, nähert sich die Ferse der Beugefalte des Kniegelenks, die Haut über der Achillessehne weist eine Fältelung auf.

Eine Besonderheit des oberen Sprunggelenks rührt von der konischen Form des mit der Tibia und Fibula artikulierenden Talus her. Da dieser Knochen ventral etwas breiter ist als dorsal, ist er in der Dorsalextensionsstellung von der Malleolengabel fixiert, während er in der Plantarflexionsstellung in der Gabel Spiel hat. Die geringgradigen Seitwärts- und Rotationsbewegungen sind normalerweise nicht erfaßbar.

Unteres Sprunggelenk

Inversion/Eversion 60°/0°/30°

Nullstellung: Die Verbindungslinie von 1. und 5. Zehengrundgelenk sowie ein Punkt in der hinteren Mitte der Ferse liegen in einer gemeinsamen transversalen Ebene an der Fußsohle. Eine proximal/distal ausgerichtete Achse durch die Ferse steht senkrecht auf dieser Ebene.

Der Patient befindet sich in Rückenlage. Hüft- und Kniegelenke sind wenig flektiert. Die Unterschenkel sind so unterpolstert, daß die Knie- und Fußgelenke den gleichen Abstand zur Unterlage haben. Die Kniescheiben schauen nach oben. Die Fersen sind nicht unterstützt, sie überragen die Polster.

Die **aktive Untersuchung** erfolgt in der Nullstellung des oberen Sprunggelenks (s. S. 23). Der Unterschenkel bleibt unverändert liegen. Eventuelle Rotationsbewegungen werden manuell vom Therapeuten verhindert.

Aktiv bewegter Hebel ist der Fuß. Die Bewegungsausschläge müssen an der Ferse beobachtet werden.

Bei der Inversion nähert sich ein medialer Punkt an der Ferse einem solchen am Unterschenkel. Der Abstand zwischen dem Malleolus medialis und einem distal daneben liegenden Punkt am medialen Fußrand wird durch dessen Annäherung an den Innenknöchel kleiner. Die Haut zwischen den jeweiligen Bezugspunkten weist Falten auf. *(Abb. 5)*

Bei der Eversion nähert sich ein lateraler Punkt an der Ferse einem solchen am Unterschenkel. Der Abstand zwischen dem Malleolus lateralis und einem distal daneben liegenden Punkt am lateralen Fußrand wird durch dessen Annäherung an den Außenknöchel kleiner. Die Haut zwischen den Bezugspunkten weist Falten auf. *(Abb. 6)*

Der Vorfuß folgt der Ferse in die gleiche Richtung. Da sich dieser in den Gelenken Chopart und Lisfranc gleichsinnig weiterlaufend verwringen kann, ist stets die Ferse im Auge zu behalten, um nicht von der Vorfußbewegung getäuscht zu werden. Die Winkelbestimmung hat daher ihre Tücken, zumal die angegebenen Normwerte am Vorfuß ermittelt wurden.

Man bezieht die Verbindungslinie des 1. und 5. Zehengrundgelenks auf die für die Nullstellung beschriebene Tangentialebene an der Fußsohle.

So bilden Verbindungslinie und Ebene bei der Inversion einen nach medial offenen Winkel, wobei sich der distale Pol der Achse durch die Ferse nach medial neigt. Bei der Eversion öffnet sich der Winkel nach lateral und der distale Pol der Achse durch die Ferse neigt sich nach lateral.

Abb. 5: Endstellung Inversion.

Abb. 6: Endstellung Eversion.

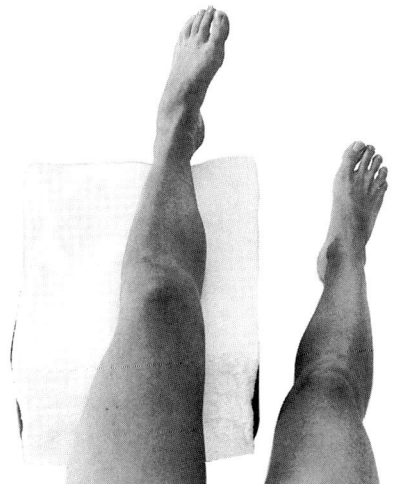
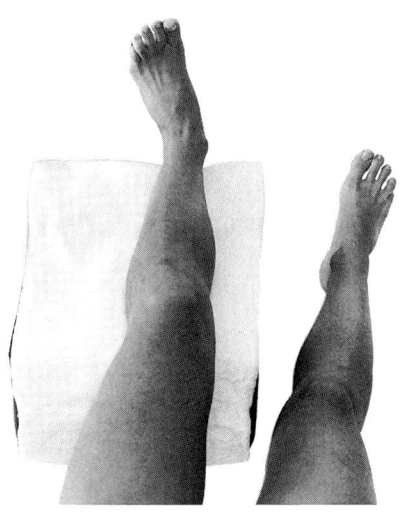

Aufwand und Ungenauigkeit des Meßverfahrens haben dazu geführt, daß die Bewegungsausschläge bezüglich ihrer Einschränkung geschätzt werden, wobei der Seitenvergleich wiederum unerläßlich ist. Man notiert: ½, ⅓, ¼ etc. eingeschränkt.

Will man nicht auf Zahlenwerte verzichten, weil sie die Erfolgskontrolle erleichtern, kann man in der Endstellung den Abstand zwischen dem jeweiligen Malleolus und seinem Bezugspunkt mit dem Zentimetermaß messen und mit den am unversehrten Fuß ermittelten Werten vergleichen.

Metatarsalgelenke Chopart und Lisfranc

Supination / Pronation 35°/0°/15°

Nullstellung: Die Nullstellung entspricht der für die Inversion/Eversion beschriebenen (s. S. 24).

Die Bewegungsausschläge entstehen durch die Verwringung des Vorfußes gegen den Rückfuß. Wegen der engen Beziehung von Tarsus und Metatarsus ist es nicht einfach, isoliert die Supination und Pronation aktiv auszuführen. Es kommt noch hinzu, daß Supination/Pronation und Inversion/Eversion unter der Kontrolle der gleichen Muskelgruppen stehen, weshalb die Untersuchungen stets **passiv** vorgenommen werden.

Der Patient befindet sich in Rückenlage. Die Kniegelenke sind wenig flektiert, die Unterschenkel sind so unterpolstert, daß die Knie- und Fußgelenke den gleichen Abstand zur Unterlage haben. Die Fersen überragen die Polster. Die Kniescheiben schauen nach oben.

Der Therapeut steht oder sitzt am Bankende. Will er die Bewegungstoleranz am linken Fuß prüfen, umgreift er mit seiner linken Hand die Ferse von medial und übt einen Zug aus, so daß im oberen Sprunggelenk eine Dorsalextension entsteht, welche annähernd der Nullstellung entspricht. Die rechte Therapeutenhand umgreift den Vorfuß von lateral. Der Zeigefinger liegt auf dem Fußrücken über den Zehengrundgelenken, das Daumenendglied in der Mitte der Querwölbung unter dem Grundgelenk der dritten Zehe.

Die Bewegungsachse entspricht einer Linie, die von der hinteren Mitte des Kalkaneus durch den Fuß zum Grundgelenk der dritten Zehe geht. Es ist hilfreich, sich während der Manipulation am Fuß diese Drehachse vorzustellen, um Seitwärtsbewegungen zu vermeiden (s. Abschnitt 1.4.1, S. 44).

Bei der Ausführung der Bewegung hält die eine Hand die Ferse am Ort, während die andere Hand den Vorfuß so verwringt, daß mit der Supination das Großzehengrundgelenk und mit der Pronation das Kleinzehengrundgelenk am deutlichsten nach proximal zur Tibia weist. *(Abb. 7 + 8)*

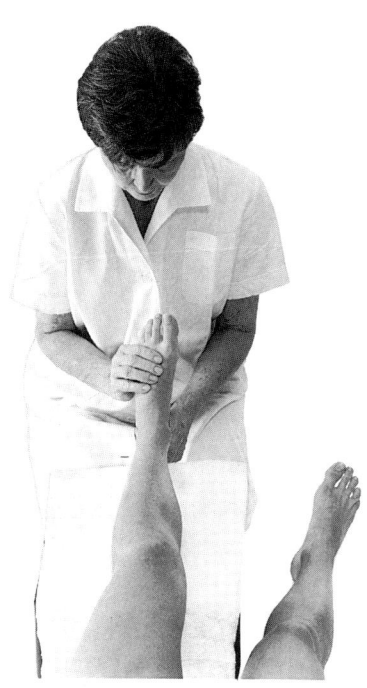
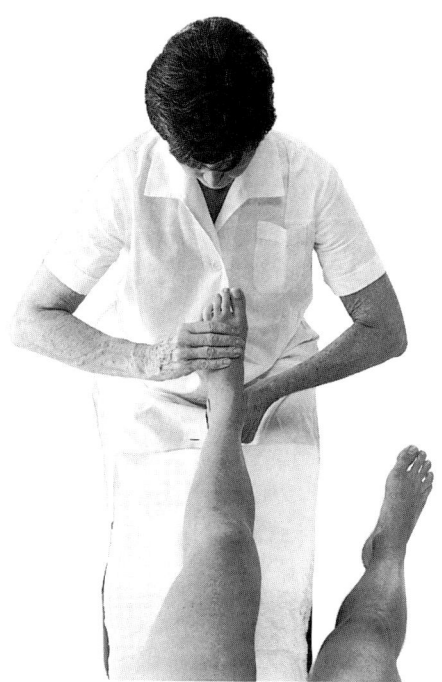

Abb. 7: Endstellung Supination.　　*Abb. 8: Endstellung Pronation.*

Da die Winkelbestimmung für diese Bewegungstoleranzen dem für die Inversion/Eversion beschriebenen Vorgehen entspricht, wobei die proximal/distal ausgerichtete Achse durch die Ferse stets senkrecht zur Bezugsebene stehen bleiben muß, begnügt man sich ebenfalls damit, die Einschränkungen im Seitenvergleich zu schätzen und in Bruchteilen zu notieren.

Zehengelenke

Großzehe

Grundgelenk: Flexion/Extension 45°/0°/70°
Interphalangealgelenk: Flexion/Extension 80°/0°/0°

Übrige Zehen

Grundgelenke: Flexion/Extension 40°/0°/60°–80°
Proximale
Interphalangealgelenke: Flexion/Extension 35°/0°/0°
Distale
Interphalangealgelenke: Flexion/Extension 60°/0°/30°

Nullstellung: In der für die Inversion/Eversion beschriebenen Nullstellung weisen die Mittelgelenke keine auffälligen Winkel auf und haben alle Endphalangen Bodenkontakt.

Die **aktive Beweglichkeitsprüfung** findet günstigerweise unter Hubfreiheit statt (s. Abschnitt 5.1.3, S. 102). Der Patient befindet sich in Seitenlage, sofern Operationsnähte oder andere Gründe dieses nicht verbieten. Die Untersuchung erfolgt am unten liegenden Fuß.

Hüft- und Kniegelenke beider Beine sind flektiert, am oberen mehr als am unteren, da dieses durch ein Polster unterstützt in hüftgelenkbreitem Abstand zur Unterlage vor dem unteren Bein liegt.

Die Hohlräume am unteren Bein sind durch entsprechendes Lagerungsmaterial ausgeglichen, vor allem distal am Unterschenkel. Im Falle eines X-Beins auch unter dem Kniegelenk.

Das obere Sprunggelenk nimmt für die Untersuchung eine Mittelstellung ein, um eine aktive bzw. passive Insuffizienz der für die Bewegung zuständigen mehrgelenkigen Muskelgruppen zu verhindern (s. Abschnitt 5.1.2, S. 100).

In der Regel interessieren hauptsächlich Bewegungsausschläge in den Zehengrundgelenken, welche bei aktiver Bewegung geprüft werden.

Für die Beurteilung der Beweglichkeit der übrigen Zehengelenke ist die passive Variante geeigneter.

Da die Zehenbewegungen beim Gehen eine wichtige Rolle spielen, sollte man sie nicht von der Untersuchung ausschließen.

1.3.2 Kniegelenk

Flexion/Extension 120°–150°/0°/5°–10°

Nullstellung: Die Längsachsen von Oberschenkel und Unterschenkel bilden einen Winkel von annähernd 0°.

Die **aktive Beweglichkeitsprüfung** erfolgt unter Hubfreiheit (s. Abschnitt 5.1.3, S. 102). Der Patient liegt auf der Seite. Das obere Kniegelenk wird untersucht. Das Bein ist so unterpolstert, daß Hüft-, Knie- und oberes Sprunggelenk in einer gemeinsamen horizontalen Ebene liegen.

Den Drehpunkt kann man am lateralen Femurkondylus annehmen, etwas ventral/proximal vom Fibulaköpfchen. Der distale Distanzpunkt ist der Malleolus lateralis, der proximale der Trochanter major.

Flexion: Mit der Annäherung der Ferse an den Oberschenkel verschiebt sich gleichzeitig die Kniescheibe nach kranial/ventral, so daß nicht nur im Knie-, sondern auch im Hüftgelenk eine Flexion entsteht. Auf diese Weise wird vermieden, daß die passive Insuffizienz des zweigelenkigen M. rectus femoris den Bewegungsausschlag vorzeitig beendet.

Extension: Bei der Extension wird analog verfahren. Um die Bremswirkung der Ischiokruralen zu vermeiden, wird die Ferse vom Oberschenkel entfernt und gleichzeitig die Kniescheibe nach distal/dorsal verschoben. Es entsteht im Knie- und Hüftgelenk eine Extension.

Während beider Bewegungsausschläge behält der Fuß im oberen Sprunggelenk eine Mittelstellung bei oder er macht mit der Flexion im Kniegelenk eine Dorsalextension und mit der Extension eine Plantarflexion. Durch die Fußbewegungen verkürzt sich der M. gastrocnemius jeweils ökonomisch, so daß er einerseits die Flexionsbewegungen des Unterschenkels im Kniegelenk unterstützen kann und andererseits die Extensionsbewegung des Unterschenkels im Kniegelenk nicht bremst.

Hinweis: Bei seiner extensorischen Bewegung macht der Unterschenkel im Kniegelenk eine geringgradige Außenrotation, die mit der Endstreckung in der Schlußrotation gipfelt. Mit der flexorischen Gegenbewegung ist eine entsprechend geringgradige Innenrotation verbunden. Werden die Bewegungen im Kniegelenk am belasteten Bein vom Femur bewerkstelligt, wirken sich die minimalen Rotationsausschläge auch auf das Hüftgelenk aus. So ist mit der extensorischen Bewegung des Femurs im Kniegelenk eine Innenrotation und mit der flexorischen eine Außenrotation im Hüftgelenk verbunden (s. Übung 41, S. 213). Beide Rotationsausschläge sind weder ohne weiteres sichtbar noch meßbar.

Außenrotation/Innenrotation 40°/0°/10°

Nullstellung: Die größte quere Achse durch die Femurkondylen und eine quere Achse durch Tibia und Fibula auf Höhe des Malleolus medialis bilden einen Winkel von ca. 23°, der sich nach ventral/medial öffnet.

Die aktiv ausfuhrbaren Rotationsbewegungen des Unterschenkels gegen den Oberschenkel sind nur in Flexionsstellung des Kniegelenks möglich. Da sie bei 90° Flexion im Kniegelenk am größten sind, erfolgt die Beweglichkeitsprüfung in dieser Stellung.

Für die **aktive Untersuchung** sitzt der Patient aufrecht. Seine Füße stehen am Boden. Der Abstand re/lk oberes Sprunggelenk und re/lk Kniegelenk entspricht dem Abstand re/lk Hüftgelenk.

Die Unterschenkellängsachsen sind vertikal und bilden mit den Oberschenkellängsachsen jeweils Winkel von 90°.

Um die Außenrotation zu erreichen, wischt der Fuß nach lateral/dorsal, wobei Großzehen- und Kleinzehengrundgelenk den Kontakt zum Boden mit gleichmä-

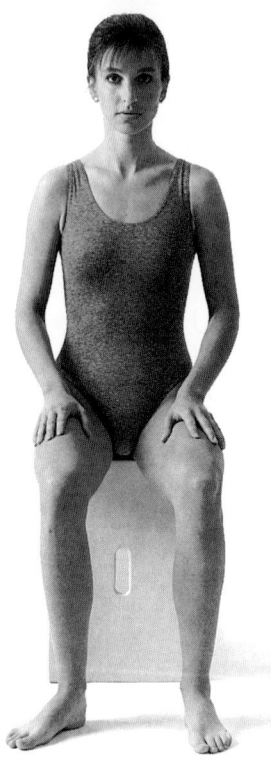
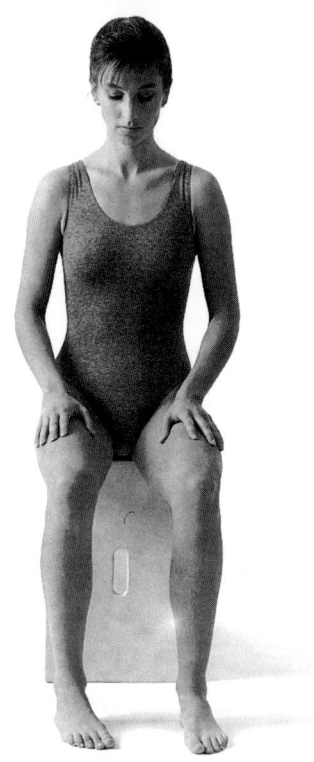

Abb. 9: Endstellung Außenrotation
des Unterschenkels im Kniegelenk.

Abb. 10: Endstellung Innenrotation
des Unterschenkels im Kniegelenk.

ßigem Druck beibehalten und die quere Achse durch die Femurkondylen unverändert an Ort und Stelle stehen bleibt. Es entsteht ein nach lateral/ventral offener Winkel. *(Abb. 9)*
Um die Innenrotation zu bewerkstelligen, wischt der Fuß am Boden nach medial/dorsal unter Einhalten der genannten Bedingungen. Der Winkel öffnet sich nach medial/ventral. *(Abb. 10)*

1.3.3 Hüftgelenk

Die Beweglichkeitsuntersuchungen der Hüftgelenke werden in der Regel **aktiv unter Abnahme des Beingewichts** ausgeführt. Dies vor allem, um Knochen und Weichteile nicht unangemessen zu belasten und um auszuschließen, daß ein durch das Beingewicht ausgelöster Schmerz den Bewegungsausschlag vor Erreichen der Toleranzgrenze beendet.
Da der proximale Gelenkpartner der Hüftgelenke, das Becken, in engster

Verbindung mit der sehr beweglichen Lendenwirbelsäule steht, haben alle Bewegungen des Oberschenkels im Hüftgelenk eine Auswirkung auf die Wirbelsäule. Da diese weiterlaufenden Bewegungen (s. Abschnitt 5.1.4, S. 105) für die Beurteilung der einzelnen Hüftgelenkkomponenten unterschiedlich bedeutsam sind, sollte man sie nicht übersehen.

Flexion / Extension 130°–140°/0°/10°–15°

Nullstellung: Bei annähernder Vertikalstellung der Oberschenkellängsachse ist das Hüftgelenk 12° flektiert vom Becken aus. Die damit verbundene Lordose der Lendenwirbelsäule entspricht deren Nullstellung.

Flexion: Namentlich bei frisch operierten Patienten erfolgt die Untersuchung aus der **Rückenlage**.

Es gilt zu beachten, daß sich in dieser Ausgangsstellung entweder die Flexion des Hüftgelenks vom Becken aus verstärkt und damit verbunden auch die Lordose der Lendenwirbelsäule, oder die Flexion im Hüftgelenk nimmt vom Becken ausgehend ab, wobei sich die Lordose der Lendenwirbelsäule entsprechend vermindert. In einem solchen Fall ist die Extensionstoleranz der Hüftgelenke bereits ganz oder nahezu ausgeschöpft. Ehe mit der Untersuchung dieser Gelenke begonnen wird, muß daher zunächst das Ausmaß und die Richtung der Abweichung des Beckens und der Lendenwirbelsäule aus der Nullstellung beurteilt und gegebenenfalls durch Anheben des Brustkorbs bzw. durch Unterpolsterung der Lendenwirbelsäule korrigiert werden.

Mit dem Abheben des Beins lassen sich auch bei weniger gut beweglichen Hüftgelenken und Wirbelsäulensegmenten Verschiebungen des Beckens nicht vermeiden. Unabhängig davon, ob die Bewegung aktiv oder passiv erfolgt, macht das Becken eine Transversalbewegung, die sich am untersuchten Hüftgelenk als Innenrotation, am gegenseitigen als Außenrotation auswirkt. Die Beckenbewegung kann an der Spina iliaca ant. sup. verfolgt werden, welche sich auf der Seite des abgehobenen Beins der Unterlage annähert. Zusätzlich ist mit dem einseitigen Abheben des Oberschenkels eine Verschiebung des Beckens in der Frontalebene verbunden. Die gleichseitige Spina iliaca ant. sup. bewegt sich nach kranial/medial. Dadurch entsteht im untersuchten Hüftgelenk eine Adduktion, im gegenseitigen eine Abduktion jeweils vom proximalen Partner ausgehend (s. Abschnitt 5.1.1, S. 95).

Während die Transversalbewegung des Beckens als Rotation im unteren Niveau der Brustwirbelsäule ankommt, wirkt sich seine Frontalbewegung als Lateralflexion der Lendenwirbelsäule mit Konkavität auf der Seite des abgehobenen und bewegten Beins aus. *(Abb. 11)*

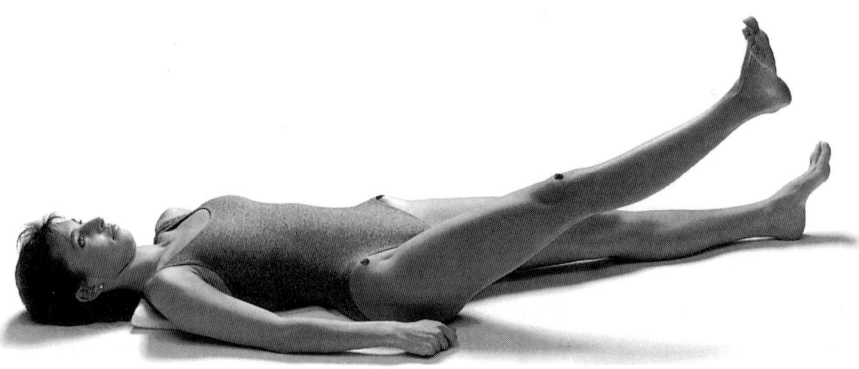

Abb. 11: Transversale und frontale Beckenverschiebung bei abgehobenem re Bein.

Die beschriebenen weiterlaufenden Bewegungen des Beckens sind unerwünscht, weil sie in anderen Bewegungsebenen stattfinden, als der für die Untersuchung maßgebenden und dazu führen, daß die Flexion im Hüftgelenk mit einer Adduktion und Innenrotation kombiniert ist.

Dieses Verhalten von Becken und Wirbelsäule kann am einfachsten vermieden werden, wenn gleichzeitig beide Beine abgehoben und symmetrisch bewegt werden. Dabei sind die Kniegelenke flektiert, um die Ischiokruralbremse auszuschalten. Rechte und linke Patella werden jeweils in einer Sagittalebene dem Brustkorb genähert. Der gleichbleibende Abstand der Kniegelenke entspricht dem Abstand der Hüftgelenke.

Die Oberschenkel nehmen das Becken gleichsinnig weiterlaufend mit, ehe die Flexionstoleranz in den Hüftgelenken ausgeschöpft ist. Dabei verformt sich die Lendenwirbelsäule flexorisch, was in Kauf genommen werden darf, da dies das Untersuchungsergebnis nicht beeinträchtigt.

Die Flexionstoleranz in den Hüftgelenken ist ausgeschöpft, wenn sich der Abstand Oberschenkel – gleichseitige Spina iliaca ant. sup. nicht mehr verändert. Eine gegebenenfalls unterschiedliche Beweglichkeit der Hüftgelenke ist am differierenden Abstand der Kniescheiben zum Brustkorb ablesbar.

Kann der Patient die **Seitenlage** einnehmen, ist diese Ausgangsstellung für die Beweglichkeitsprüfung der Rückenlage vorzuziehen. Bei einseitiger Beinbewegung und sorgfältiger Lagerung können die unerwünschten Beckenbewegungen vermieden werden.

Die Taille wird unterpolstert, so daß die Verbindungslinie re/lk Spina iliaca ant. sup. vertikal steht.

Das unten liegende Bein wird derart gelagert, daß in seinem Hüftgelenk eine endgradige Extension entsteht.

Das oben liegende Bein wird mit Hilfe des Therapeuten in die beschriebene Endstellung der Flexion des Hüftgelenks gebracht.

Aus dem **aufrechten Sitz** kann eine funktionelle Beurteilung der Flexionstoleranz der Hüftgelenke vorgenommen werden.

Die Bewegung entspricht dem Verhalten beim Bücken, sie wird ohne Hilfe des Therapeuten selbständig vom Patienten ausgeführt.

Die Sitzhöhe muß gewährleisten, daß der Abstand Hüftgelenke – Boden deutlich größer ist, als der Abstand Kniegelenke – Boden. Der Abstand re/lk oberes Sprunggelenk und re/lk Kniegelenk entspricht dem Abstand re/lk Hüftgelenk.

Bei unterschiedlicher Flexionstoleranz der Hüftgelenke nehmen die Beine eine Schrittstellung ein, wobei das Bein des in seiner Beweglichkeit eingeschränkten Hüftgelenks hinten steht.

Mit der Neigung des Rumpfs in den Hüftgelenken nach vorn/unten nähert sich die re/lk Spina iliaca ant. sup. dem re/lk Oberschenkel, bis die Endstellung erreicht ist. Wenn eine flexorische Verformung der Lendenwirbelsäule auch nicht unbedingt erwünscht ist, so stört sie auch nicht.

Extension: Üblicherweise befindet sich der Patient für diese Untersuchung in der Rückenlage.

Die Extension im Hüftgelenk erfolgt vom Becken aus. Sie kommt als gleichsinnig weiterlaufende Bewegung zustande (s. Abschnitt 5.1.4, S. 105).

Soll das linke Hüftgelenk untersucht werden, erfolgt unter Gewichtabnahme des rechten Beins, bei flektiertem Kniegelenk, eine Flexion im Hüftgelenk über 90° vom Oberschenkel aus. Sobald der Bewegungsimpuls das Becken erfaßt, entsteht im linken Hüftgelenk eine Extension vom Becken aus sowie in der Lendenwirbelsäule eine Flexion. Das Becken hat sich um 12° im linken Hüftgelenk gedreht und die Extensionstoleranz ausgeschöpft, wenn der lumbosakrale Übergang von Becken und Lendenwirbelsäule die Unterlage berührt, sofern der linke Oberschenkel seinen Kontakt zur Unterlage beibehalten hat und die Kniescheibe unverändert nach oben schaut. Der Therapeut nimmt die Beckenbewegung am besten wahr, wenn er seine flache Hand an den lumbosakralen Übergang des Patienten legt.

Das einseitige Abheben des Beins bewirkt auch bei dieser Untersuchung die beschriebene unerwünschte zweidimensionale Verschiebung des Beckens. Es ist daher empfehlenswert die flexorische Bewegung des Oberschenkels mit einer dem Grad der Abweichung entsprechenden Adduktion/Außenrotation im Hüftgelenk zu kombinieren. Die adduktorische Komponente neutralisiert die Transversalbewegung, die außenrotatorische die Frontalbewegung des Beckens. Beide zusammen bewirken, daß die Verbindungslinie re/lk Spina iliaca ant. sup. ihre Parallelität zum frontotransversalen Brustkorbdurchmesser beibehalten kann. *(Abb. 12)*

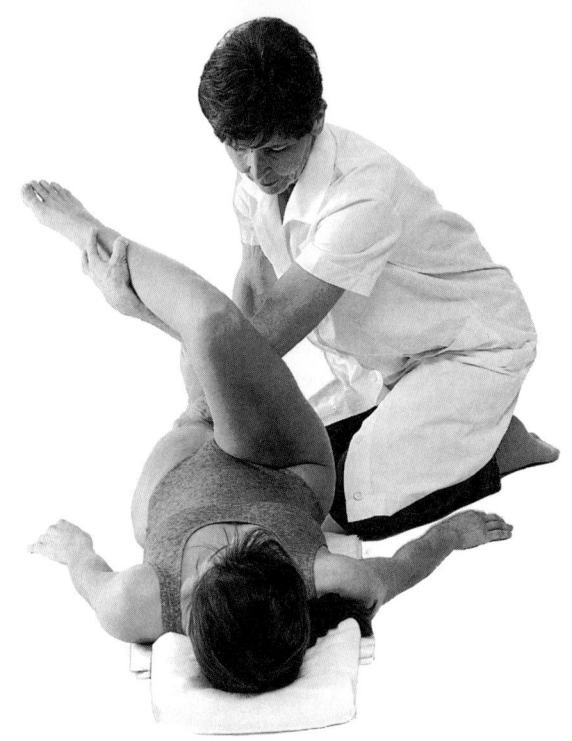

Abb. 12: Beurteilung der Extensionstoleranz im linken Hüftgelenk.

Abduktion / Adduktion 30°–50°/0°/20°–30°

Nullstellung: Die re/lk Oberschenkellängsachse steht senkrecht auf der Verbindungslinie re/lk Spina iliaca ant. sup. Die re/lk Patella liegt in einer gemeinsamen Frontalebene.

Der Patient befindet sich in Rückenlage. Beide Beine liegen der Nullstellung entsprechend auf der Unterlage. Während der unterstützt ausgeführten **aktiven Testbewegungen** ist darauf zu achten, daß die re/lk Patella unverwandt nach oben schaut.

Bei der **Abduktion** verschiebt sich die Ferse nach lateral/kranial. Ehe die Abduktionstoleranz im Hüftgelenk ausgeschöpft ist, wird das Becken gleichsinnig weiterlaufend vom Bewegungsimpuls des Oberschenkels erfaßt und verschiebt sich wie dieser in einer Frontalebene. Die gleichseitige Spina iliaca ant. sup. wandert nach kranial/medial. Im gegenseitigen Hüftgelenk entsteht ebenfalls eine Abduktion vom Becken aus, sofern das Bein an Ort und Stelle liegen geblieben ist. In der Lendenwirbelsäule entsteht eine Lateralflexion mit Konkavität zur Seite des untersuchten Hüftgelenks.

Bei der Gegenbewegung, der **Adduktion**, muß das andere Bein durch eine Flexion in seinem Hüftgelenk aus dem Weg geschafft werden, damit sich die Ferse des Testbeins über die Symmetrieebene des Körpers hinaus nach lateral/kranial verschieben kann. Die weiterlaufende Beckenbewegung entspricht jetzt einer Adduktion im gegenseitigen Hüftgelenk.

Die Lendenwirbelsäule verformt sich wiederum lateralflexorisch, wobei die Konkavität zur Gegenseite weist.

Bei beiden Komponenten können die Beckenbewegungen toleriert werden, da sie in der gleichen Ebene erfolgen wie die untersuchten Beinbewegungen und daher das Meßergebnis nicht beeinträchtigen.

Für eine Grobbeurteilung, namentlich der Abduktion, ist es zulässig, die Untersuchung für beide Hüftgelenke gleichzeitig auszuführen, zumal die Bewegungen hubfrei sind und das Beingewicht weitgehend an die Unterlage abgegeben ist.

Transversalabduktion / Transversaladduktion 80°/0°/20°

Nullstellung: Die Längsachse des re/lk Oberschenkels ist sagittotransversal eingestellt und bildet mit der Verbindungslinie re/lk Spina iliaca ant. sup. je einen Winkel von 90°.

Normalerweise kommen in der freien Bewegung Abduktions-/Adduktionsausschläge der Oberschenkel auch bei flektierten Hüftgelenken vor wie z. B. beim Bücken oder im Sitzen. Da sich die Oberschenkel unter diesen Bedingungen mehr oder weniger in einer Transversalebene bewegen, hat man zur Unterscheidung die Begriffe Transversalabduktion/Transversaladduktion eingeführt.

Der Patient befindet sich in Rückenlage. Beide Füße sind gesäßnahe aufgestellt. Für die Untersuchung bringt man den Oberschenkel in die beschriebene Nullstellung. Die jeweils **aktiv** ausgeführte Bewegung erfolgt unter Abnahme des Beingewichts.

Zur Beurteilung der **Transversalabduktion** wird das Knie in einer Transversalebene nach lateral/unten bewegt. Es entsteht ein Winkel, der sich nach lateral/oben öffnet.

Für die Beurteilung der **Transversaladduktion** wird das Knie in einer Transversalebene über die Nullstellung und die Symmetrieebene des Körpers hinaus zur Gegenseite nach unten bewegt. Es entsteht ein Winkel, der sich nach medial/oben öffnet.

Gleichsinnig weiterlaufende Bewegungen des Beckens können in beide Richtungen toleriert werden, da sie am Meßergebnis nichts ändern. In ausgeprägten Fällen können sie allerdings die Beurteilung erschweren, weshalb es dann ratsam ist, die gegenseitige Beckenhälfte manuell zu fixieren.

Für eine Grobbeurteilung, insbesondere der Transversalabduktion, können beide Beine gleichzeitig bewegt werden.

Innenrotation / Außenrotation

Ausgangsstellung der Hüftgelenke

Extensionsstellung der Hüftgelenke bis in die Nullstellung: 40°–50°/0°/ 30°–40°

Flexionsstellung der Hüftgelenke bis 90°: 30°–45°/0°/40°–50°

Nullstellung: In beiden Ausgangsstellungen der Hüftgelenke steht die re/lk Oberschenkellängsachse senkrecht auf der Verbindungslinie re/lk Spina iliaca ant. sup. und ist die Flexions-/Extensionsachse des re/lk Kniegelenks parallel zu dieser eingestellt. Die re/lk Patella befindet sich in einer gemeinsamen Frontalebene.

Wie den Normwerten zu entnehmen ist, beeinflußt die Stellung des Oberschenkels im Hüftgelenk den Umfang der Rotationsausschläge. Normalerweise ist bei gestrecktem Hüftgelenk die Innenrotation ca. 10° größer als die Außenrotation, während es sich bei gebeugtem Hüftgelenk gerade umgekehrt verhält, hier ist die Außenrotation ca. 10° größer als die Innenrotation.

Für die **aktive, unterstützte Beweglichkeitsuntersuchung** bei gestreckten Hüftgelenken ist die Bauchlage besonders geeignet. Der Abstand re/lk Kniegelenk entspricht dem Abstand re/lk Hüftgelenk. Der Unterschenkel auf der Seite der Untersuchung ist vertikal eingestellt und bildet mit seinem Oberschenkel einen rechten Winkel. Die Flexions-/Extensionsachse des Kniegelenks und die Verbindungslinie re/lk Spina iliaca ant. sup. sind parallel, was der Nullstellung entspricht.

Wird die Ferse in einer Transversalebene nach lateral/unten bewegt, entsteht eine **Innenrotation** im untersuchten Hüftgelenk. Der Winkel öffnet sich nach lateral/oben.

Wird die Ferse über die Nullstellung und die Symmetrieebene des Körpers hinaus zur Gegenseite nach unten bewegt, entsteht eine **Außenrotation** im untersuchten Hüftgelenk. Der Winkel öffnet sich nach medial/oben.

Die jeweiligen Bewegungsausschläge sind beendet, wenn sich die Verbindungslinie re/lk Spina iliaca ant. sup. vom Bewegungsimpuls des Oberschenkels erfaßt, gleichsinnig weiterlaufend in Richtung der Flexions-/Extensionsachse des Kniegelenks bewegt.

Während die eine Therapeutenhand das Unterschenkelgewicht übernimmt und der Bewegung folgt, kontrolliert die andere das Becken. Dabei gilt es Verschiedenes zu beachten:

Mit der Flexion des Unterschenkels im Kniegelenk wird der zweigelenkige M. rectus femoris gedehnt. Bei einem Dehnbarkeitsverlust dieses Muskels findet ein Ausweichmechanismus statt. Dieser besteht einerseits in einer Flexion des Hüftgelenks vom Becken aus, wobei sich die Lordose der Lendenwirbelsäule verstärkt und einer Abduktion/Außenrotation im Hüftgelenk vom Oberschenkel aus. Liegt ein solches Verhalten vor, empfiehlt es sich, auf die Rechtwinkelstellung des Unterschenkels zu verzichten und darauf zu achten, daß sich der Oberschenkel während der Untersuchung nicht in der Frontalebene verschiebt. Umgreift der Therapeut von distal die Ferse und übt einen Druck aus, bringt dieser den Fuß in eine Nullstellung bezüglich Dorsalextension/Plantarflexion, und da sich dieser Druck via Unterschenkel auf die Femurkondylen überträgt, wird die Tendenz des Oberschenkels, sich abduktorisch bzw. adduktorisch zu verschieben, vermindert.

Die andere, das Becken kontrollierende Therapeutenhand liegt entweder mit mäßigem Druck auf dem Kreuzbein oder unter der gegenseitigen Spina iliaca ant. sup. Mit der spürbaren Druckminderung der Spina ist die Innenrotation, mit der Druckmehrung die Außenrotation beendet.

Damit der Patient sämtliche, den jeweiligen Rotationsausschlag bremsende Muskelaktivitäten unterlassen kann, ist es zwingend, daß der Therapeut das Unterschenkelgewicht tatsächlich abnimmt, aber auch dem Patienten genaue Anweisungen gibt, was er tun muß.

Die Rotationsuntersuchungen des Hüftgelenks in Flexionsstellung erfolgen im aufrechten Sitz mit vertikal hängenden Unterschenkeln. Die Flexions-/Extensionsachse des Kniegelenks ist der Nullstellung entsprechend parallel zur Verbindungslinie re/lk Spina iliaca ant. sup. eingestellt.

In dieser Ausgangsstellung wird der Unterschenkel in einer Frontalebene verschoben. Bei der **Innenrotation** wandert die Ferse nach lateral/oben, es entsteht ein Winkel, der sich nach lateral/unten öffnet. Bei der **Außenrotation** bewegt sich die Ferse über die Nullstellung und die Symmetrieebene des Körpers hinaus zur Gegenseite nach oben, es entsteht ein Winkel, der sich nach medial/unten öffnet.

Beide Bewegungskomponenten sind beendet, wenn die gleichseitige Spina iliaca ant. sup. der Oberschenkelbewegung folgend mit der Innenrotation nach kranial/medial und mit der Außenrotation nach kaudal/lateral wandert.

Für die Grobeinschätzung der Rotationstoleranzen können in beiden Ausgangsstellungen beide Beine gleichzeitig in ihre Endstellungen gebracht werden.

1.3.4 Wirbelsäule

Wie bereits erwähnt, bewirkt jede Stellungsänderung des Beckens in den Hüftgelenken eine Verformung der Lendenwirbelsäule.

Wegen dieser Wechselwirkung empfiehlt es sich, die Beweglichkeit sowohl dieses Wirbelsäulenabschnitts als auch aller übrigen auf ihre Beweglichkeit hin zu überprüfen, zumal jeder von ihnen die Statik und Bewegung des angrenzenden beeinflußt.

Auf einen einfachen Nenner gebracht bedeutet das z. B., daß die Verminderung der Lendenlordose eine solche der Brustkyphose bewirkt, oder daß ein Beweglichkeitsverlust bestimmter Segmente eine Überbeweglichkeit an darunter und/oder darüber liegenden Segmenten nach sich zieht.

Die Untersuchungen können am stehenden, sitzenden oder in Seitenlage befindlichen Patienten vorgenommen werden. Wählt man den aufrechten Sitz als Ausgangsstellung, muß die Sitzhöhe gewährleisten, daß der Abstand Hüftgelenke – Boden deutlich größer ist, als der Abstand Kniegelenke – Boden, damit die Hüftgelenke und die Lendenwirbelsäule genügend große Toleranzen für die flexorischen/extensorischen Bewegungsausschläge haben.

Nullstellung: Die Nullstellung der Wirbelsäule entspricht den physiologischen Krümmungen ihrer Abschnitte in der Symmetrieebene des Körpers bei $12°$ Flexion der Hüftgelenke vom Becken aus. Die Verbindungslinie re/lk Spina iliaca ant. sup., der frontotransversale Brustkorbdurchmesser auf Höhe Th7 und der frontotransversale Kopfdurchmesser auf Höhe des re/lk Gehörgangs sind parallel.

Flexion / Extension

Die Normwerte der in Winkelgraden ermittelten Bewegungstoleranzen der einzelnen Wirbelsäulenabschnitte werden für die Flexion/Extension absichtlich weggelassen, weil die dafür notwendigen Meßgeräte von Physiotherapeuten üblicherweise nicht benutzt werden und die Zahlen allein wenig aussagen.

Statt dessen haben sich die Messungen in Zentimetern nach Schober und Ott als hilfreich erwiesen. Für die eingehendere Beurteilung stehen uns außerdem beobachtbare und palpable Kriterien zur Verfügung.

Flexion LWS Schober 5 cm, BWS Ott 8 cm

Das Meßverfahren nach Schober und Ott beginnt damit, daß in der Nullstellung der Wirbelsäule die Haut über dem Dornfortsatz von S1 und 10 cm darüber sowie die Haut über dem Dornfortsatz von C7 und 30 cm darunter markiert wird.

Soll beispielsweise aus dem aufrechten Sitz die ganze Wirbelsäule flektiert werden, ist darauf zu achten, daß mit Bewegungsbeginn eine Extension in den Hüftgelenken vom Becken aus erfolgt und sich der Scheitelpunkt des Kopfs der Symphyse annähert. Die Hände liegen auf den Oberschenkeln.

In der Endstellung nimmt der Abstand der markierten Punkte an der Lendenwirbelsäule um 5 cm, an der Brustwirbelsäule um 8 cm zu.

Außerdem kann in der Endstellung beobachtet werden, daß die ganze Wirbelsäule bis C1 einen gleichmäßigen, sanften Bogen bildet, mit Konvexität nach dorsal. Sämtliche Dornfortsätze treten deutlich sichtbar und fühlbar hervor. Weist die Wirbelsäule Steifigkeiten auf, ist der Bogen an den entsprechenden Stellen durch ein flaches Stück unterbrochen, man sieht die Dornfortsätze weniger gut oder gar nicht. Zählt man diese von kaudal nach kranial ab, kann man das steife Segment bzw. die steifen Segmente bestimmen.

Für die palpatorische Untersuchung ist die Seitenlage besonders günstig, doch kann sie auch am sitzenden Patienten vorgenommen werden. Dabei übernimmt der Therapeut mit einem Arm das Brustkorbgewicht. Mit den Fingern seiner anderen Hand untersucht er während der flexorischen/extensorischen Bewegungen der Wirbelsäule jedes Segment palpatorisch und zwar systematisch von kaudal nach kranial. Bei dieser Vorgehensweise ist es sinnvoll wechselweise beide Komponenten zu beurteilen.

Extension

Befindet sich der Patient im aufrechten Sitz, ist bei der extensorischen Verformung der Wirbelsäule darauf zu achten, daß in den Hüftgelenken eine Flexion vom Becken aus entsteht. Der Scheitelpunkt des Kopfs strebt zum Steißbein. Die Hände liegen auf den Oberschenkeln.

In der Endstellung der Bewegung entsteht wiederum ein gleichmäßiger, sanfter Bogen bis C1, mit Konkavität nach dorsal.

Analog zur Flexion stellen sich Steifigkeiten als flaches Stück in dem konkaven Bogen dar. Die entsprechenden Segmente können wiederum durch Abzählen genau bestimmt werden.

Die palpatorische Beweglichkeitsuntersuchung wurde bereits bei der diesbezüglichen Beurteilung der Flexion beschrieben.

Rechts/links konkave Lateralflexion

Die in Winkelgraden angegebenen Normwerte für die beidseitige Lateralflexion der ganzen Wirbelsäule sind in bezug auf die Auswertung des Untersuchungsergebnisses weniger brauchbar, als die durch Beobachtung und Palpation ermittelten Befunde. Sie sind aus diesem Grunde nicht angegeben.

Soll beispielsweise aus dem Sitzen die links konkave Lateralflexion der ganzen Wirbelsäule beurteilt werden, muß der Patient auftaktisch sein Gewicht auf die rechte Gesäßhälfte schieben. Mit dem Abheben der linken Beckenhälfte werden gleichzeitig das gleichseitige Akromion und der Scheitelpunkt des Kopfs dem angehobenen Becken angenähert. Die Brustkorbbewegung wird vom rechten Arm unterstützt. Dabei strebt die Hand in einem Bogen über den Kopf zur

Gegenseite. Es ist darauf zu achten, daß sich Olekranon und Mittelfinger des rechten Arms sowie der Scheitelpunkt des Kopfs, linkes Akromion und linker Trochanter in einer gemeinsamen Frontalebene aufeinander zu bewegen. Wenn nötig kann der Therapeut die Beckenbewegung manuell unterstützen.

Für die Beurteilung der rechts konkaven Lateralflexion verläuft alles in umgekehrter Richtung.

Steifigkeiten an bestimmten Segmenten stellen sich als flaches Stück im Bogen dar, das durch Abzählen der Dornfortsätze, wie für die Flexion/Extension beschrieben, näher bestimmt werden kann.

Die palpatorische Untersuchung entspricht dem für die Flexion/Extension beschriebenen Vorgehen. Für die Beurteilung der Lendenwirbelsäule entlastet der Therapeut diese durch Abnahme des Brustkorbgewichts. Für die Beurteilung der Brustwirbelsäule legt der Patient seine Hände auf dem Brustbein übereinander, auf die der Therapeut außerdem eine seiner Hände legt und von da aus die Bewegungen des Brustkorbs unterstützt.

Positive/negative Rotation bzw. Rotation nach rechts/nach links

Bei vertikal eingestellter Körperlängsachse findet die Untersuchung der Rotationstoleranzen der Wirbelsäule unter Hubfreiheit statt (s. Abschnitt 5.1.3, S. 102). Die zuständige Muskulatur muß daher weder Gewicht heben noch bremsend nach unten lassen.

Die Rotationsausschläge werden an den für die Nullstellung der Wirbelsäule beschriebenen Zeigern beobachtet und abgelesen.

Die Verbindungslinie re/lk Spina iliaca ant. sup. und der frontotransversale Brustkorbdurchmesser schließen das kaudale, die frontotransversalen Durchmesser von Brustkorb und Kopf das kraniale Rotationsniveau ein.

Am Zustandekommen eines endgradigen Rotationsausschlags sind sämtliche Segmente zwischen den Zeigern mehr oder weniger beteiligt.

Kaudales Rotationsniveau

Positive/negative Rotation L5–Th7 30°/0°/30°

Die Rotationstoleranz kann ermittelt werden, indem sich der Brustkorb gegen das Becken dreht.

Um zu vermeiden, daß durch Verschieben des Schultergürtels auf dem Brustkorb eine Rotationsbewegung vorgetäuscht wird, umgreift der Patient diesen mit gekreuzten Armen. Der Kopf folgt der Bewegung des Brustkorbs. Das Becken bleibt unverwandt stehen.

Frontotransversaler Brustkorbdurchmesser und Verbindungslinie re/lk Spina iliaca ant. sup. bilden aufeinander projiziert einen Winkel, der dem Umfang des Bewegungsausschlags entspricht. In der Regel wird dieser Winkel geschätzt. Da die Lendenwirbelsäule mit nur insgesamt 5°/0°/5° an der Rotation beteiligt ist (Kapandji, 1985), kommt der unteren Brustwirbelsäule als Rotationsniveau eine besondere Bedeutung zu.

Eventuelle Translationsbewegungen des Brustkorbs und/oder Lateralflexionen der Wirbelsäule sind unerwünscht und deuten auf eine Einschränkung hin. In solchen Fällen kann die Untersuchung auch gemacht werden, indem der kaudale Zeiger gegen den kranialen dreht. Der Therapeut hält dabei den Brustkorb ohne Gewalt am Ort, während das Becken die Rotationsbewegung ausführt.

Kraniales Rotationsniveau

Positive/negative Rotation Th7-Atlantookzipitalgelenk 80°–90°/0°/80°–90°

Wenn auch üblicherweise der Kopf zur Ermittlung der Bewegungstoleranzen gegen den Brustkorb gedreht wird, so ist es in der Regel einfacher, den Brustkorb gegen den Kopf drehen zu lassen. Dieser bleibt dabei unverwandt am Ort stehen, was der Therapeut durch sanftes Handanlegen beidseits lateral am Kopf erleichtern kann. Befindet sich der Patient auf einem Hocker mit drehbarem Sitz, können frontotransversaler Brustkorbdurchmesser und Verbindungslinie re/lk Spina iliaca ant. sup. ihre Parallelität während der Drehbewegungen weitgehend beibehalten. Gewöhnlich gelingt die erwünschte Bewegung auf Anhieb.

Ist der Kopf bewegter Zeiger, entsteht normalerweise mit der Drehung eine Translation nach vorn/rechts bzw. nach vorn/links. Ist die Rotation eingeschränkt, gesellt sich gewöhnlich noch eine Lateralflexion dazu. Beide Komponenten sind unerwünscht, da sie die Beurteilung verunmöglichen. Dreht hingegen der Brustkorb unter dem Kopf, entfallen die Ausweichbewegungen.

Die frontotransversalen Durchmesser von Brustkorb und Kopf weisen in den jeweiligen Endstellungen aufeinander projiziert Winkel auf, die der Rotationstoleranz entsprechen. Diese Winkel werden gewöhnlich geschätzt.

1.3.5 Dehnbarkeit der Muskulatur

Wenn sich bei den Beweglichkeitsuntersuchungen der Gelenke Einschränkungen herausgestellt haben, muß abgeklärt werden, welche Strukturen dafür verantwortlich sind.

Während das Röntgenbild der Beurteilung der knöchernen Verhältnisse dient, muß durch Dehnbarkeitsprüfungen der Muskulatur ermittelt werden, welchen Anteil sie an dem jeweiligen Beweglichkeitsverlust hat. Es ist wesentlich das herauszufinden, weil die Muskulatur mit gezielt eingesetzten Mitteln besonders wirksam beeinflußt werden kann.

Wenn es bei frisch verletzten oder operierten Patienten weder möglich noch erwünscht ist, die Dehnbarkeit der Muskulatur zu prüfen, so wird man bei länger bestehenden oder chronischen Leiden solche Untersuchungen mit der Beweglichkeitsprüfung der Gelenke verbinden.

Sind es mehrgelenkige Muskeln, welche bei der detaillierten Abklärung geprüft werden, ist daran zu denken, daß normalerweise die passive Insuffizienz ihre Dehnbarkeit begrenzt (s. Abschnitt 5.1.2, S. 100).

Die Dehnbarkeit der folgend aufgeführten mehrgelenkigen Muskeln läßt im Rahmen der hypothetischen Norm die angegebenen Winkelstellungen in den von ihnen überbrückten Gelenken zu.

Ischiokrurale: Bei endgradiger Extension im Kniegelenk kann im Hüftgelenk eine Flexion von 80°–90° mit dem Oberschenkel erreicht werden.

M. iliopsoas: Aus der Nullstellung des Hüftgelenks kann eine Extension von 12° mit dem Oberschenkel bewerkstelligt werden (s. Prüfung der Extensionstoleranz im Hüftgelenk, S. 33).

M. rectus femoris: Bei Nullstellung des Hüftgelenks muß die Ferse bis zum Berührungskontakt an das Gesäß gedrückt werden können.

M. gastrocnemius: Bei endgradiger Extension im Kniegelenk kann der Fuß eine Dorsalextension von ca. 20° im oberen Sprunggelenk erreichen.

1.4 Statik

Im aufrechten Stand muß der in sich bewegliche Körper bei großer vertikaler Ausdehnung sein Gleichgewicht über einer verhältnismäßig kleinen Unterstützungsfläche finden.

Im Idealfall, wie ihn die hypothetische Norm darstellt, sind die Gliedabschnitte der Beine sowie die Körperabschnitte Becken, Brustkorb und Kopf so übereinander angeordnet, daß die dafür aufgewendete Muskelaktivität ausgewogen und bei hoher Reaktionsbereitschaft von geringer Intensität ist. Die passiven Strukturen werden nur wenig belastet.

So möchte man in der Nullstellung des aufrecht stehenden Menschen sehen, daß, von der Seite und von vorn/hinten betrachtet, die Längsachsen der Beine und die Körperlängsachse vertikal im Raum stehen und parallel sind; die Füße unter den Hüftgelenken stehen und die Kniescheiben nach vorn gerichtet sind; die Längsachsen der Füße miteinander einen Winkel von ca. 45° bilden; die Verbindungslinie re/lk Spina iliaca ant. sup. und die frontotransversalen Durchmesser von Brustkorb und Kopf parallel sind und die Arme am Schultergürtel hängen.

Da der Verschiebespielraum des Schwerpunkts über der Unterstützungsfläche klein ist, nutzt der Körper beispielsweise bei einer Bewegungseinschränkung auf einem bestimmten Niveau die Beweglichkeit von darunter und/oder darüber liegenden, um das Defizit auszugleichen.

Betrachten wir die Gliedabschnitte der Beine sowie die Körperabschnitte Bekken/Brustkorb/Kopf als Teilgewichte mit einem jeweils eigenen Schwerpunkt, wird verständlich, daß eine Verschiebung dieser einzelnen Gewichte gegeneinander dazu führt, daß an bestimmten Muskeln die Intensität ihrer Aktivität gesteigert werden muß, während diese bei anderen, nunmehr nicht gebrauchten, herabgesetzt werden kann.

So nimmt beispielsweise der Tonus jener Muskeln zu, welche das proximale bzw. kraniale Gewicht absturzverhindernd am darunter befindlichen Glied- oder Körperabschnitt befestigen müssen. An der ihrer Kontrollfunktion enthobenen, meist gegenseitigen, antagonistischen Muskulatur kann hingegen die Intensität ihrer Aktivität deutlich reduziert werden; dies allerdings auf Kosten einer Mehrbelastung der passiven Strukturen. Die Folge davon ist Schmerz.

Die Nützlichkeit der Beurteilung der Statik liegt in der Interpretation der ermittelten Befunde, die dazu dient, die Ursache des Schmerzes einzukreisen und schließlich wirksam zu behandeln.

Klagt z. B. ein Patient über Schmerzen in den Knien, die hauptsächlich beim Stehen am Arbeitsplatz auftreten, und hat die Beurteilung der Statik ergeben, daß die Kniegelenke hyperextendiert sind bei hypotonem Quadrizeps, ist es naheliegend anzunehmen, daß die Ursache des Schmerzes in der Überlastung der passiven Gelenkstrukturen liegt. Verschwinden die Schmerzen, wenn der Patient gelernt hat, seine Kniegelenke im aufrechten Stand stets zu deblockieren und unter die Kontrolle des Quadrizeps zu bringen, erweist sich der Verdacht als zutreffend.

Unter dem Stichwort »Statik« wird am aufrecht stehenden, barfüßigen Menschen von Fuß bis Kopf und von Bewegungsniveau zu Bewegungsniveau systematisch beurteilt, welche Stellung die einzelnen Partner in ihren Gelenken einnehmen, wie diese in bezug auf den Körper und den Raum angeordnet sind und welche Strukturen dadurch mehr bzw. weniger belastet werden. Außerdem werden die Achsenverhältnisse der Beine in die Beurteilung einbezogen. Als Leitbild dient dabei die hypothetische Norm des aufrecht stehenden Menschen in seiner Dreidimensionalität.

Von der Seite betrachtet werden Stellungsänderungen in den einzelnen Bewegungsniveaus sowie Achsenabweichungen der Beine nach vorn/hinten in sagittalen Ebenen beurteilt. Dabei wird ein Bezug zwischen körpereigenen Punkten/Linien/Achsen und der virtuellen mittleren Frontalebene hergestellt. Die entsprechenden Bewegungskomponenten sind Flexion/Extension und Translation der Körperabschnitte Becken/Brustkorb/Kopf nach vorn/hinten.

Von vorn / hinten betrachtet werden Stellungsänderungen in den einzelnen Bewegungsniveaus sowie Achsenabweichungen der Beine in frontalen und transversalen Ebenen beurteilt.

Verschiebungen von körpereigenen Punkten/Linien/Achsen sowie Achsenabweichungen der Beine in frontalen Ebenen nach rechts/links werden auf die Symmetrieebene, solche nach oben/unten auf transversale Ebenen bezogen. Die Bewegungskomponenten sind an Füßen und Beinen Inversion/Eversion, Pronation/Supination und Abduktion/Adduktion, an der Wirbelsäule re/lk konkave Lateralflexion sowie Translationen der Körperabschnitte Becken/Brustkorb/Kopf nach rechts/links.

Verschiebungen von körpereigenen Punkten/Linien/Achsen sowie Achsenabweichungen der Beine in transversalen Ebenen werden im Hinblick auf vorn/hinten auf die virtuelle mittlere Frontalebene, im Hinblick auf rechts/links/lateral/medial auf die Symmetrieebene bezogen. Die Bewegungskomponenten sind an den Beinen Innenrotation/Außenrotation, an den Körperabschnitten Becken/Brustkorb/Kopf positive/negative Rotation.

1.4.1 Statik der Füße

Achsen

Wegen der besonderen Bedeutung, welche die Achsen des Fußes bei der Beurteilung seiner Statik haben, werden sie an den Anfang dieses Abschnitts gestellt.

Es ist hilfreich, sich vorzustellen, daß die Bewegungsachsen der Gelenke in der Regel im konvexen Ende eines Knochens liegen und daß sie stets senkrecht auf der Bewegungsebene und zur Bewegungsrichtung stehen.

Die **anatomische Längsachse** geht von der hinteren Mitte des Kalkaneus zum Grundgelenk der 2. Zehe.

Die **funktionelle Längsachse** ist die Verbindungslinie des Tuberculum tuberis calcaneare laterale mit der Mitte des Großzehengrundgelenks.

Die **Dorsalextensions-/Plantarflexionsachse** des oberen Sprunggelenks verläuft quer durch den Talus. Sie steht senkrecht auf der anatomischen Längsachse des Fußes.

Dem komplizierten Bau des unteren Sprunggelenks gemäß verläuft seine **Inversions-/Eversionsachse** von ventral/medial/proximal nach dorsal/lateral/distal. Sie kreuzt die anatomische Längsachse des Fußes und ist außerdem von vorn/oben nach hinten/unten geneigt.

Die **Pronations-/Supinationsachse** der Metatarsalgelenke Chopart und Lisfranc verläuft von der hinteren Mitte des Kalkaneus zum Grundgelenk der dritten Zehe.

44

Statik

Bei der Beurteilung des Fußes in seinen drei Dimensionen muß daran gedacht werden, daß Abweichungen in einer Ebene Auswirkungen auf die Statik bezüglich der beiden anderen Ebenen haben.

Abweichungen in sagittalen Ebenen

Unter diesem Titel wird der Ausprägungsgrad der Längswölbung beurteilt, obwohl diese wegen der geringgradigen Divergenz der anatomischen Längsachse des Fußes von der Sagittalebene abweicht.

Wie im Abschnitt »Tiefen« beschrieben (s. S. 21), kann das Verhältnis Rückfuß zu Vorfuß mitbestimmend für das Ausmaß der Längswölbung sein.

Ist diese vermindert, ist das Verhältnis Rückfuß zu Vorfuß zugunsten des Vorfußes verschoben. Es liegt ein Senkfuß oder ein Plattfuß vor. Dieser ist gewöhnlich mit einer mehr oder weniger ausgeprägten Valgus- oder Eversionsstellung der Ferse verbunden, auf die der Vorfuß mit einer Supination reagieren kann, wodurch der Kontakt des Vorfußes zum Boden verbessert wird.

Ist die Längswölbung verstärkt, ist das Verhältnis Rückfuß zu Vorfuß zugunsten des Rückfußes verschoben. Es liegt ein Hohlfuß vor, der mit einer Varus- oder Inversionsstellung der Ferse verbunden ist, auf die der Vorfuß mit einer Pronation reagiert. Der Kontakt zum Boden wird auf diese Weise verbessert.

Entspricht die Längswölbung der hypothetischen Norm und ist dennoch der Vorfuß im Verhältnis zum Rückfuß länger, kann das an einer zu kleinen Ferse liegen.

Abweichungen in frontalen Ebenen

Die Beziehung Unterschenkel – Ferse gibt Auskunft über die Verhältnisse in der Frontalebene.

In der hypothetischen Norm setzt sich die vertikal stehende Unterschenkellängsachse in eine entsprechende vertikale Achse des Kalkaneus fort und trifft diesen in der Mitte. Der Abstand des lateralen Malleolus zum Boden ist kleiner als jener des medialen Malleolus zum Boden. Die Verbindungslinie der beiden Malleolen ist in bezug auf die Längsachse von Unterschenkel und Kalkaneus nach lateral geneigt.

Liegt eine Abweichung des Fußes in der Frontalebene vor, bilden die Unterschenkellängsachse und die entsprechende Achse durch den Kalkaneus einen Winkel.

Ist der Winkel nach lateral geöffnet, haben wir einen **Pes valgus**. Die Ferse ist medial mehr belastet, ihre Stellung ist eversorisch. Der laterale Malleolus hat seinen Abstand zum Boden verringert.

Ist der Winkel nach medial geöffnet, haben wir einen **Pes varus**. Die Ferse ist lateral mehr belastet, ihre Stellung ist inversorisch. Der Abstand des lateralen Malleolus zum Boden hat sich vergrößert, er kann sogar gleich groß oder größer sein als jener des medialen Malleolus.

Die Querwölbung des Fußes wird an der Beziehung der Zehengrundgelenke zum Boden beurteilt. Ist diese abgeflacht, findet man gewöhnlich auffällige Hornhautbildungen unter dem Grundgelenk der 2. + 3. Zehe.

Abweichungen in transversalen Ebenen

Eine besonders geeignete Orientierungshilfe für die Beurteilung von Abweichungen in transversalen Ebenen ist die anatomische Längsachse des Fußes.

In der Nullstellung des aufrechten Standes bildet sie mit der Symmetrieebene des Körpers einen Winkel von ca. 23° (s. »Torsion der Tibia«, S. 51), dies allerdings nur in der modifizierten Variante. Dieser Winkel kann aus verschiedenen Gründen variieren.

Bezogen auf die statischen Veränderungen des Fußes ist er bei einem Plattfuß oder Pes planovalgus gewöhnlich größer, bei einem Hohlfuß oder Pes varus kleiner oder Null Grad.

Die von Klein-Vogelbach eingeführte funktionelle Längsachse des Fußes verläuft in der hypothetischen Norm parallel zur Symmetrieebene des Körpers. Diese kann unter anderem auch gut genutzt werden, um Abweichungen der Längsachse der Großzehe nach lateral, Hallux valgus, oder medial, Hallux varus zu identifizieren.

Zusammenfassung der Beurteilung

Von der Seite betrachtet

1. Niveau: Fuß – Boden

Verhältnis Rückfuß zu Vorfuß re/lk – Längswölbung re/lk Fuß, verstärkt/vermindert – re/lk Fuß steht vorn/steht hinten.

2. Niveau: Unterschenkel – Fuß, obere Sprunggelenke

Dorsalextension/Plantarflexion: die re/lk Unterschenkellängsachse ist nach vorn/nach hinten geneigt – re/lk Unterschenkel ist rekurviert (s. »Statik der Beine«, S. 47).

Von vorn / hinten betrachtet

1. Niveau: Fuß – Boden

Abweichungen in frontalen Ebenen: Querwölbung re/lk vermindert – Inversion/ Eversion re/lk unteres Sprunggelenk – Pronation/Supination re/lk Chopart und Lisfranc.

Abweichungen in transversalen Ebenen: Fußlängsachse re/lk: Divergenz vermehrt/vermindert, Konvergenz – Hallux valgus/varus re/lk.

1.4.2 Statik der Beine

Abweichungen in sagittalen Ebenen

Knöcherne Abweichungen der Beinachsen in der Sagittalebene sehen wir am Unterschenkel als **Crus recurvatum** oder auch **Säbelbein**. Die nach hinten konvexe Krümmung des Unterschenkels führt zu einer Plantarflexionsstellung im oberen Sprunggelenk mit einer Mehrbelastung der Ferse. Sie kann aber auch eine Flexionsstellung im Kniegelenk vortäuschen wegen der veränderten Beziehung von Patella und Tuberositas tibiae. Die richtige Einschätzung dieser Abweichung bewahrt Therapeut und Patient vor sinnlosen, frustrierenden Bemühungen, die Extensionstoleranz des Kniegelenks verbessern zu wollen.

Das **Genu recurvatum** oder das überstreckte Kniegelenk bedeutet, daß eine Extension über die Nullstellung hinaus erfolgt ist. Unterschenkel- und Oberschenkellängsachse bilden einen nach vorn offenen Winkel, die Flexions-/ Extensionsachse des Kniegelenks ist nach hinten verschoben, der Quadrizeps ist entlastet, die dorsalen passiven Gelenkstrukturen sind überlastet. Im oberen Sprunggelenk entsteht eine Plantarflexion durch die Rückneigung des Unterschenkels mit einer Mehrbelastung der Ferse.

Abweichungen in frontalen Ebenen

In der Nullstellung des aufrechten Standes ist die Belastungslinie der Beine, auch Traglinie oder Mikuliczsche Linie genannt, eine geeignete Orientierungshilfe bei der Beurteilung von knöchern bedingten Achsenabweichungen in frontalen Ebenen. Sie entspricht einer geraden Linie, welche die Mitte von Hüft-, Knie- und oberem Sprunggelenk trifft.

Die Traglinie steht senkrecht auf einer Ebene durch die Unterfläche der Femurkondylen. Wegen des femoralen Collum-Corpus-Winkels von ca. 125° beim Erwachsenen, ist die Schaftachse des Femurs nicht identisch mit dieser Linie, sondern bildet mit ihr einen Winkel von ca. 7°. Dieser entspricht dem physiologischen Valgus des Kniegelenks.

Zwischen beiden Winkeln besteht eine Abhängigkeit. Ist beispielsweise der Collum-Corpus-Winkel verkleinert und liegt eine **Coxa vara** vor, vergrößert sich damit verbunden der Winkel zwischen der Längsachse des Femurschafts und der Traglinie, der Valgus im Kniegelenk nimmt etwas zu.

Ist der Collum-Corpus-Winkel vergrößert, wie bei der **Coxa valga**, verkleinert sich der Winkel zwischen der Längsachse des Femurs und der Traglinie, der Valgus im Kniegelenk nimmt etwas ab.

Die Längsachse des Unterschenkels ist in der hypothetischen Norm identisch mit der Traglinie. In der Nullstellung des aufrechten Standes entspricht daher der Abstand Mitte re/lk oberes Sprunggelenk dem Abstand Mitte re/lk Kniegelenk.

Achsenabweichungen der Beine in frontalen Ebenen fallen primär durch veränderte Abstände von Knie- und oberen Sprunggelenken auf.

Hat sich der Mittelpunkt des Kniegelenks in bezug auf die Traglinie nach medial verschoben, entsteht ein Genu valgum, hat er sich nach lateral verschoben, ein Genu varum.

Liegt ein **Genu valgum** vor, hat sich der Abstand re/lk Kniegelenk verkleinert, der Abstand re/lk oberes Sprunggelenk hingegen vergrößert. Das Ausmaß der Abstandsveränderung wird am re/lk Malleolus medialis ermittelt und in Zentimeter angegeben.

Die funktionellen Auswirkungen am Kniegelenk sind eine vermehrte Druckbelastung lateral und eine Zugbelastung medial.

Am Fuß ist die Druckbelastung medial erhöht, was zu unterschiedlichen Antworten des Körpers führen kann.

Eine davon ist eine eversorische Fersenstellung mit Verkürzung der Mm. peronei, einer Abflachung der Längswölbung und Neigung zum Hallux valgus. Die Divergenz der anatomischen Fußlängsachse nimmt dabei gewöhnlich zu. Belastung und Stellung des Fußes wirken außenrotatorisch auf den Unterschenkel.

Eine andere Möglichkeit ist die Inversion im unteren Sprunggelenk mit der Ferse, verbunden mit einer Supination/Adduktion des Vorfußes und einer Tendenz zum Hallux varus. Die Divergenz der anatomischen Fußlängsachse ist in diesem Fall kleiner als normal oder Null. Die Einwärtsbewegung des Fußes wirkt innenrotatorisch auf den Unterschenkel.

Liegt ein **Genu varum** vor, hat sich der Abstand Mitte re/lk Kniegelenk vergrößert, der Abstand Mitte re/lk oberes Sprunggelenk verkleinert. Die funktionellen Auswirkungen am Kniegelenk sind eine vermehrte Druckbelastung medial und Zugbelastung lateral. Am Fuß ist die Druckbelastung lateral erhöht.

Als Anpassung an diese Störung sieht man eine Eversion im unteren Sprunggelenk mit der Ferse, die bei einer ausgeprägten varischen Verformung des Beins bis ans Ende der Toleranzgrenze gehen kann, was die Ursache für Schmerzen am lateralen Malleolus sein kann. In solchen Fällen sieht man häufig eine Verminderung der Längswölbung. Die Divergenz der anatomischen Längsachse des Fußes ist kleiner als normal oder Null.

Beim **Crus varum** ist ausschließlich der Unterschenkel in bezug auf die Traglinie nach lateral konvex abgewichen. Gewöhnlich trifft sie dennoch die Mitte des oberen Sprunggelenks.

Valgus-Varus-Linie

Das Ausmaß der Abweichungen der Beinachsen in frontalen Ebenen läßt sich auf den Fuß bezogen, wie von Klein-Vogelbach empfohlen, bereits an den unbelasteten Beinen einschätzen.

Der Patient befindet sich in Rückenlage. Der frontotransversale Brustkorbdurchmesser, die Verbindungslinie re/lk Spina iliaca ant. sup. und die Flexions-/Extensionsachsen des re/lk Kniegelenks sind parallel. Die nach kaudal verlängerte Verbindungslinie der Mitte des re/lk Hüftgelenks mit der Mitte des re/lk Kniegelenks ist die sogenannte Valgus-Varus-Linie.

Liegt ein **Valgus** im Kniegelenk vor, trifft diese Linie den Fuß im Bereich des Malleolus medialis oder dieser liegt lateral davon.

Liegt ein **Varus** im Kniegelenk vor, trifft diese Linie den Fuß entweder im Bereich des Malleolus lateralis oder dieser liegt medial davon, gegebenenfalls sogar jenseits der Symmetrieebene des Körpers.

Ist ausschließlich der Unterschenkel **varisch**, trifft die Linie die Mitte des oberen Sprunggelenks.

Abweichungen in transversalen Ebenen

Torsionen an Femur und Tibia

Die im Laufe der Entwicklung zwischen Geburt und Adoleszenz an Femur und Tibia stattfindenden Torsionen sind funktionell bedeutsam.

Diese knöchernen Verhältnisse in transversalen Ebenen können zwar nur mit Hilfe von aufwendigen Röntgenverfahren zuverlässig beurteilt werden, doch geben klinische Untersuchungen brauchbare Hinweise für die Einschätzung eines Problems.

Torsion des Femurs

Die **Antetorsion** des Femurs bedeutet, daß die Längsachse durch das Collum femoris und eine quere Achse durch die Femurkondylen in bezug auf eine Frontalebene aufeinander projiziert normalerweise einen Winkel von ca. 12° bilden.

Um die funktionelle Auswirkung der Antetorsion zu verstehen, stellt man sich vor, daß die Längsachse des Schenkelhalses in einer Frontalebene liegt. Die quere Achse durch die Femurkondylen ist dann, der Größe des Antetorsionswinkels entsprechend so eingestellt, daß die Patella nach medial weist.

Ist der Antetorsionswinkel größer als 12°, schaut die Patella unter den gegebenen Bedingungen deutlich nach innen, ist er kleiner als 12°, kann sie sogar nach vorn gerichtet sein. Weist die Patella hingegen nach außen, liegt eine **Retrotorsion** vor.

Die Schwierigkeit der Beurteilung der Torsionen des Femurs besteht darin, daß die Längsachse des Schenkelhalses unsichtbar ist und der Beobachter keinen Bezug zur Kondylenachse herstellen kann. Da diese außerdem mit dem distalen Rotationszeiger des Hüftgelenks identisch ist, sind die Auswirkungen der Antetorsion bzw. Retrotorsion nicht von den Rotationsstellungen des Oberschenkels zu unterscheiden und werden daher nur als Innenrotation bzw. Außenrotation im Hüftgelenk gedeutet. Eine diesbezügliche Differenzierung läßt die Beurteilung vom Verhältnis Innenrotationstoleranz zu Außenrotationstoleranz des Hüftgelenks zu.

Um für beide Komponenten die Nullstellung herzustellen, wird die quere Achse durch die Femurkondylen parallel zur Verbindungslinie re/lk Spina iliaca ant. sup. eingestellt. Die Längsachse des Schenkelhalses liegt dabei nicht in einer Frontalebene, sondern sie bildet mit dieser einen nach lateral/dorsal offenen Winkel der dem Antetorsionswinkel entspricht.

Soll der Oberschenkel, bei einem großen Antetorsionswinkel z. B. von 40°, die Nullstellung im Hüftgelenk einnehmen, muß eine Außenrotation von annähernd 28° erfolgen.

Nehmen wir bei gestrecktem Hüftgelenk eine Innenrotationstoleranz von 45° und eine Außenrotationstoleranz von 35° als normal an, so beträgt die Summe der Rotationsausschläge 80°.

Ergibt die Rotationsuntersuchung eines Hüftgelenks für die Innenrotation z. B. einen Ausschlag von 65° und für die Außenrotation einen solchen von 15°, entspricht die Summe der Rotationsausschläge zwar der Norm, jedoch ist das Verhältnis zu Gunsten der Innenrotation verschoben, was den Verdacht auf eine große Antetorsion nahelegt.

Ein weiteres Indiz für eine vergrößerte Antetorsion kann man zusätzlich im aufrechten Sitz erhalten, wenn die Füße keinen Kontakt zum Boden haben. Es zeigt sich, daß auf der Seite mit der großen Innenrotationstoleranz des Hüftgelenks der Unterschenkel nicht hängt, sondern daß sich der Fuß lateral vom Kniegelenk befindet.

Ist bei normaler Summe der Rotationsausschläge in einem Hüftgelenk das Verhältnis zu Gunsten der Außenrotation verschoben, muß an eine Retrotorsion des Femurs gedacht werden.

Derartige Untersuchungsergebnisse führen zu der Einsicht, daß die Vergrößerung der Außenrotationstoleranz bzw. der Innenrotationstoleranz kein Behandlungsziel sein kann und darf.

Wird bei verminderter Rotationstoleranz in die eine oder andere Richtung die Summe von 75°–80° nicht erreicht, muß der Grund für den Beweglichkeitsverlust nicht in einer abnormalen Torsion des Femurs gesucht werden.

Torsion der Tibia

Der Antetorsion des Femurs entsprechend findet an der Tibia ebenfalls eine Torsion statt. Dabei ist das distale Ende gegen das proximale im Sinne einer Außenrotation gedreht. Die Bezugsgeraden sind die größte quere Achse durch den Tibiakopf und eine Gerade durch den medialen und lateralen Malleolus. Im Rahmen der hypothetischen Norm bilden diese Achsen aufeinander projiziert einen Winkel von ca. 23°.

Die funktionelle Auswirkung der Tibiatorsion ist die Divergenz der anatomischen Längsachse des Fußes in bezug auf die Symmetrieebene. Diese entspricht in der Nullstellung des Hüftgelenks dem jeweiligen Außenrotationswinkel des distalen Tibiaendes zum proximalen. Im aufrechten Stand macht das für beide Füße einen Winkel von insgesamt ca. 45° aus.

Da die Bezugsgeraden, welche für die Beurteilung der Tibiatorsion maßgebend sind, einigermaßen deutlich dargestellt werden können, läßt sich der entsprechende Winkel etwas leichter einschätzen, als jener für die Femurtorsion.

Das Ausmaß der Tibiatorsion ist ebenso variabel wie jenes der Femurtorsion, weshalb die Stellung der anatomischen Fußlängsachse in der Transversalebene im aufrechten Stand individuell unterschiedlich ist. Ihre Divergenz kann größer oder kleiner sein als normal, sie kann aufgehoben sein oder zur Konvergenz werden. Auch Asymmetrien zwischen links und rechts kommen vor.

Zusammenfassung der Beurteilung

Von der Seite betrachtet

3. Niveau: Oberschenkel – Unterschenkel, Kniegelenke

Flexion: Die re/lk Unterschenkellängsachse ist nach vorn, die re/lk Oberschenkellängsachse ist nach hinten geneigt. Die Flexions-/Extensionsachse des re/lk Kniegelenks steht in bezug auf die entsprechende Achse des re/lk oberen Sprunggelenks vorn – es ist nur die re/lk Unterschenkellängsachse nach vorn geneigt – es ist nur die re/lk Oberschenkellängsachse nach hinten geneigt.

Extension: Die re/lk Unterschenkellängsachse ist nach hinten, die re/lk Oberschenkellängsachse ist nach vorn geneigt. Die Flexions-/Extensionsachse des re/lk Kniegelenks steht in bezug auf die entsprechende Achse des re/lk oberen Sprunggelenks hinten (Genu recurvatum) − es ist nur die re/lk Unterschenkellängsachse nach hinten geneigt − es ist nur die re/lk Oberschenkellängsachse nach vorn geneigt.

4. Niveau: Becken − Oberschenkel, Hüftgelenke

Flexion: Die re/lk Oberschenkellängsachse ist nach hinten, das Becken ist im Hüftgelenk mehr als 12° geneigt. Die Flexions-/Extensionsachse des re/lk Hüftgelenks steht in bezug auf die entsprechende Achse des re/lk Kniegelenks hinten − es ist nur die re/lk Oberschenkellängsachse nach hinten geneigt − es ist nur das Becken mehr als 12° im Hüftgelenk nach vorn geneigt. Die Stellung des Beckens im re/lk Hüftgelenk kann verhältnismäßig am besten am Kreuzbein beurteilt werden.

Extension: Die re/lk Oberschenkellängsachse ist nach vorn geneigt, das Becken weist im re/lk Hüftgelenk eine geringere Neigung als 12° auf. Ausnahmsweise kann es sogar nach hinten geneigt sein. Die Flexions-/Extensionsachse des re/lk Hüftgelenks steht in bezug auf die entsprechende Achse des re/lk Kniegelenks vorn − es ist nur die re/lk Oberschenkellängsachse nach vorn geneigt − das Becken weist keine Neigung auf, das Kreuzbein steht annähernd vertikal, oder es ist sogar nach hinten geneigt.

Von vorn/hinten betrachtet

2. Niveau: Oberschenkel − Unterschenkel, Kniegelenke

Abweichungen in frontalen Ebenen: Genu valgum/varum re/lk − Crus varum re/lk.

Abweichungen in transversalen Ebenen: Tibiatorsion re/lk vermehrt/vermindert − Innenrotation/Außenrotation des re/lk Unterschenkels im Kniegelenk vermehrt/vermindert.

3. Niveau: Becken − Oberschenkel, Hüftgelenke

Abweichungen in frontalen Ebenen: Beckenhochstand re/lk bei Asymmetrie des Beckens, bei Beinlängendifferenzen auf Grund folgender einseitiger Ursachen: Verminderte Längswölbung des Fußes − Eversion/Inversion der Ferse − Crus varum − Genu valgum/varum − Coxa valga/vara − Crus recurvatum − Kniegelenkflexion/-extension − Hüftgelenkflexion/-extension/-abduktion/-adduktion − Längendifferenzen der Oberschenkel/Unterschenkel.

Längenmaße der Beine

Beinlänge: Spina iliaca ant. sup. bis Spitze des lateralen Malleolus.

Oberschenkellänge: Spitze des Trochanter major bis lateraler Kniegelenkspalt.

Unterschenkellänge: Lateraler Kniegelenkspalt bis Spitze des lat. Malleolus.

Abweichungen in transversalen Ebenen: Die Flexions-/Extensionsachse des re/lk Kniegelenks ist medial rotiert/lateral rotiert. Mit der Bezeichnung Medial- bzw. Lateralrotation ist offen gelassen, ob die Stellung der Flexions-/Extensionsachse des re/lk Kniegelenks die Folge einer Innen- oder Außenrotation des Oberschenkels in seinem Hüftgelenk ist oder einer vergrößerten Antetorsion bzw. einer Retrotorsion des Femurs entspricht. Sind die Flexions-/Extensionsachsen beider Kniegelenke in gleichem Maße in die gleiche Richtung gedreht und hat sich auch das Becken in die gleiche Richtung gedreht, so daß die Zeiger dennoch parallel zueinander stehen, herrscht trotz Medial- und Lateralrotation der Knie Rotationsneutralität in beiden Hüftgelenken. – Innenrotation/Außenrotation im re/lk Hüftgelenk mit dem Becken.

1.4.3 Statik der Wirbelsäule

Bei der Beurteilung der Statik der Wirbelsäule interessiert uns die Anordnung der Teilgewichte der Körperabschnitte Becken, Brustkorb mit Schultergürtel und Kopf im Vergleich zur hypothetischen Norm, die letztlich der beschriebenen Nullstellung entspricht.

Ordnen wir den genannten einzelnen Körperabschnitten je eine virtuelle Längsachse zu, so bilden diese gemeinsam in der hypothetischen Norm des aufrechten Standes eine vertikale Linie, die sogenannte virtuelle Körperlängsachse.

Ist die Statik der Wirbelsäule verändert und haben sich die Körperabschnitte Becken/Brustkorb/Kopf gegeneinander verschoben, erweisen sich sowohl ihre jeweiligen virtuellen Längsachsen als auch ihre mehrfach genannten frontotransversalen Achsen als brauchbare Orientierungshilfen bei der Beobachtung und für die Deutung der Belastung von Muskulatur und passiven Strukturen.

Zusammenfassung der Beurteilung

Von der Seite betrachtet

5. Niveau: Wirbelsäule, LWS/BWS/HWS

Lendenlordose, Brustkyphose, Halslordose: Jede dieser Krümmungen kann verstärkt, vermindert, aufgehoben oder umgekehrt gekrümmt sein. – Der Brustkorb ist in bezug auf das Becken nach vorn/hinten verschoben – der Kopf ist in bezug auf den Brustkorb nach vorn/hinten verschoben.

6. Niveau: Schultergürtel / Arme

Rotation der Klavikula nach vorn / unten, das Akromion steht vor, das Olekranon hinter der mittleren Frontalebene.

7. Niveau: Atlas-Axis, Okziput-Atlas

Ist die Lordose in der unteren HWS verstärkt oder in vertikaler Richtung vermindert, wird der Kopf in den »Kopfgelenken« flektiert, um den Blick nach vorn zu richten.

Ist die Lordose in der unteren HWS vermindert und der Kopf nach ventral translatiert, wird er in den »Kopfgelenken« extendiert, um den Blick nach vorn zu richten. Das gilt auch, wenn sich die Kyphose der Brustwirbelsäule in die untere Halswirbelsäule fortsetzt.

Von vorn / hinten betrachtet

4. Niveau: Brustkorb – Becken, BWS / LWS

Abweichungen in frontalen Ebenen: Der Brustkorb ist in bezug auf das Becken nach re/lk translatiert – der Abstand des frontotransversalen Brustkorbdurchmessers zur Verbindungslinie re/lk Spina iliaca ant. sup. ist re/lk kleiner.

Abweichungen in transversalen Ebenen: Rotationen im kaudalen Rotationsniveau: Positive/negative Rotation des Beckens gegen den Brustkorb oder des Brustkorbs gegen das Becken – das Becken hat sich gegen den Brustkorb positiv / negativ, der Brustkorb gegen das Becken negativ/positiv gedreht – Becken und Brustkorb haben sich in die gleiche Richtung gedreht, einer der Körperabschnitte mehr als der andere.

5. Niveau: Schultergürtel – Brustkorb

Abweichungen in frontalen Ebenen: Schulterhochstand re/lk.

Abweichungen in transversalen Ebenen: Das re/lk Akromion steht vorn / hinten.

6. Niveau: Kopf – Halswirbelsäule

Abweichungen in frontalen Ebenen: Translation des Kopfs nach re/lk.

Abweichungen in transversalen Ebenen: Rotationen im kranialen Rotationsniveau: Der frontotransversale Brustkorbdurchmesser ist in bezug auf den frontotransversalen Kopfdurchmesser positiv/negativ gedreht.

2 Normales Bewegungsverhalten*

Die im funktionellen Status ermittelten Befunde machen zwar deutlich, daß sich für diesen bestimmten Menschen die Voraussetzungen verändert haben, unter denen er sich bewegen muß, in welcher Weise sich sein Verhalten vom normalen unterscheidet, ist damit allerdings noch nicht geklärt. Das kann am zutreffendsten herausgefunden werden, wenn die beobachtbaren Merkmale des normalen Bewegungsverhaltens in seiner Vielfalt zur Verfügung stehen. Wählt man dann einen definierten Bewegungsablauf aus, in dem der geschädigte Körperteil eine Schlüsselfunktion hat, kann man Abweichungen vom erwünschten Bild umfassend identifizieren.

Da sich Störungen an den Gelenken der unteren Extremität stets auf das Gehen auswirken, ist in solchen Fällen der Gang die Testbewegung der Wahl.

Im Rahmen der Norm stellt sich der aufrechte Gang allerdings in großer Vielfalt dar. Wie wir wissen, ist er geprägt von Alter, Geschlecht, persönlichen Lebensbedingungen wie auch der seelischen Verfassung eines Menschen. Aber auch Anpassungen des sich fortbewegenden Körpers an Bodenbeschaffenheit, Steigung oder Gefälle des Geländes sowie Gangtempo und Anzahl der Schritte pro Minute sorgen für den Variationsreichtum des sogenannten normalen Gangbilds.

2.1 Normaler Gang

Wie Gangstudien an gesunden Menschen verschiedenster Altersstufen gezeigt haben, gibt es bei aller Individualität dennoch Gemeinsamkeiten, welche das Gehverhalten als normal ausweisen.

Dazu gehören z.B. die Schrittfolge pro Minute oder Kadenz sowie die Gehgeschwindigkeit. In der Regel registriert man bei Männern 100–115 und bei

---

* Die Abbildungen in diesem Kapitel wurden den ausklappbaren Bildtafeln im Anhang entnommen (s. S. 264).

Frauen 105–120 Belastungswechsel pro Minute. Frauen machen also etwa 5 Schritte mehr pro Minute als Männer.

Angaben über die Gehgeschwindigkeit variieren je nach Autor. Bei der genannten Kadenz liegt sie etwa bei 70–85 m/Minute, wobei sich die Anzahl der Belastungswechsel mit zunehmendem Gangtempo gewöhnlich erhöht und umgekehrt.

Sammelt man bei der angegebenen Kadenz und Gehgeschwindigkeit die bei den meisten Testpersonen auftretenden, beobachtbaren Verhaltensweisen, so erhält man eine Reihe von Merkmalen, welche für das normale Gehen typisch sind und welche die Identifikation von Störungen erleichtern.

Für den Gangtest sollten folgende Bedingungen erfüllt sein:

– Ein ebener Boden.
– Eine gerade Gehstrecke von 20–30 m Länge.
– Es wird auf dem kürzesten Weg von A nach B gegangen.
– Der Proband/die Probandin ist barfuß, trägt kurze Hosen und ein anliegendes Trikot.

Beim sogenannten normalen Gehen dominieren zwar flexorische/extensorische Bewegungsausschläge der Extremitäten, doch sind diese von weniger offensichtlichen rotatorischen und abduktorischen/adduktorischen Komponenten begleitet. Auch die Körperabschnitte Becken/Brustkorb/Kopf sind in den Ablauf des Geschehens involviert.

Der Beobachter sieht sich vor die schwierige Aufgabe gestellt, während eines dynamischen Vorgangs, der den ganzen Körper erfassend in einem bestimmten Tempo abläuft, Bewegungsausschläge auf verschiedenen Niveaus wahrnehmen zu müssen. Außerdem hat er zu beurteilen, ob diese dem Idealbild entsprechend koordiniert sind oder anderen Regeln folgen. *(Abb. 13.1–15.12 s. Ausklapptafeln 1 + 2, Anhang)*

Ohne das Gesamtbild des gehenden Menschen aus dem Auge zu verlieren, ist es hilfreich, einzelne Körperabschnitte oder Teile davon, gesondert zu betrachten. Die der Beobachtung zugänglichen körpereigenen Punkte, Linien und Achsen lassen erkennen, auf welchem Niveau deren räumliche Verschiebung und Beziehungsänderung innerhalb des Körpers vom erwünschten Bild abweichen. Beispiele für die genannten körpereigenen Punkte, Linien und Achsen sind:

Am Kopf: Re/lk Ohrläppchen – Kinn- und Nasenspitze – Verbindungslinie der Augen – frontotransversaler Kopfdurchmesser auf Höhe des re/lk Gehörgangs – virtuelle Längsachse des Körperabschnitts Kopf.

Am Brustkorb: Incisura jugularis – Proc. xiphoideus – Dornfortsätze TH1–12 – Verbindungslinie der genannten Dornfortsätze – frontotransversaler Brustkorbdurchmesser auf Höhe Th7 – virtuelle Längsachse des Körperabschnitts Brustkorb.

An der Lendenwirbelsäule, dem Bauch und dem Becken: Dornfortsätze L1-5 – Verbindungslinie der genannten Dornfortsätze.
Bauchnabel – Verbindungslinie Bauchnabel-Symphyse.
Symphyse – Steißbein – re/lk Spina iliaca ant. sup. – Verbindungslinie re/lk Spina iliaca ant. sup. – virtuelle Längsachse des Körperabschnitts Becken.

An den Beinen: Re/lk Trochanter – re/lk lateraler Femurkondylus – ventral am re/lk Oberschenkel gelegener Punkt, der annähernd den gleichen Abstand vom re/lk Hüftgelenk hat, wie die re/lk Spina iliaca ant. sup. – re/lk Patella – dorsal in der Mitte von re/lk Oberschenkel und re/lk Unterschenkel bezeichnete Punkte – ventral am re/lk Unterschenkel bezeichneter Punkt, der annähernd den gleichen Abstand vom re/lk oberen Sprunggelenk hat wie das Grundgelenk der re/lk dritten Zehe – dorsal/distal bezeichneter Punkt an der re/lk Ferse – re/lk Zehengrundgelenke – Spitze der re/lk Großzehe – Spitzen der übrigen re/lk Zehen.
Verbindungslinie medialer/lateraler Malleolus re/lk. Re/lk Oberschenkellängsachse – Flexions-/Extensionsachse re/lk Kniegelenk – re/lk Unterschenkellängsachse – anatomische Fußlängsachse re/lk – funktionelle Fußlängsachse re/lk.

An den Armen: Re/lk Akromion – re/lk Olekranon – re/lk Handgelenk – Spitze re/lk Mittelfinger – Längsachse re/lk Oberarm – Längsachse re/lk Vorderarm – Längsachse re/lk Hand.

2.1.1 Gehbewegungen der Beine und des Beckens

Die Gehbewegungen der Beine finden in einem rhythmischen Wechsel von Belastung und Entlastung statt.
Im zeitlichen Ablauf des Gehens dominiert die Belastungsphase. Man beobachtet, daß auf eine Einbeinbelastung eine kürzer dauernde Zweibeinbelastung folgt.
In der Entlastungs- oder auch Schwungphase wird das vom Boden gelöste Bein zum raumgreifenden Schritt in die Fortbewegungsrichtung gebracht.
Die zentralen Drehpunkte für die Gehbewegungen der Beine sind die Hüftgelenke. Sie sind die Nahtstelle zwischen den Gehwerkzeugen und dem übrigen Körper. In der hypothetischen Norm liegen sie annähernd in der Mitte der Gesamtkörperlänge.

Belastungsphase

Die Belastungsphase eines Beins beginnt mit dem Aufsetzen der Ferse am Boden und endet mit der Zehenablösung. Dabei spielt die Beziehung Fuß-Boden die Rolle eines außerhalb des Körpers gelegenen Bewegungsniveaus. In diesem wird der Körper durch die fortwährend wechselnden Kontakte des Fußes mit dem Boden in die Fortbewegungsrichtung transportiert.

Dieser mit Abrollung bezeichnete Vorgang hat bestimmte Auswirkungen auf die Gelenke des Fußes sowie auf das Hüft- und Kniegelenk. *(Abb. 13.2–13.12, 13.13–13.23 s. Ausklapptafel 1, Anhang)*

Bewegungsniveau Gelenke des Fußes

Die in den Gelenken des Fußes stattfindenden Bewegungsausschläge sind äußerst klein und können nur mit besonderen technischen Hilfsmitteln beobachtet und nachgewiesen werden.

So auch der im oberen Sprunggelenk während der Abrollung stattfindende Wechsel von Dorsalextension und Plantarflexion. Dieser entspricht einem geringgradigen Bewegungsspiel von 20°/0°/20° um die Neutralstellung des Gelenks.

Der aus der Schwungphase mit der Ferse am Boden auftreffende Fuß befindet sich annähernd in der Nullstellung des oberen Sprunggelenks, wobei die Zehen bis in die Grundgelenke deutlich sichtbar extendiert sind (Abb. 13.2 + 13.13). Die Unterschenkellängsachse ist wenig nach hinten geneigt. Unmittelbar nach dem Auffußen senkt sich der Fuß mit den Zehen und stellt, durch eine Plantarflexion von wenigen Graden und eine Zehenflexion bzw. eine Verminderung der Zehenextension bis etwa zur Nullstellung in den Grundgelenken, einen großflächigen Kontakt zum Boden her.

Jetzt richtet sich die Unterschenkellängsachse bis in die Vertikale auf, wodurch wiederum eine Dorsalextension im oberen Sprunggelenk bis etwa in die Nullstellung entsteht und zwar vom proximalen Partner ausgehend.

Mit der nun folgenden Fersenablösung entsteht in den Zehengrundgelenken eine Extension von proximal. Die Dorsalextension im oberen Sprunggelenk nimmt etwas zu. *(Abb. 13.9 + 13.22)*

Abb. 13.2 + 13.13: Fersenaufprall links bzw. rechts.

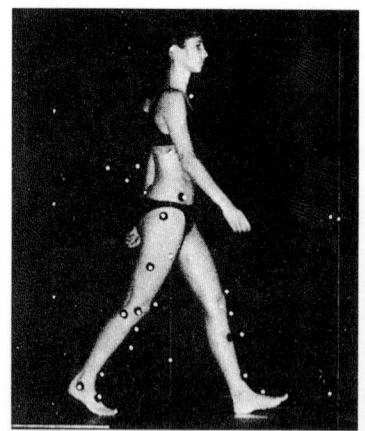
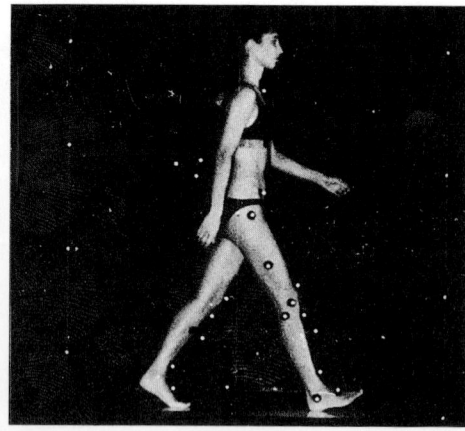

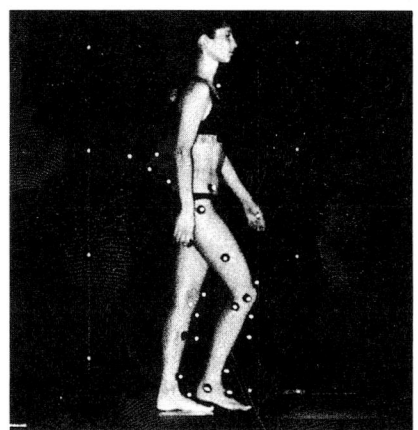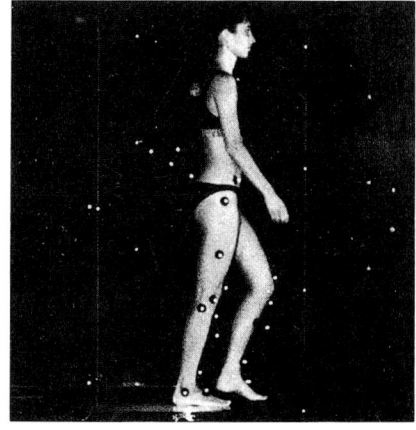

Abb. 13.9 + 13.22: Mit der Fersenablösung Zunahme der Dorsalextension im lk bzw. re oberen Sprunggelenk vom Unterschenkel aus.

Am Ende der Belastungsphase öffnet sich der Winkel zwischen anatomischer Fußlängsachse und Unterschenkellängsachse um ein weniges, so daß wiederum eine Plantarflexion erfolgt.

Im unteren Sprunggelenk findet während der Abrollung eine Inversion/Eversion statt. Im Moment des Auffußens mit einem lateral/dorsal/unten an der Ferse gelegenem Punkt befindet sich der Fuß in einer Inversionsstellung. Bei der folgenden Vergrößerung des Fersen-/Bodenkontakts nach medial, erfolgt eine Eversion bis etwa in die Nullstellung des unteren Sprunggelenks.

Mit der Fersenablösung läuft die Abrollung über die Unterseite des lateralen Fußes bis zum Kleinzehengrundgelenk und weiter bis zur Unterseite des Großzehengrundgelenks.

Da die Ferse während der Vorfußbelastung keine sichtbaren Bewegungsausschläge macht, Kontakt- und Druckveränderungen des Vorfußes am Boden sich jedoch nach medial verschieben, ist denkbar, daß die eversorische Fersenbewegung durch die Wadenmuskulatur, namentlich deren medialem Anteil sowie durch den M. tibialis post. und den M. flexor hallucis long. begrenzt wird und daß die Feineinstellung des Vorfußes in bezug auf den Rückfuß durch eine pronatorische Verwringung zustande kommt.

Mit den Drehbewegungen des Fußes findet auch eine Rotationsbewegung der Tibia statt, die mit bloßem Auge nicht spontan wahrgenommen wird, die jedoch funktionell bedeutsam ist.

Im Moment des Auffußens ist die Inversionsstellung des Fußes im unteren Sprunggelenk mit einer Außenrotationsstellung der Tibia im Kniegelenk verbunden (s. Schwungphase, S. 65).

Mit der geringgradigen Eversionsbewegung der Ferse erfolgt eine Innenrotation der Tibia. Diese ist möglich, weil das Kniegelenk im ersten Teil der Belastungsphase flektiert ist (Inman et al., Human walking).

Bewegungsniveau Kniegelenk

Wie gesagt, ist im Moment des Fersen-/Bodenkontakts der Unterschenkel wenig nach hinten geneigt. Das Kniegelenk ist deblockiert bzw. geringgradig flektiert, wodurch der Fersenaufprall abgefedert wird.

Da die Unterschenkellängsachse mit der Vergrößerung des Fuß-/Bodenkontakts rascher die Vertikale erreicht als der Oberschenkel, verstärkt sich zunächst die Flexion im Kniegelenk bis ca. 20°. Die Kniescheibe schaut nach vorn.

Der Trochanter des sich aufrichtenden und sich nach vorn neigenden Oberschenkels überholt schließlich das Fibulaköpfchen. Im Kniegelenk entsteht eine Extension vom proximalen Partner aus, bei der die Toleranzgrenze des Gelenks jedoch nicht erreicht wird.

Die mit der Extension im Kniegelenk verbundene Außenrotation muß in der Belastung vom Oberschenkel bewerkstelligt werden. Diese wirkt sich als geringgradige Innenrotation im Hüftgelenk aus (s. Abschnitt 1.3.2, S. 28).

Am Ende der Belastungsphase gibt das Kniegelenk flexorisch nach. Die Kniescheibe nähert sich wenig dem Boden. Das Becken folgt der Abwärtsbewegung des Oberschenkels. Im gleichseitigen Hüftgelenk entsteht eine Abduktion, im gegenseitigen eine Adduktion von 4–5°. Die Schwungphase ist eingeleitet. *(Abb. 14.3–14.5)*

Bewegungsniveau Hüftgelenk

Im Moment des Auffußens ist der Oberschenkel nach hinten geneigt und zwar deutlich mehr als der Unterschenkel, was eine Flexion im Hüftgelenk bewirkt. Im Verlauf der Abrollung richtet er sich auf und neigt sich schließlich nach vorn.

Abb. 14.3–14.5: Spina iliaca ant. sup. re hat einen kleineren Abstand zum Boden als lk.

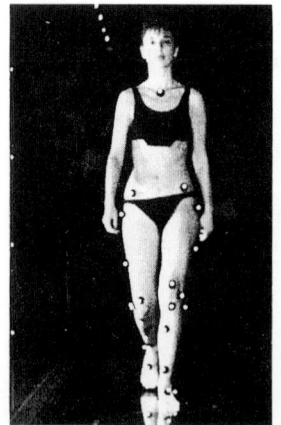 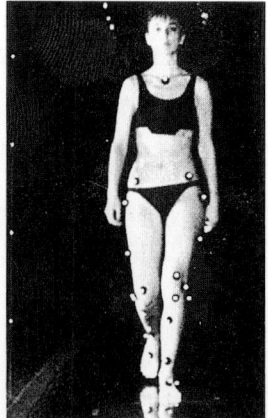 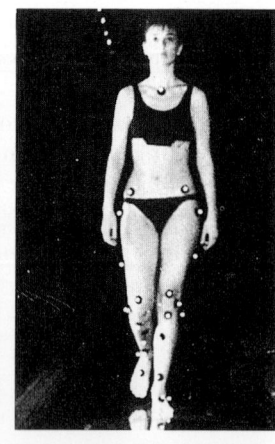

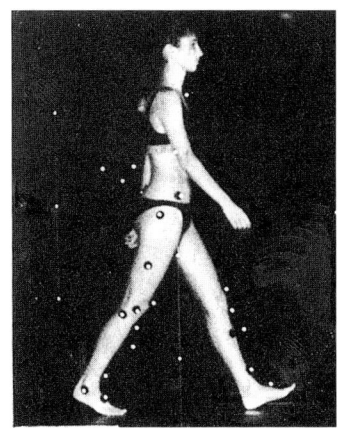

Abb. 13.1: Extension im re Hüftgelenk durch gleichzeitige Neigung der Oberschenkellängsachse nach vorn und Parallelverschiebung der virtuellen Körperlängsachse nach vorn.

Der Abstand zwischen dem ventral am Oberschenkel bezeichneten Punkt und der gleichseitigen Spina iliaca ant. sup. wird größer.

Die räumliche Bewegung des Oberschenkels läßt sich am besten erkennen, wenn man den Trochanter verfolgt und eine Beziehung zu Punkten an Knie- und oberem Sprunggelenk herstellt.

Während der Trochanter einen sanften Bogen nach oben und unten beschreibt, überholt er deutlich sichtbar den lateralen Malleolus und das Fibulaköpfchen. Nachdem der Trochanter das Fibulaköpfchen überholt hat, löst sich die Ferse vom Boden.

Für den Beobachter dominiert zwar die Bewegung des Oberschenkels in der Sagittalebene. Da er jedoch, wie beschrieben, als proximaler Partner des Kniegelenks eine mit der Extension verbundene Rotation macht, muß davon ausgegangen werden, daß im belasteten Hüftgelenk eine Innenrotation vom distalen Partner aus stattfindet.

Der proximale Partner des Hüftgelenks, das Becken, macht keine sichtbaren Bewegungsausschläge in sagittalen Ebenen. Auch die Lendenwirbelsäule läßt keine flexorischen oder extensorischen Verformungen erkennen, welche als Auswirkung einer entsprechenden Beckenbewegung gedeutet werden müßten.

Das Becken mit allem was darüber ist balanciert auf dem Femurkopf. Seine virtuelle Längsachse behält die Vertikalstellung bei. Sie wird daher während des ganzen Vorgangs parallel im Raum verschoben (s. Abschnitt 2.1.2, S. 70). Auf diese Weise entsteht bei gleichzeitiger Neigung des Oberschenkels von 17°–20° nach vorn eine Extension im Hüftgelenk, über die Nullstellung hinaus. *(Abb. 13.1)*

Zusammenfassung der beobachtbaren Merkmale der Belastungsphase

Von der Seite betrachtet

- Initialer Kontkat der Ferse mit dem Boden bei Dorsalextension des Fußes in annähernder Nullstellung des oberen Sprunggelenks und Extension der Zehen bis in die Grundgelenke über die Nullstellung hinaus.
- Gefolgt von einer Plantarflexion im oberen Sprunggelenk vom Fuß aus bis zu einem großflächigen Bodenkontakt der Fußsohle und der Zehen.
- Der wenig nach hinten geneigte Unterschenkel richtet sich bis in die Vertikale auf. Im oberen Sprunggelenk entsteht wiederum eine Dorsalextension bis etwa in die Nullstellung.
- Die mit dem Fersenaufprall verbundene geringgradige Flexion im Kniegelenk verstärkt sich mit der Aufrichtung des Unterschenkels.
- Mit der nun folgenden Aufrichtung und Vorneigung des Oberschenkels entsteht im Kniegelenk eine Extension bis in die Nullstellung.
- Nachdem der Trochanter das gleichseitige Fibulaköpfchen überholt hat, löst sich die Ferse vom Boden. In den Zehengrundgelenken entsteht eine Extension von proximal.
- Der Unterschenkel neigt sich nach vorn, die Dorsalextension im oberen Sprunggelenk nimmt etwas zu.
- Durch die Vorneigung des Oberschenkels bei gleichzeitiger Parallelverschiebung der virtuellen Längsachse des Beckens mit allem was darüber ist entsteht im Hüftgelenk eine Extension über die Nullstellung hinaus.
- Am Ende der Belastungsphase, mit der Landung des Gegenbeins am Boden, gibt das Kniegelenk flexorisch nach. Der Winkel zwischen Unterschenkel und Fußlängsachse wird etwas größer, im oberen Sprunggelenk entsteht eine Plantarflexion von wenigen Graden.

Von vorn/hinten betrachtet

- Die Kniescheibe schaut stets nach vorn. *(Abb. 14.1–14.11* s. Ausklapptafel 2 Anhang)
- Mit der Flexion im Kniegelenk am Ende der Belastungsphase nähert sich die gleichseitige Spina iliaca ant. sup. wenig dem Boden. Im gleichseitigen Hüftgelenk entsteht eine Abduktion, im gegenseitigen eine Adduktion von wenigen Graden.

Schwungphase

Sobald der Fuß bis zum Großzehenglied abgerollt ist, löst er sich vom Boden. Es erfolgt die Schwungphase. Diese dauert bis zum Auftreffen der Ferse am Boden. Der Zyklus von Belastung und Entlastung beginnt von neuem. *(Abb. 13.3–13.12, 13.15–13.23 s. Ausklapptafel 1, Anhang)*

Die auffälligsten beobachtbaren Bewegungsausschläge an den Beingelenken sind Flexion und Extension, doch wird in dieser Phase auch das Becken erfaßt, was Auswirkungen auf beide Hüftgelenke und die Wirbelsäule hat.

Bewegungsniveau Hüftgelenke und Wirbelsäule

Mit dem Vorwärtsschwung des Beins macht der Oberschenkel in seinem Hüftgelenk eine Flexion von ca. 20°. Dabei nimmt er das Becken mit. Die gleichseitige Spina iliaca ant. sup. bewegt sich wenig nach vorn/medial, was im Hüftgelenk des belasteten Beins eine Innenrotation anzeigt, welche ca. 8° beträgt. Da sich das Femur ebenfalls innenrotatorisch bewegt (s. Belastungsphase, S. 57), muß diese Innenrotation im belasteten Hüftgelenk als Gegenbewegung gedeutet werden.

Die Beckenbewegung wirkt sich außerdem als positive bzw. negative Rotation bis in die untere Brustwirbelsäule aus. *(Abb. 15.4–15.6 + 15.10–15.12 s. Ausklapptafel 2, Anhang)*

Während des ganzen Vorgangs schaut die Kniescheibe nach vorn, was bedeutet, daß der Oberschenkel die Transversalbewegung des Beckens nach vorn/medial mit einer Außenrotation in seinem Hüftgelenk beantwortet.

Wie in der Belastungsphase beschrieben, entsteht an deren Ende eine Flexion im Kniegelenk, welche die Schwungphase einleitet. Da in diesem Moment der Fuß noch Kontakt mit dem Boden hat, wirkt sich das flexorische Nachgeben des Kniegelenks auf das Becken aus. Die gleichseitige Spina iliaca ant. sup. nähert sich, wenn auch nur sehr gering, dem Boden, was eine Abduktion im gleichseitigen und eine Adduktion im gegenseitigen Hüftgelenk des eben belasteten Beins anzeigt. Das Ausmaß des Bewegungsausschlages beträgt 4–5° (s. Belastungsphase, S. 57). *(Abb. 14.3–14.5, 15.7 + 15.8 s. Ausklapptafel 2, Anhang)*

Beim Vorwärtsschwung muß sich das Bein zunächst verkürzen, um ungestört das belastete Bein überholen zu können. Dieser Vorgang wird ebenfalls durch eine Beckenbewegung unterstützt. Die Spina iliaca ant. sup. entfernt sich wiederum vom Boden, so daß im gleichseitigen Hüftgelenk eine Adduktion, und im gegenseitigen, belasteten eine Abduktion entsteht. Die Verbindungslinie re/lk Spina iliaca ant. sup. gelangt dabei in die Horizontale. (Abb. 15.9 + 15.10)

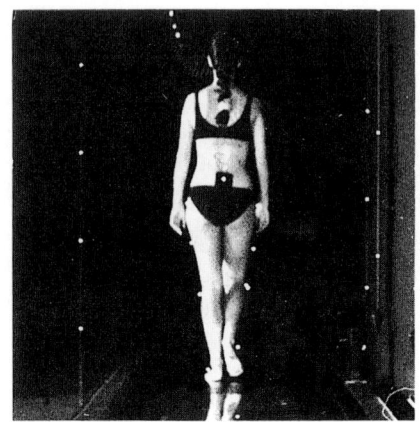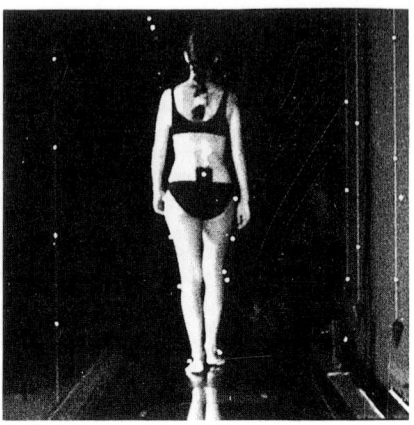

Abb. 15.9 + 15.10: Trochanter re hat den gleichen Abstand zum Boden wie lk.

Die Auswirkungen der Beckenbewegungen auf die Wirbelsäule entsprechen einem geringgradigen lateralflexorischen Bewegungsspiel in den kaudalen Segmenten der Lendenwirbelsäule um deren Nullstellung.

Die mit der Annäherung der Spina iliaca ant. sup. an den Boden verbundene, kurzfristige konkave Verformung der unteren Lendenwirbelsäule auf der Seite des belasteten Beins wird durch deren Entfernen vom Boden wiederum aufgehoben, so daß die Lendenwirbelsäule ihre Nullstellung erreicht. *(Abb. 14.4–14.10 + 15.7–15.10 s. Aufklapptafel 2, Anhang)*

Der Oberschenkel verläßt in der Schwungphase des Beins eine vertikale Ebene, welche parallel zur Symmetrieebene des Körpers steht, nicht. Diese Beobachtung kann dahingehend interpretiert werden, daß auf der Schwungbeinseite mit der minimalen Annäherung der Spina iliaca ant. sup. an den Boden eine entsprechende Abduktion und mit deren minimaler Abstandsvergrößerung eine anpassende Adduktion des Oberschenkels in seinem Hüftgelenk erfolgen muß.

Die Lageveränderung der Oberschenkellängsachse im Raum kann am besten beurteilt werden, wenn man beobachtet, wie sich der laterale Femurkondylus in bezug auf den gleichseitigen Trochanter und das gegenseitige Kniegelenk verhält.

Mit Beginn der Schwungphase ist der Oberschenkel wenig nach vorn geneigt. Der laterale Femurkondylus befindet sich hinter dem gleichseitigen Trochanter und dem gegenseitigen Kniegelenk.

Mit der Vorwärtsbewegung des Beins gelangt der Femurkondylus unter und schließlich vor den Trochanter, wobei er das andere Kniegelenk überholt. Die

Oberschenkellängsachse ist nach hinten geneigt. Unmittelbar vor dem Auffußen bilden die Längsachsen des hinteren belasteten und des vorderen gerade noch nicht belasteten Beins ein annähernd gleichschenkliges Dreieck. *(Abb. 13.3–13.12, 13.15–13.23 s.* Ausklapptafel 1, Anhang)

Bewegungsniveau Kniegelenk

Die dominierenden Bewegungsausschläge im Kniegelenk sind Flexion und Extension.

Mit der Ablösung der Zehen vom Boden nimmt die Flexion im Kniegelenk zu. Sie dient der bereits erwähnten Beinverkürzung mit Abstandvergrößerung des Fußes zum Boden.

Die Flexion im Kniegelenk beträgt bei Zehenablösung ca. $40°$. Sie erreicht ihr Maximum von $60–70°$, sobald die Femurkondylen das Gegenknie überholt haben und sich der Fuß unter dem gleichseitigen Hüftgelenk befindet. *(Abb. 13.8)*

Von nun an schwingt der Unterschenkel nach vorn. Erscheint der Fuß vor dem gegenseitigen Unterschenkel, löst sich die Ferse des belasteten Beins vom Boden.

Mit der Vorwärtsbewegung des Unterschenkels überholt der laterale Malleolus den lateralen Femurkondylus, im Kniegelenk entsteht eine Extension bis in die Nullstellung. Die Toleranzgrenze wird also nicht erreicht.

Die mit der Flexion im Kniegelenk verbundene Innenrotation und die mit der Extension im Kniegelenk verbundene Außenrotation des frei beweglichen Unterschenkels (Kapandji, 1985) kann nicht unmittelbar beobachtet werden.

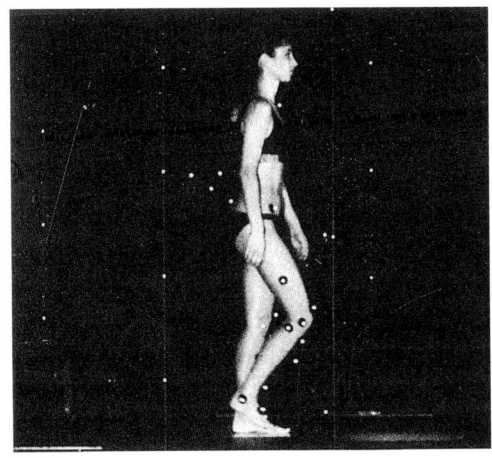

Abb. 13.8: Größte Flexion im Kniegelenk re.

65

Bewegungsniveau Gelenke des Fußes

Mit der Zehenablösung sieht man, daß der Fuß die geringgradige Plantarfle-xionsstellung im oberen Sprunggelenk durch eine dorsalextensorische Bewegung bis etwa in die Nullstellung aufgibt. Diese ist von einer auffälligen Extension der Zehen bis in die Grundgelenke begleitet. An der Stellung von Fuß und Zehen ändert sich nichts Sichtbares bis zum Auftreffen der Ferse am Boden.

Die Auswirkungen der für die Dorsalextension des Fußes und die Extension der Zehen zuständigen Muskulatur auf das untere Sprunggelenk stellen sich nicht in Form von beobachtbaren Bewegungsausschlägen dar. Jedoch ist das untere Sprunggelenk das letzte Bewegungsniveau, in dem die Einstellung des Fußes im Interesse einer effizienten Abrollung erfolgen kann. Da der Fuß mit einem lateral/dorsal unter der Ferse gelegenem Punkt den Kontakt zum Boden her-stellt, entsteht in diesem Moment im unteren Sprunggelenk eine minimale inversorische Bewegung von der Ferse aus (s. Belastungsphase, S. 57).

Zusammenfassung der beobachtbaren Merkmale der Schwungphase

Von der Seite betrachtet

- Mit der Zehenablösung schwingt das Bein nach vorn, der laterale Femurkon-dylus überholt den Trochanter, der laterale Malleolus überholt den lateralen Femurkondylus, bis die Ferse den Kontakt zum Boden wieder herstellt.
- Im Hüftgelenk entsteht während des ganzen Vorgangs eine Flexion.
- Mit der Zehenablösung bewegt sich der Fuß dorsalextensorisch im oberen Sprunggelenk, bis etwa die Nullstellung erreicht ist. Die Zehen bewegen sich extensorisch bis in die Grundgelenke. Bis zum Fersen-/Bodenkontakt ändert sich an der Stellung von Fuß und Zehen nichts Sichtbares.
- Mit der Zehenablösung verstärkt sich die Flexion im Kniegelenk bis sich der Fuß unter dem gleichseitigen Hüftgelenk befindet. Das Kniegelenk hat in diesem Moment gerade das Gegenknie überholt.
- Von nun an schwingt der Unterschenkel nach vorn. Im Kniegelenk entsteht eine Extension bis in die Nullstellung.
- Nachdem im Kniegelenk die größte Flexion erreicht wurde und der Fuß auf seinem Weg nach vorn gerade den gegenseitigen Unterschenkel überholt hat, löst sich die Ferse des belasteten Beins vom Boden.
- Unmittelbar vor der Landung der Ferse am Boden ist die Beinlängsachse nach hinten geneigt und bildet mit der nach vorn geneigten Längsachse des belasteten Beins ein annähernd gleichschenkliges Dreieck.

Von vorn / hinten betrachtet

- Mit dem Vorwärtsschwung nimmt der Oberschenkel das Becken mit. Die Spina iliaca ant. sup. bewegt sich wenig nach vorn/medial und oben, bis die Verbindungslinie re/lk Spina iliaca ant. sup. die Horizontale erreicht hat.
- Die Kniescheibe schaut stets nach vorn. *(Abb. 14.1–14.11 s.* Ausklapptafel 2, Anhang)
- Der Oberschenkel bewegt sich in einer vertikalen, parallel zur Fortbewegungsrichtung eingestellten Ebene.

Zweibeinbelastung

Während der Belastungsphase findet ein rhythmischer Wechsel von Einbeinbelastung und Zweibeinbelastung statt. Da bei der angegebenen mittleren Kadenz und dem genannten Gehtempo die Belastungsphase insgesamt 60–65%, die Schwungphase 40–35% innerhalb eines Doppelschritts in Anspruch nimmt, bleibt für die Zweibeinbelastung die Differenz von 20–30%. Diese verteilen sich auf die beiden Fersenauftritte eines Beins innerhalb eines Doppelschritts.

In der Zweibeinbelastung beobachten wir ein hinteres potentielles Schwungbein, das mit den Zehen Kontakt zum Boden hat und nur noch wenig Körpergewicht trägt und ein vorderes potentielles Stützbein, das mit der Ferse auf dem Boden gelandet und bereit ist, das Körpergewicht ganz zu übernehmen. Dies ist der Moment, in dem die in »Belastungsphase« beschriebene innenrotatorische Bewegung der Tibia im Kniegelenk stattfindet (s. S. 59).

Der Abstand zwischen der Großzehenspitze des hinteren und der Ferse des vorderen Beins entspricht bei mittlerer Kadenz etwa 2–2½ Fußlängen. *(Abb. 13.2 + 13.13)*

Abb. 13.2–13.3 und 13.13–13.14: Zweibeinbelastung.

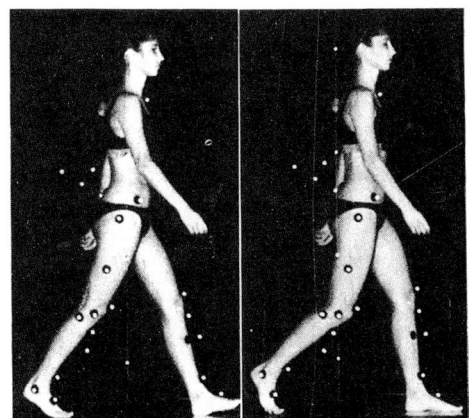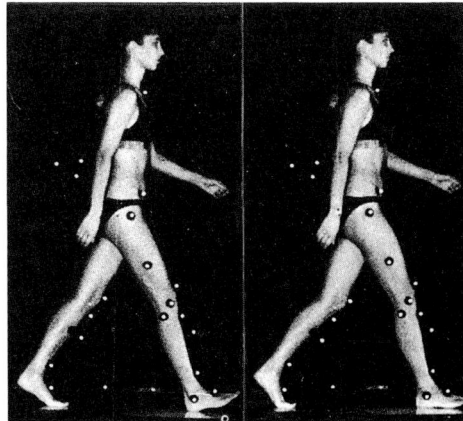

Schritt, Schrittlänge, Abrollweg

Ein Schritt reicht von Fersenkontakt bis Fersenkontakt ein und desselben Beins, setzt sich also aus dessen Belastungs- und Schwungphase zusammen.

Jedes Bein macht gleich große Schritte, solange auf einer geraden Linie vorwärts gegangen wird.

Für die Schrittlänge maßgebend ist die Beinlänge, aber auch Kadenz und Gehtempo beeinflußen diese.

Da sich die Beine wechselweise überholen, entspricht die effektiv zurückgelegte Wegstrecke pro Schritt dem Abstand Großzehenspitze des hinteren und Ferse des vorderen Fußes in der Zweibeinbelastung, plus eine Fußlänge.

Da es für den Beobachter unmöglich ist, Beginn und Ende eines Schritts im Auge zu behalten, hat sich der Moment der Zweibeinbelastung für die Beurteilung des Schritts sowie der Schrittlänge als günstig erwiesen. So entspricht die Länge eines Schritts dem doppelten Abstand der beschriebenen Zweibeinbelastung plus zwei Fußlängen, was bei mittlerer Kadenz annähernd insgesamt 6–7 Fußlängen pro Schritt ausmacht. *(Abb. 13.1–13.22 s. Ausklapptafel 1, Anhang)*

Liegen Gangstörungen vor, bei denen das Überholmanöver der Beine entfällt, so daß ein Nachstellschritt erfolgt, verkürzen sich die Schritte drastisch.

Ist die funktionelle Fußlängsachse (s. S. 44) parallel zur Fortbewegungsrichtung eingestellt, ist die Abrollung des Fußes insofern optimal, als in diesem Fall die genannte Achse, zuzüglich der Länge der Großzehe, dem längst möglichen Abrollweg entspricht.

Divergiert die funktionelle Fußlängsachse, verläuft der Abrollweg dennoch parallel zur Fortbewegungsrichtung, doch ist er kürzer, da sich der erste Kontaktpunkt des Fußes mit dem Boden an der Ferse nach lateral/distal und der letzte Kontaktpunkt des Fußes mit dem Boden am Vorfuß nach medial/proximal verschoben hat.

Zusammenfassung der beobachtbaren Merkmale der Zweibeinbelastung und des Schritts

Von der Seite betrachtet

– Beide Beine haben Bodenkontakt, das hintere mit den Zehen, das vordere mit der Ferse.
– Der Abstand zwischen der Spitze der Großzehe des hinteren und der Ferse des vorderen Fußes ist stets gleich groß und beträgt 2–2½ Fußlängen.
– Der Anteil der zurückgelegten Wegstrecke ist für beide Beine gleich groß.
– Beide Kniegelenke sind wenig flektiert.

Von vorn / hinten betrachtet

– Beide Kniescheiben schauen nach vorn.
– Auf der Seite des hinteren Beins ist der Abstand der Spina iliaca ant. sup. zum Boden etwas kleiner als auf der Seite des vorderen Beins.

Spurbreite

Für die Spurbreite maßgebend ist die Beziehung Ferse – Ferse sowie der Abstand des Abrollwegs von der Symmetrieebene des Körpers.

Projiziert man die genannte Ebene auf den Boden, gilt für das erwünschte Verhalten, daß jeweils ein medialer Punkt an der re/lk Ferse diese beim Auffußen berührt. Die Spurbreite entspricht daher annähernd der doppelten Fersenbreite.

Die Beurteilung des Abrollwegs erlaubt Aussagen über die Spurbreite des Vorfußes. Ist die funktionelle Fußlängsachse parallel zur Fortbewegungsrichtung eingestellt, muß der jeweilige Abstand re/lk Großzehengrundgelenk – Symmetrieebene annähernd einer Fersenbreite entsprechen.

Ist die Divergenz der anatomischen Fußlängsachse größer als normal, wird die Spur etwas schmaler, der Abstand des re/lk Großzehengrundgelenks jedoch größer.

Bei Konvergenz der anatomischen Fußlängsachse verhält es sich gerade umgekehrt.

Ein weiteres Merkmal des erwünschten Verhaltens ist, daß der Abstand der Abrollwege von der Symmetrieebene für beide Füße gleich groß ist. *(Abb. 14.1–15.12 s. Ausklapptafel 2, Anhang)*

Zusammenfassung der beobachtbaren Merkmale der Spurbreite
Von vorn / hinten betrachtet

– Beim jeweiligen Auffußen berührt ein medialer Punkt an der re/lk Ferse die auf den Boden projizierte Symmetrieebene des Körpers.
– Mit dem Bodenkontakt des Vorfußes entspricht der Abstand re/lk Großzehengrundgelenk – Symmetrieebene jeweils annähernd einer Fersenbreite.
– Der Abstand Abrollweg – Symmetrieebene ist für beide Füße gleich groß.

2.1.2 Körperabschnitte Becken, Brustkorb und Kopf

Wie in Abschnitt 1.4.3 »Statik der Wirbelsäule« (s. S. 53) beschrieben, ist die Vorstellung von einer virtuellen Körperlängsachse für die Beurteilung der Anordnung von Becken/Brustkorb/Kopf hilfreich, insbesondere auch im aufrechten Gang. So sollte für den Beobachter, trotz der geringen Schwankungen des Körpers nach re/lk, die Parallelverschiebung der vertikalen virtuellen Körperlängsachse des Gehenden in die Fortbewegungsrichtung von der Seite und von vorn/hinten betrachtet der dominierende Eindruck sein. Selbst die offensichtlichen adduktorischen/abduktorischen Bewegungen des Beckens in den Hüftgelenken sollten daran nichts ändern. *(Abb. 13.1–14.11* s. Ausklapptafeln 1 und 2, Anhang)

Die innenrotatorischen Bewegungen des Beckens in den Hüftgelenken werden jeweils vom Brustkorb mit einer minimalen Gegendrehung beantwortet. Diese ist jedoch so klein, daß der frontotransversale Brustkorbdurchmesser während des Gehens annähernd senkrecht zur Fortbewegungsrichtung eingestellt bleibt. Verschiebungen des Brustkorbs gegen das Becken nach re/lk kommen im normalen Gang nicht vor.

Der Scheitelpunkt des Kopfs macht analog zum Trochanter sanfte, mit bloßem Auge kaum wahrnehmbare, wellenförmige Bewegungen nach oben/unten und re/lk. Außerhalb der Laborsituation im Gymnastikraum muß der Kopf zur Wahrnehmung von Sinneseindrücken aller Art bewegungsbereit sein. Eventuell notwendige, kurzdauernde spontane Bewegungsausschläge des Kopfs in transversalen, sagittalen und auch frontalen Ebenen sollten die Stabilität der virtuellen Längsachse des Körperabschnitts Brustkorb nicht gefährden.

Zusammenfassung der beobachtbaren Merkmale der Körperabschnitte Becken/Brustkorb/Kopf

Von der Seite betrachtet

– Die virtuellen Längsachsen von Becken/Brustkorb/Kopf bilden eine gemeinsame gerade Linie. Diese ist und bleibt vertikal und wird parallel in die Fortbewegungsrichtung verschoben.
– Der frontotransversale Brustkorbdurchmesser auf Höhe Th7 bleibt annähernd senkrecht zur Fortbewegungsrichtung eingestellt.

Von vorn/hinten betrachtet

– Die virtuellen Längsachsen der Körperabschnitte Becken/Brustkorb/Kopf bilden bleibend eine gemeinsame vertikale Linie.
– Der frontotransversale Brustkorbdurchmesser auf Höhe Th7 bleibt annähernd senkrecht zur Fortbewegungsrichtung eingestellt.

2.1.3 Armbewegungen beim Gehen

Im Unterschied zu den Beinen sind die Arme normalerweise während des Gehens frei beweglich. Wechselweise und gegengleich erscheinen die Handgelenke einmal vor und einmal hinter dem Körper.

Als besonders ausgewogen empfinden wir die Armbewegungen, wenn Hand und Arm die Sagittalebene nicht verlassen und der Abstand des Handgelenks von einer gedachten mittleren Frontalebene des Körpers vorn und hinten annähernd gleich groß ist.

Der Hinweis, daß bei gesonderter Betrachtung eines bestimmten Körperteils das Gesamtbild des gehenden Menschen nicht aus dem Auge verloren werden darf, gilt in besonderem Maße für die Beurteilung der Armbewegungen.

Um diese zu verstehen, muß man eine Beziehung zum Gegenbein herstellen. Mit der Zehenablösung des Beins in der Schwungphase schwingt der Arm annähernd parallel zu diesem nach vorn. In Humeroskapular- und Ellbogengelenk entsteht je eine Flexion, die am Ende der Schwungphase ihr Maximum erreicht hat.

Ist die Kadenz verhältnismäßig hoch, und sind die Schritte verhältnismäßig lang, ist der jeweilige Flexionsausschlag im Humeroskapulargelenk größer als im Ellbogengelenk. Liegt hingegen die Kadenz an der unteren Grenze der Norm bei angemessener Schrittlänge, ist der Flexionsausschlag im Humeroskapulargelenk klein, im Ellbogengelenk dafür verhältnismäßig groß.

Mit der Landung des Beins am Boden bleibt das Handgelenk annähernd im Raum stehen. Es wird vom übrigen Körper überholt. Im Humeroskapulargelenk entsteht eine Extension, die am Ende der Belastungsphase des Beins am größten ist.

Da auch der Vorderarm in seinem Ellbogengelenk einen zwar geringgradigen, jedoch sichtbaren Extensionsausschlag macht, ist es zutreffender, das Handgelenk bzw. einen an diesem bezeichneten Punkt als relativen räumlichen Fixpunkt zu werten.

Wohl findet ein Bewegungsausschlag des Arms in die Fortbewegungsrichtung statt, sein gegensinniges Verhalten darf jedoch nicht als nach hinten gerichteter Bewegungsausschlag gedeutet werden, sieht man von der minimalen Rückwärtsbewegung des Handgelenks ab. *(Abb. 13.1–15.12 s. Ausklapptafeln 1 u. 2, Anhang)*

Ein häufig beobachtbares, interessantes Detail ist, daß bei nicht überstreckbarem Ellbogengelenk das Olekranon hinten einen etwas größeren Abstand zur genannten Frontalebene des Körpers aufweist als vorn. Das Handgelenk hingegen beschreibt nach vorn einen etwas größeren räumlichen Weg als nach hinten, so daß sein Abstand zur Frontalebene des Körpers letztlich hinten und vorn annähernd gleich groß ist.

Die Annahme, daß das ausgewogene dynamische und statische Verhalten der Arme dafür sorgt, daß die Drehbewegungen des Brustkorbs so klein sein können, daß sein frontotransversaler Durchmesser während des Gehens nahezu senkrecht zur Fortbewegungsrichtung eingestellt bleibt, stützt sich auf folgende Beobachtung:

Sobald die Arme, bei gleichbleibender Kadenz auf dem Brustkorb verschränkt werden oder diesen umgreifen, rotiert ganz offensichtlich der Brustkorb, statt wie erwartet das Becken. Dabei geht jeweils die dem Schwungbein entgegengesetzte Brustkorbhälfte gemeinsam mit diesem nach vorn. Die Schritte werden etwas kürzer.

Da die ausführlichen Drehbewegungen des Brustkorbs nicht nur in den thorakalen, sondern auch in den zervikalen Bewegungssegmenten der Wirbelsäule stattfinden, sind die Drehbewegungen des Kopfs, zur Wahrnehmung von Sinneseindrücken aller Art, gebremst.

Zusammenfassung der beobachtbaren Merkmale der Armbewegungen

Von der Seite betrachtet

- Mit der Zehenablösung des Gegenbeins schwingt der Arm nach vorn. Im Humeroskapular- und im Ellbogengelenk entsteht je eine Flexion.
- Mit Beginn der Belastungsphase des Gegenbeins wird das Handgelenk vom übrigen Körper überholt. Im Humeroskapular- und im Ellbogengelenk entsteht je eine Extension.
- Das Handgelenk erscheint einmal vor und einmal hinter einer gedachten mittleren Frontalebene des Körpers.

Von vorn / hinten betrachtet

- Oberarm und Vorderarm bewegen sich in der Sagittalebene durch das re/lk Schultergelenk.

2.1.4 Muskelaktivitäten beim normalen Gehen

Wenn es bei einiger Übung auch gelingt, Bewegungsausschläge in den einzelnen Gelenken oder Bewegungsniveaus, selbst am gehenden Menschen optisch wahrzunehmen und zutreffend zu deuten, so ist es ganz ausgeschlossen, dabei zu sehen, welche Muskeln in welchem Moment und mit welcher Intensität das Bewegungsgeschehen regulieren.

Auch die bei gut trainierten jungen Männern ins Auge springenden Reliefverän-
derungen der Körperoberfläche beim Bewegen lassen derartige Aussagen nicht
zu.

Hier helfen nur elektromyographische Untersuchungen weiter, wie sie heute
weltweit in den verschiedenen Ganglaboratorien gemacht werden. Diese bele-
gen, daß die Aktivität der der Untersuchung zugänglichen Muskulatur im
Becken- Beinbereich sowohl am Anfang als auch am Ende von Belastungs- und
Schwungphase am größten ist und daß bei etlichen der untersuchten Muskeln die
Gehbewegung jeweils bewirkt, daß eine Dehnung der folgenden Kontraktion
vorangeht (Inman et al., Human Walking).

Auf Grund dieser Ergebnisse ist es für den Therapeuten einfacher, Übungen zu
entwickeln, bei denen die zuständige Muskulatur gangtypisch aktiviert und
belastet wird.

Mm. glutaeus medius und minimus

Diese Muskeln haben ihr Aktivitätsmaximum in der Einbeinbelastungsphase.

Als Abduktoren des Hüftgelenks kontrollieren sie mit Beginn der Zweibeinbelastung die Adduktion des Beckens im Hüftgelenk des potentiellen Stützbeins, sie
werden dabei gedehnt.

Mit der Zehenablösung erfolgt die abduktorische Verankerung des Becken-,
Beingewichts am Oberschenkel des belasteten Beins.

Bei der geringgradigen adduktorischen Beckenbewegung ist die Muskulatur mit
negativem Hub, bei der entsprechenden abduktorischen Beckenbewegung hingegen mit positivem Hub von weitaus größerer Intensität belastet.

M. glutaeus maximus

Der Muskel hat sein Aktivitätsmaximum im Moment des Fersen- Bodenkontakts. Beim Vorwärtsschwung des Beins wird er gedehnt, was die beim Fersenaufprall notwendige Kontraktion erleichtert.

Der Muskel verhindert das Vornuberfallen des Rumpfs bzw. die Flexion im
Hüftgelenk.

M. iliopsoas

Das Aktivitätsmaximum stellt sich mit Beginn der Schwungphase ein.

Am Ende der Einbeinbelastungsphase wird der Muskel gedehnt und leitet mit
der Zehenablösung die Flexion im Hüftgelenk ein.

M. tensor fasciae latae

Dieser Muskel zeigt eine Steigerung seiner Aktivität im Moment des Fersenaufpralls, parallel zu jener des M. glutaeus maximus. Dann wieder im mittleren und

letzten Teil der Belastungsphase, wenn der Trochanter das Fibulaköpfchen überholt und eine Extension im Kniegelenk erfolgt.

Da der Muskel den Tractus iliotibialis spannt und das Ligamentum collaterale fibulare unterstützt, trägt er zur Stabilisierung des Kniegelenks in Extension bei.

M. quadriceps

Das Aktivitätsmaximum erfolgt mit dem Fersenaufprall. Der Quadrizeps wirkt in diesem Moment als Beugeverhinderer des Kniegelenks. Sobald das Körpergewicht vor dem Kniegelenk ist, nimmt die Aktivität des Muskels ab. Am Anfang und Ende der Belastungsphase wird er gedehnt.

Die Ischiokruralen

Das Aktivitätsmaximum liegt am Ende der Schwungphase. Die Muskeln sind dabei gedehnt und bremsen das Schwungbein ab.
Mit dem Fersenaufprall unterstützen die Ischiokruralen den M. glutaeus maximus. Mit Beginn der Schwungphase zeigen die Muskeln bei der Flexion des Kniegelenks eine Aktivität von geringer Intensität.

Mm. adductores

Diese Muskeln sind am Anfang und Ende der Schwungphase aktiv.

M. triceps surae

Das Aktivitätsmaximum stellt sich mit der Fersenablösung ein. Der Muskel wird vorbereitend in der Belastungsphase gedehnt und erreicht mit der Fersenablösung das Maximum an Aktivität, ohne sich dabei wesentlich zu verkürzen.

M. tibialis anterior und Zehenextensoren

Diese Muskeln haben ihr Aktivitätsmaximum im Moment des Fersenaufpralls.
Mit der Zehenablösung erfolgt abermals eine Steigerung der Aktivität.

Paravertebrale lumbale Muskulatur

Wenn auch auf keine einschlägigen Untersuchungen der lumbalen paravertebralen Rückenmuskulatur beim Gehen zurückgegriffen werden kann, so ist palpatorisch, wie gelegentlich auch optisch, eine wechselweise Ab- und Zunahme des Tonus dieser Muskulatur wahrnehmbar. So vermindert sich der Muskeltonus jeweils auf der Seite des belasteten Beins und nimmt gleichzeitig zu auf der Seite des Schwungsbeins. Dieses normalerweise in Erscheinung tretende Wechselspiel von Intensitätsverminderung und Intensitätssteigerung der Muskelaktivität kann bei Gangstörungen entfallen, wobei sich statt dessen beidseits ein Dauertonus in der genannten Muskulatur einstellt. Dieser kann die Ursache für Schmerzen im Lumbalbereich sein.

2.1.5 Gehgeschwindigkeit – Gehvermögen

Das Gehtempo oder die Gehgeschwindigkeit gibt Auskunft über die zurückgelegte Wegstrecke pro Zeit und entspricht der Gehfähigkeit eines Menschen. Diese weist große Unterschiede auf. Bei einer Kadenz von 100–120 werden in der Regel etwa 70–85 m/Minute zurückgelegt. Da es schwierig ist, die Gehgeschwindigkeit eines Menschen grundlegend zu verändern, darf sie als sehr persönliches Merkmal des Gehverhaltens gewertet werden, das selbst bei Gehstörungen weitgehend beibehalten wird.

Verändert sich die normale Gehgeschwindigkeit, wird beispielsweise langsamer gegangen, ändern sich verschiedene Parameter oder Merkmale des Gehens.

So kann bei einer Temporeduktion z. B. folgendes beobachtet werden:
- Eine Verminderung der Kadenz und/oder die Schritte werden kürzer.
- Die Fersenablösung erfolgt später, eventuell erst, wenn das Gegenbein den Kontakt zum Boden hergestellt hat.
- Die mit Beginn der Belastungsphase entstehende Flexion im Kniegelenk ist wesentlich kleiner. Das hat damit zu tun, daß sich beim Fersenaufprall die Belastungskräfte auf das Bein verringern, weshalb deren Abfederung schwächer sein kann.
- Die Transversalbewegungen des Beckens werden kleiner bis Null.
- Die Schwankungen des Körpers nach rechts/links werden offensichtlicher, die Spur wird meist breiter.
- Die Armbewegungen werden kleiner. Bei etwa 60 Belastungswechseln pro Minute erfolgt eine symmetrische, gleichsinnige Armbewegung nach vorn/hinten. Die Amplitude der Oberarmbewegungen nimmt drastisch ab, während jene der Vorderarmbewegungen etwas deutlicher ist.

Die flexorischen/extensorischen Bewegungsausschläge in den Hüftgelenken bleiben hingegen beim langsameren Gehen etwa gleich groß wie beim normalen Tempo.

Bei der Beantwortung der Frage, ob auf das Gehtempo eines bestimmten Patienten Einfluß genommen werden soll oder nicht, muß vorrangig in Betracht gezogen werden, wie sich dieses auf das Gehverhalten und das Defizit auswirkt. Es sollte aber auch der Betroffene selbst zu Wort kommen. Möglicherweise erfährt man, daß das angeschlagene Tempo am wenigsten ermüdet, daß er sich dabei wohl fühlt und daß er immer eher schnell bzw. langsam gegangen ist. Bei verminderter Gehgeschwindigkeit muß daran gedacht werden, daß die Kräfte, welche im Moment des Fersen- Bodenkontakts das jeweilige Bein belasten, abnehmen und daß dieses sehr erwünscht sein kann.

Dem langsamer gehenden Patienten müssen zwingend die tempobedingten veränderten Verhaltensweisen zugebilligt werden. So sollte man es unterlassen, eine dem normalen Gehen entsprechende Fersenablösung, Transversalbewegung des Beckens oder Armbewegungen in sagittalen Ebenen zu verlangen. Solchermaßen absichtlich hervorgerufene Bewegungsausschläge haben nichts mit den Erfordernissen des langsamer vorwärts gehenden Körpers zu tun und werden sich nicht automatisieren. Sie entsprechen zudem auch nicht den reaktiven Bewegungen, wie wir sie vom raumgreifenden normalen Gehen kennen. Als Vorbereitung auf die zu einem späteren Zeitpunkt erwartete normale Gehgeschwindigkeit sind sie untauglich.

Wie Patientenbefragungen ergeben haben, hat die Gehfähigkeit nichts mit der Qualität des Gehens zu tun. So äußern Patienten Zufriedenheit, wenn sich nach einer Operation und der damit verbundenen funktionellen Behandlung die Geschwindigkeit verbessert hat, obwohl der Hinkmechanismus nahezu unverändert geblieben ist.

3 Gehstörungen – Hinken

Zu den vielfältigen Ursachen von Gangstörungen gehören beispielsweise Schmerz, Beweglichkeitsverlust der Gelenke, Einbuße von Kraft und Geschicklichkeit der Muskulatur wie auch Achsenabweichungen und Längenunterschiede der Beine.

Ungeachtet eines solchen Defizits ändert sich nichts an der funktionellen Aufgabe der Beine, das Körpergewicht beim Gehen wechselweise zu übernehmen und vorwärts zu transportieren, ohne dabei das Gleichgewicht zu gefährden oder gar zu verlieren. Der Spielraum für Anpassungen ist daher begrenzt. Die Grundmuster des Hinkens wiederholen sich. Am Gehverhalten alleine kann nicht in jedem Fall mit Bestimmtheit abgelesen werden, um welche Art von Störung es sich handelt und wo diese im Becken- Beinbereich lokalisiert ist.

Der Variationenreichtum von Hinkmechanismen bezüglich Qualität und Quantität ist aber dennoch so groß, daß es nicht gelingen kann, sämtliche Formen lückenlos anzugeben.

Grundsätzlich kann von Hinken gesprochen werden, wenn das Gehen andere Merkmale als die für das normale beschriebenen aufweist. Daher können die für die einzelnen Phasen des Gehens zusammengestellten typischen Verhaltensweisen wie Checklisten genutzt werden.

Nach einem ersten allgemeinen Eindruck vom Gehverhalten des Patienten, bei dem insbesondere die zurückgelegte Wegstrecke pro Schritt sowie die eventuelle Bewegungsdominanz in einer der Ebenen ins Auge springt, werden die maßgebenden Punkte/Linien/Achsen der Körperabschnitte in den einzelnen Phasen des Gehens von der Seite und von vorn/hinten beobachtet und beurteilt. Je vertrauter dem Beobachter das Bild vom erwünschten Verhalten ist, um so rascher und zuverlässiger wird es ihm gelingen, den Moment und die Art der Störung zu sehen.

Für die Beurteilung von Gangstörungen sind Videoaufzeichnungen hilfreich, insbesondere wenn man diese in »slow motion« betrachten kann.

Ohne das Gesamtbild des gehenden Menschen aus dem Auge zu verlieren, ist es für den Beobachter empfehlenswert, die einzelnen Ereignisse der Vorwärtsbewegung in einer bestimmten Reihenfolge systematisch anzuschauen und mit Hilfe der aufgeführten Merkmale des normalen Gangs Abweichungen oder Auffälligkeiten zu registrieren. Ob dabei die meßbaren Befunde vor den beobachtbaren ermittelt werden oder umgekehrt liegt im Ermessen des Therapeuten, hängt aber auch ab von der aktuellen Gehfähigkeit des Patienten.

Beobachtbare Befunde	Meßbare Befunde
Belastungsphase eines Beins	Kadenz
Schwungphase	Gehgeschwindigkeit
Zweibeinbelastung	
Schritt – Schrittlänge	
Wegstrecke pro Schritt	
Spurbreite	
Körperabschnitte Becken/Brustkorb/Kopf	
Armbewegungen	

Da die Gehbewegungen dreidimensional sind, äußern sich Störungen ebenfalls in allen drei Dimensionen. Erfahrungsgemäß treten jeweils in einer der Ebenen die augenfälligsten Abweichungen auf, woraus sich eine Möglichkeit ergibt, die Hinkmechanismen zu ordnen, wie einige ausgewählte Beispiele zeigen.

Hinkmechanismen in sagittalen Ebenen, Belastungsphase

Bei der Beobachtung des normalen Gehens sind keine nach hinten gerichteten Bewegungsausschläge wahrnehmbar. Tritt ein solcher in Erscheinung, darf mit Sicherheit erwartet werden, daß er auf einem anderen Bewegungsniveau durch eine beschleunigte Bewegung nach vorn, in die Fortbewegungsrichtung, beantwortet wird. Welche der beiden entgegengesetzten beschleunigten Bewegungen Ursache und welche Wirkung ist, hängt von der Art des Hinkens ab. Sicher ist jedoch, daß offensichtliche Bewegungsimpulse nach vorn und hinten oder umgekehrt, welche als Aktio/Reaktio interpretiert werden müssen, stets Hinkmechanismen sind. So kann man beispielsweise in der Belastungsphase des Beins sehen, daß das Knie statt der erwarteten Vorwärtsbewegung eine solche nach hinten macht. Die Antwort darauf ist die Vorneigung der Körperlängsachse durch Flexion im Hüftgelenk sowie eine beschleunigte Vorwärtsbewegung des gleichseitigen Arms.

Ein anderes Beispiel zeigt umgekehrte Verhältnisse. Dabei wird in der Belastungsphase des Beins das flektierte Knie nach vorn beschleunigt, bei gleichzeitig auffälliger Plantarflexion im oberen Sprunggelenk, Zehenextension in den Grundgelenken und Flexion im Hüftgelenk. In diesem Fall besteht die Antwort in einer beschleunigten Rückwärtsbewegung des gleichseitigen oder gegenseitigen Arms.

Ein raffinierter, wenig offensichtlicher Hinkmechanismus in sagittalen Ebenen ist das Einkrallen der Zehen in der Belastungsphase des Beins. Auch dies ist ein nach hinten gerichteter Bewegungsimpuls, welcher die Ablösung der Ferse und die Extension des Hüftgelenks verunmöglicht und die Vorwärtsbewegung bremst. Wiederum wird die Körperlängsachse nach vorn geneigt, im Hüftgelenk entsteht eine geringgradige Flexion.

Hinkmechanismen in frontalen Ebenen, Belastungsphase

Die häufigsten und allgemein am besten bekannten Hinkmechanismen in frontalen Ebenen sind die von Duchenne und Trendelenburg beschriebenen.

Beim Duchenne-Hinken sieht man eine Transversalverschiebung des Brustkorbs zur Seite des betroffenen Beins im Moment seiner Belastung und ein anschließendes Zurückpendeln in die Mitte bei der Entlastung. Der frontotransversale Brustkorbdurchmesser bleibt dabei parallel zur Verbindungslinie re/lk Spina iliaca ant. sup. und zum frontotransversalen Kopfdurchmesser.

Auch eine Neigung des Brustkorbs mit konkaver Lateralflexion der Wirbelsäule zur betroffen Seite kann beobachtet werden, wobei in der Halswirbelsäule homolateral eine konvexe Gegenkrümmung entsteht. In einem solchen Fall bildet der frontotransversale Brustkorbdurchmesser mit der Verbindungslinie re/lk Spina iliaca ant. sup. und dem frontotransversalen Kopfdurchmesser Winkel, welche sich zur jeweiligen Seite der Konvexität öffnen.

Da die Translation des Brustkorbs zur Seite eine effiziente Gewichtsverschiebung bedeutet und die Verformungen der Wirbelsäule dabei außerdem geringer sind, ist diese Form des Hinkens in zweifacher Hinsicht günstiger.

Da sich durch die beschriebenen Mechanismen der Lastarm des Hüftgelenks verkürzt, werden seine Abduktoren sowie das Gelenk insgesamt entlastet, weshalb auch von »Entlastungshinken« die Rede ist.

Der sogenannte positive Trendelenburg entsteht bei einer Insuffizienz der Abduktoren des Hüftgelenks. Diese äußert sich in einer unkontrollierten, auffälligen adduktorischen Bewegung des Beckens im betroffenen Hüftgelenk im Moment der Belastung des Beins. Die Antwort darauf ist eine Lateralverschiebung des Brustkorbs über das belastete Bein.

Auch die Spurverbreiterung gehört zu den Hinkmechanismen in frontalen Ebenen, besonders wenn dabei der Abstand der Abrollwege/Fußlängsachsen beider Beine von der Symmetrieebene des Körpers unterschiedlich groß ist. Dies kommt vor bei einseitigem oder einseitig stärkerem Valgus im Kniegelenk. Es gibt aber auch andere Gründe, weshalb Patienten ein Bein vorzugsweise in

Abduktionsstellung belasten, einer davon kann ein Neofract oder Gips am Oberschenkel sowie eine Oberschenkelprothese sein. Ein Breitspurgang kann aber auch die Folge von voluminösen Oberschenkeln sein, insbesondere wenn der Abstand der Hüftgelenke außerdem verhältnismäßig klein ist. Die breitere Spur führt zu einer verstärkten Verschiebung des Körpers nach re/lk in der jeweiligen Belastungsphase, die Gehgeschwindigkeit nimmt ab. Wie die Beispiele deutlich machen, muß ein Breitspurgang in manchen Fällen in Kauf genommen werden, selbst wenn er stört.

Hinkmechanismen in transversalen Ebenen, Belastungsphase

Gelegentlich findet die Rotation nicht im Hüftgelenk, sondern im außerhalb des Körpers gelegenen Bewegungsniveau, zwischen Fuß und Boden, statt. Der Fuß dreht in der Belastungsphase des Beins gegen den Boden, so daß die Fußspitze nach außen schaut. Die gegenseitige Körperhälfte wird dabei insgesamt in die Fortbewegungsrichtung gebracht. Es entsteht ein Paßgang, der einseitig oder wechselweise beidseitig erfolgt.

Im Moment der Belastung des betroffenen Beins kann man gelegentlich beobachten, daß sich der Trochanter mit der gleichseitigen Beckenhälfte nach hinten/ medial bewegt. Im Hüftgelenk entsteht eine Flexion. Da die gegenseitige Spina iliaca ant. sup. weiter vorn steht als die gleichseitige, zeigt die Beckenstellung eine Innenrotation im belasteten Hüftgelenk an, die aber in einem solchen Fall durch eine Rückwärtsbewegung des Beckens zustande gekommen ist.

Ist die einseitige oder beidseitige Rotation des Brustkorbs auffällig, muß sie als Hinkmechanismus gewertet werden. Sie tritt an die Stelle der rotatorischen Beckenbewegung. Dadurch werden die Schritte kürzer und die Vorwärtsbewegung ist gebremst. Gewöhnlich folgen die Arme der gleichseitigen Brustkorbhälfte, sie bewegen sich also statt wie erwartet in sagittalen, in transversalen Ebenen. Häufig verschiebt sich dabei der Schultergürtel auffällig auf dem Brustkorb. Das jeweilige Akromion nähert sich wechselweise der Incisura jugularis an und entfernt sich wieder von dieser (Bronner/Gregor 1992). Da die Drehbewegungen des Brustkorbs stets auch das kraniale Rotationsniveau der Wirbelsäule erfassen, sind die Reaktionsbewegungen des Kopfs bei Sinneswahrnehmungen beeinträchtigt.

Störungen in der Schwungphase

Obwohl sich Defizite im Becken- Beinbereich jeweils vorrangig auf die Belastungsphase auswirken, sind Störungen in der Schwungphase jedoch nicht minder bedeutsam. Gelegentlich wird gerade in diesem Moment die Art des Hinkens bestimmt.

Liegt beispielsweise eine Insuffizienz des M. tibialis anterior vor, wie wir das nach Verletzungen im Unterschenkel- Fußbereich häufig sehen, kann der Fuß in der Schwungphase nicht ordnungsgemäß in die Fortbewegungsrichtung eingestellt werden. Im Augenblick des Auffußens divergiert seine anatomische Längsachse mehr als normal, die Abrollung erfolgt über die Inversion / Eversion. Damit verkürzt sich nicht nur der Abrollweg, sondern durch die Medialbelastung wird die Längswölbung des Fußes vermindert, was zu einer Achsenabweichung mit funktioneller Beinverkürzung führt. Kann dieses Verhalten nicht korrigiert werden, entstehen wegen der damit verbundenen Zugbelastung medial und der vermehrten Druckbelastung lateral mit der Zeit Schmerzen am Kniegelenk. Auch im Hüftgelenk, dem Iliosakralgelenk und an der Lendenwirbelsäule können Schmerzen die Folge einer solchen dauerhaften Störung sein.

Ist die Flexion im Hüftgelenk so stark eingeschränkt, daß sie für den vorwärtsschwingenden Oberschenkel nicht ausreicht, nimmt dieser das Becken mit. In der Lendenwirbelsäule entsteht in jeder Schwungphase des Beins eine Flexion. Beträgt die Flexionsstellung des Beckens mehr als 12°, verstärkt sich die Lordose der Lendenwirbelsäule. Eine mögliche Anpassung besteht in einer Ventralisation von Brustkorb und Kopf, wobei der Schultergürtel retrahiert ist. Der Tonus der lumbalen paravertebralen Muskulatur erhöht sich dauerhaft, weil sie das kraniale Gewicht am Becken verankern muß. Durch das Anheben des Becken-Beingewichts in der Schwungphase, wird die homolaterale Rückenmuskulatur noch mehr belastet. Im gegenseitigen Hüftgelenk entsteht eine Abduktion über die Nullstellung hinaus.

Das Unvermögen, das Bein in der Schwungphase angemessen verkürzen zu können, führt zu mehr oder weniger offensichtlichen Störungen. Ist nur die Extension der Zehen oder die Dorsalextension des Fußes ungenügend, kann dies mit einer vermehrten Flexion in Knie- und Hüftgelenk kompensiert werden. Ist das jedoch nicht möglich, wie z. B. bei einer Ruhigstellung des Kniegelenks in Nullstellung in einem Gips oder bei einer Einschränkung der Flexion in Knie- und/oder Hüftgelenk, wird das Bein nach vorn gebracht, indem Oberschenkel und Becken einen Block bilden. Wiederum entsteht im gegenseitigen, belasteten Hüftgelenk eine Abduktion über die Nullstellung hinaus. In der Lendenwirbelsäule erfolgt eine Lateralflexion die ausgeprägter ist als normal.

Hinweis für die Behandlung von Patienten mit Gehstörungen

Das auffälligste Merkmal des Hinkens ist in der Regel die Asymmetrie der Gehbewegungen, häufig begleitet von einem akustisch wahrnehmbaren, einseitig verstärkten Fersenaufprall. Dies alles dient zwar der Entlastung bestimmter Strukturen des Körpers, doch werden dabei gleichzeitig andere überlastet, was mit der Zeit zu Sekundärschäden führen kann. Der Wunsch, die andauernd einseitige Belastung beim Gehen beseitigen zu wollen ist zwar verständlich, doch nur realistisch, wenn es auch gelingt, das bestehende Defizit zu beheben. Patienten mit chronischen Leiden, bei denen sich das Hinken allmählich entwikkelt hat, nehmen dieses selbst nicht spontan wahr, es stört sie nicht. Was stört und das Gehen erheblich beeinträchtigt, ist der Schmerz. Sobald dieser verschwindet, verbessert sich die Gehfähigkeit, wobei die Ästhetik des Gehens für den Betroffenen von zweitrangiger Bedeutung ist.

Mitunter muß einem solchen Patienten eingeräumt werden, daß sein Körper bei der Lösung des Gehproblems selbst einen optimalen Weg gefunden hat, der kaum verbessert werden kann. In einem solchen Fall ist es nicht die Aufgabe des Therapeuten, den Patienten während einer Gangschulung mit Forderungen zu plagen, die zu erfüllen er ohnehin keine Chance hat. Vielmehr sollten Fortschritte bei der Gehfähigkeit, der Ausdauer und dem Gehen auf unebenem Boden angestrebt werden. Gegebenenfalls ist es für den Patienten von Nutzen, wenn er bezüglich Schuhwerk und Gehhilfen Anregungen erhält.

Bei der Arbeit mit Patienten nach Verletzungen, bei denen es durch Operationen gelungen ist, die traumatisierten Strukturen anatomisch zu rekonstruieren, ist die Zielsetzung bei der funktionellen Behandlung eine andere. Hier darf mit einem normalen Gangbild gerechnet werden, weshalb mit Therapiebeginn auf ein störungsfreies Gehen hingearbeitet und dafür gesorgt wird, daß sich gar nicht erst Hinkmechanismen entwickeln und in das Bewegungsrepertoir integrieren.

Eine besondere Rolle spielen dabei die Stöcke. Diese sollten erst dann gänzlich weggelassen werden, wenn der Patient während längerer Zeit im Beisein des Therapeuten hinkfrei gehen kann.

4 Gehen an Stöcken

Es gibt sehr verschiedene Gründe, weshalb jemand gezwungen ist, mit einer oder zwei Stockstützen zu gehen. Unsere besondere Aufmerksamkeit sollte jenen Patienten gelten, welche nach Verletzungen, wie auch Erkrankungen im Becken-Beinbereich und damit verbundenen Operationen, zur Entlastung eines Beins vorübergehend an Stöcken gehen müssen, weil auch unter dieser Voraussetzung ein erwünschtes, dem normalen Gehen ähnliches Verhalten, von einem unerwünschten unterschieden werden muß.

In der Belastungsphase des betroffenen Beins übernehmen die Arme statt seiner das Körpergewicht und geben es via Stöcke an den Boden ab. Das solchermaßen entlastete Bein hat keine Veranlassung an Ort und Stelle stehen zu bleiben, bis das Gegenbein seine Schwungphase beendet hat. Es verankert sich in Flexionsstellung von Hüft- und Kniegelenk am Becken und begleitet das Schwungbein auf seinem Weg nach vorn.

Ist Sohlenkontakt erlaubt, ändert sich grundsätzlich nichts an dem beschriebenen Verhalten, sieht man davon ab, daß der Vorfuß initial den Boden berührt. Selbst bei einer Teilbelastung von mehr als 10 kg Körpergewicht kann man beobachten, daß die Extension des Hüftgelenks und damit auch jene des Kniegelenks spontan nicht erfolgt.

Die dauerhafte Flexionsstellung der Gelenke führt nicht nur zu einer Atrophie, einem Dehnbarkeitsverlust sowie einer Einbuße der Geschicklichkeitsleistung der Muskulatur, sondern auch zu einer Verminderung der Zirkulation, welche sich wegen der fehlenden Muskelpumpe namentlich an Unterschenkel und Fuß als Schwellung zeigt.

Es gibt also gute Gründe, das Gehen an Stöcken so zu instruieren, daß in der simulierten Standbeinphase des betroffenen Beins die normalerweise erwarteten Bewegungskomponenten in Hüft-, Knie- und oberem Sprunggelenk in Erscheinung treten. Da nicht angenommen werden kann, daß sich das erwünschte Verhalten in der Phase des entlasteten Gehens automatisiert, muß jeder Schritt bewußt ausgeführt und daher als Übung betrachtet werden.

Sobald der Patient mit seinen Stöcken vertraut ist und sich beim Gehen sicher fühlt, erlauben sie ihm weitgehende Mobilität und Selbständigkeit. Dies sollte aber auch der Moment sein, in dem er außerhalb der Behandlungsräume ohne Anleitung des Therapeuten häufig am Tage das Gelernte nachvollzieht und unter Eigenkontrolle geht. Es versteht sich von selbst, daß der Patient nicht gleichzeitig seine Aufmerksamkeit auf den Straßenverkehr oder andere Gefährdungen seiner Sicherheit und auf sein Gehverhalten richten kann.

Wenn auch eingeräumt werden muß, daß während des Zeitraums des unbelasteten/teilbelasteten Gehens die Atrophie der Muskulatur nicht vermieden werden kann, so gelingt es mit häufigem Üben durchaus, deren Geschicklichkeit zu erhalten oder gar zu verbessern, wie auch Kontrakturen zu verhindern, die Zirkulation anzuregen und somit die Voraussetzungen für das Gehen ohne Hilfsmittel zu schaffen.

Entlastetes Gehen

Entlastetes Gehen bedeutet, daß das betroffene Bein in seiner Belastungsphase entweder gar kein Körpergewicht übernehmen darf oder nur einen geringen Teil davon.

Das Belastungsausmaß wird üblicherweise in folgende Stufen unterteilt:
– Unbelastetes Gehen, der Fuß darf den Boden nicht berühren.
– Teilbelastetes Gehen:
   – Gehen mit Sohlenkontakt, es sind 5–15 kg Belastung erlaubt.
   – Teilbelastung von 20–30 kg.
   – Teilbelastung mit halbem Körpergewicht.

Da im Zeitraum von mehreren Wochen bis Monaten die Arme die Rolle des Beins in seiner Belastungsphase übernehmen müssen, wobei die Stöcke ihre Verlängerung bis zum Boden darstellen, werden Gelenke und Muskeln der oberen Extremitäten in ungewohnter Weise beansprucht.

Vom Handgelenk an aufwärts muß die Muskulatur auf jedem folgenden Bewegungsniveau den proximalen am distalen Gelenkpartner »fest machen«, um die Stützfunktion der Arme zu sichern, wenn sich der Brustkorb mit Becken und Beinen an den Schultergürtel hängt. Dabei haben wir es nicht nur mit einem Geschicklichkeits- sondern auch mit einem Krafteinsatz der Muskulatur zu tun.

Während Menschen in einem guten Trainingszustand im allgemeinen rasch die ungewohnte Verankerung des Körpergewichts am Schultergürtel zustande bringen und dieses in ökonomischer Weise den Stöcken übergeben, haben untrainierte und ältere Patienten damit oft erhebliche Schwierigkeiten. Die Belastung der Arme mit dem Körpergewicht in der Stützfunktion muß daher ohne die Stockstützen vorbereitend geübt werden (Bronner, 1989, S. 40 Abschnitt 4).

Gehhilfen

In der Regel werden heute Stöcke mit **Unterarmstützen** für das entlastete Gehen benutzt. Ihr Vorteil besteht in einer festen Manschette in der der Vorderarm Halt findet, wodurch außerdem die Handgelenke gesichert und etwas entlastet werden.

Ausnahmsweise wird auf die früher übliche **Achselstütze** zurückgegriffen und eventuell mit einer Unterarmstütze kombiniert, dies z.B. wenn die achsiale Belastung eines Arms wegen einer Fraktur nicht erlaubt ist, dem Patienten aber dennoch eine gewisse Mobilität ermöglicht werden soll. Der erhebliche Druck in der Achselhöhle bei jedem Schritt beeinträchtigt die Zirkulation des Arms und den Plexus brachialis, weshalb gewöhnlich nur kurze Strecken, von häufigen Pausen unterbrochen, zurückgelegt werden können.

Gehbänkchen oder **4-Punkte-Stützen**, mit denen oft ältere Leute versorgt werden, geben zwar Sicherheit beim Gehen, da sie eine große Unterstützungsfläche haben, aus diesem Grund sind sie aber auch untauglich, um Treppen oder Stufen aller Art zu überwinden und schränken daher den Aktionsradius ziemlich ein.

Der **Gehwagen** ist nicht geeignet, einem Patienten das Gehen beizubringen, zumal das mit Achselstützen ausgestattete Gerät aus den genannten Gründen schlecht vertragen wird. Um jedoch nach einer Operation oder längerem Liegen den Kreislauf an die Vertikale zu gewöhnen, ist es ein probates Mittel und in diesem Sinne eine gute Vorbereitung auf das Gehen.

Der **Gehbarren** bietet die Möglichkeit, die Stützfunktion der Arme und die Gehbewegungen der Beine zu üben. Die fest verankerten, parallelen, in Höhe und Breite verstellbaren horizontalen Stangen sind eine solide Stütze, welche es dem Patienten erlaubt, sich in der Belastungsphase des gesunden Beins mit den Armen nach vorn zu ziehen und in der Stützfunktion der Arme sich eventuell nach re/lk lateral weg zu drücken. Diese zwar unerwünschten jedoch nicht ohne weiteres sichtbaren Verhaltensweisen entgehen häufig der Aufmerksamkeit des Therapeuten. Läßt man den Patienten über einen verhältnismäßig langen Zeitraum ausschließlich am Barren gehen, macht ihm die Umstellung auf die Stöcke gewöhnlich Mühe. Wir haben uns daher angewöhnt, jeweils nach einer Barrenlänge das Stützen auf die Stöcke zu üben und mindestens zwei bis drei Schritte vom Barren weg und wieder zurück gehen zu lassen. So kann sofort gelernt werden, daß anders als am Barren die Stockstützen durch das eigene Verhalten gesichert werden müssen.

Das Gehen mit nur **einem Stock** setzt voraus, daß beide Beine voll belastet werden dürfen. Er sollte stets in der Belastungsphase des betroffenen Beins auf der Gegenseite benutzt werden.

Der Stock dient in diesem Moment der Vergrößerung der Unterstützungsfläche und wird einem Patienten zugebilligt, der auf diese Weise seine allgemeine Gehunsicherheit verliert.

Richtig genutzt erleichtert der Einsatz eines Stocks aber auch in der Belastungsphase des versehrten Beins die Verankerung des gegenseitigen, vom Boden abgelösten Becken- Beingewichts. Durch die Stützfunktion des Arms wird dieses auf der Stockseite muskulär am Brustkorb fixiert, wodurch die Abduktoren des beeinträchtigten Beins in seiner Belastungsphase entlastet werden. Da somit eine eventuelle Verschiebung des Brustkorbs nach lateral über das belastete Bein vermieden wird, ist das Gehen an einem Stock gerechtfertigt. Dies allerdings nur, wenn die Unterarmstütze durch einen Stock mit einem gewöhnlichen Handgriff ersetzt wird. Unter dieser Bedingung bleibt die Symmetrie des Körpers im Moment der Belastung des betroffenen Beins erhalten, und die zuständige Muskulatur wird mit jedem Schritt angemessen belastet und trainiert. Beläßt man dem Patienten die Unterarmstütze, in der das Handgelenk weitgehend gesichert ist, wird er dazu verführt, durch Seitneigung seines Körpers zu viel Gewicht an den Stock abzugeben und damit das betroffene Bein unerwünschterweise zu entlasten.

Stocklänge

Die Länge des Stocks bzw. der Abstand seines Handgriffs zum Boden richtet sich nach dem Ausmaß der Entlastung des Beins und ist in der Regel für beide Stützen gleich groß.

Als Richtmaß für das unbelastete Gehen oder jenes mit Sohlenkontakt, dient der Abstand re/lk Handgelenk – Boden, wenn der Patient seine Schuhe trägt.

Ergreift der Patient die Stöcke und stellt er diese in gleichem Abstand vom re/lk Malleolus lat. unter die Schultergelenke auf den Boden, sollten beide Ellbogengelenke gleichmäßig und wenig flektiert sein, ohne daß sich dabei das re/lk Akromion den Ohren annähern muß. Auf diese Weise haben die Ellbogengelenke eine Strecktoleranz, welche im Moment des Stützens gebraucht wird, um bei vertikaler Körperlängsachse und ohne Flexion von Knie- und Hüftgelenk die Füße vom Boden weg zu bringen.

Da der Abstand Handgelenke – Boden kein sehr zuverlässiges Maß ist, um die Griffhöhe zu bestimmen, muß das Verhalten des Patienten beobachtet und die Stocklänge gegebenenfalls korrigiert werden. Auch ein Wechsel des Schuhwerks bedingt möglicherweise eine neuerliche Anpassung der Stockstützen, worüber der Patient informiert sein sollte.

Beim Gehtraining im Behandlungsraum trägt der Patient gewöhnlich seine Schuhe. Gibt es Gründe für ein Barfußgehen, muß daran gedacht werden, die Stöcke niedriger zu stellen. Dasselbe gilt auch, wenn das Bein nach der Phase des Sohlenkontakts mit mehr als 15 kg Gewicht belastet werden darf.

Einstellen der Schaftlänge an Stöcken mit Unterarmstützen

Je nach Stockmodell ist das Einstellen der Griffhöhe mehr oder weniger aufwendig und genau.

Sind die Stützen mit Druckknöpfen versehen, gelingt das Einstellen mühelos, doch läßt die Genauigkeit zu wünschen übrig. Weisen die Stöcke eine Verschraubung auf, können sie mit Hilfe eines speziellen Schlüssels präzise eingestellt werden. Das gelingt am zuverlässigsten, wenn man zunächst die Länge eines Schafts bestimmt und anschließend beide Stöcke so nebeneinander legt, daß ihre jeweiligen Enden die Handgriffe so nahe wie möglich am Schaft berühren. Beide Gummizapfen sollten neu sein. Aus Sicherheitsgründen müssen diese häufig kontrolliert und eventuell ausgewechselt werden. Selbstverständlich sollte das auch dem Patienten bekannt sein. *(Abb. 16)*

Soll die Länge eines Einzelstocks bestimmt werden, ist es am besten, wenn der Patient das Gehen mit einem verstellbaren Modell ausprobieren kann. Dieses dient dann als Maß für den meist bevorzugten Holzstock. Da in solchen Fällen beide Beine voll belastet werden dürfen, ist der Abstand Handgelenke – Boden meist zu groß, es sollte jedoch auch in diesen Fällen darauf geachtet werden, daß das Ellbogengelenk deblockiert ist und eine geringgradige Strecktoleranz aufweist.

Abb. 16: Beurteilung der gleichmäßigen Schaftlänge von Unterarmstützen.

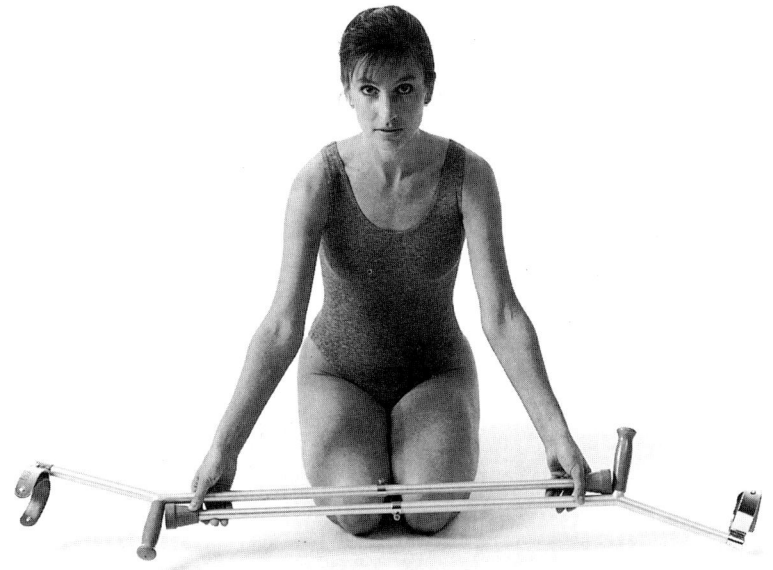

Technik des entlasteten Gehens

Das entlastete Gehen beginnt mit Stützübungen an den Stöcken. Erst wenn diese zuverlässig gelingen, darf das Gehen instruiert werden.

Dazu steht der Patient aufrecht. Beide Beine sind in Nullstellung, wobei das unversehrte voll belastet ist, während das andere den Boden nur mit der Fußsohle berührt bzw. den Boden gerade noch nicht berührt.

Bei jeweils vertikalem Schaft sind die Stöcke unter den Schultergelenken neben dem re/lk Malleolus auf den Boden gestellt.

Ist der Abstand re/lk Trochanter größer als der Abstand re/lk Schultergelenk, muß auf die Vertikalstellung verzichtet und eine geringe Neigung der Stöcke nach medial akzeptiert werden.

Diese Anpassung ist auch bei älteren oder untrainierten Patienten empfehlenswert, da sie das Stützen erleichtert.

Der Abstand der Stöcke vom re/lk Malleolus lateralis ist gleich groß. Ist einer dieser Abstände größer, z. B. wie meist auf der unversehrten Seite, weist das auf eine einseitig stärkere Stockbelastung hin. Da der Patient dies als vermehrten Druck an der entsprechenden Hand wahrnimmt, genügt oft der Hinweis, den

Abb. 17: Unerwünschte Belastung der Unterarmstützen.

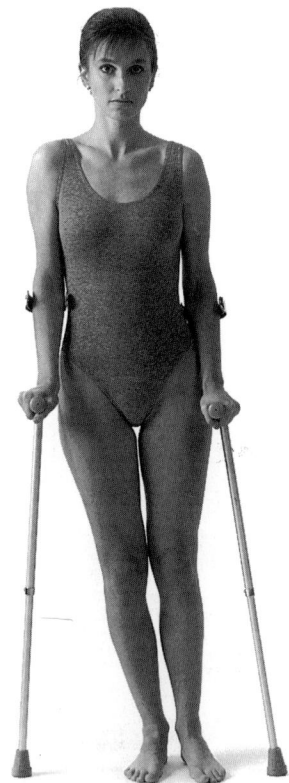

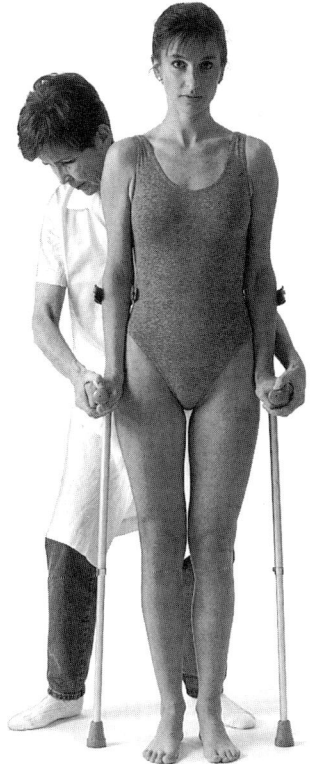

Abb. 18: Stockbelastung mit manuellem Widerstand durch Therapeutin (diese steht aus Gründen der besseren Darstellung hinter der Probandin).

Druck an beiden Händen gleich stark zu spüren und die gewünschte Korrektur wird automatisch vorgenommen. *(Abb. 17)*
Die Griffe schauen nach vorn oder wenig nach re/lk lateral.

Hinweis: Die geforderte Belastung der Stöcke gelingt oft mühelöser und rascher, wenn der Therapeut einige Male Hilfestellung leistet.
Er stellt sich vor den Patienten und umgreift von unten dessen Hände. Im Moment der Belastung versucht er die Hände des Patienten mit gleichmäßiger Intensität zu öffnen und die Stöcke vom Boden weg nach oben zu ziehen. *(Abb. 18)*
Diese Manipulation erfordert, daß der Patient über die Absicht des Therapeuten informiert ist. Sie muß so subtil angesetzt werden, daß der Patient seinen Widerstand zunehmend anpassen kann, so daß stets er der »Stärkere« bleibt.

Übung 1: Mit oder ohne Hilfeleistung des Therapeuten sollte sich der Patient die ersten Male nur so weit vom Boden wegdrücken, daß der Vorfuß des belasteten

Beins noch Berührungskontakt behält. Dabei sollten sich die Ellbogengelenke extensorisch, das re/lk Akromion depressorisch, der Scheitelpunkt des Kopfs zur Decke hin bewegen.

Übung 2: Der Fuß des belasteten Beins wird vom Boden gelöst und während das unbelastete Gegenbein an Ort und Stelle zwischen den Stöcken verharrt, wechselweise vorn und hinten abgestellt. Die jeweiligen Schritte sind kurz. Nach einigen Wiederholungen geht das Bein zurück in die Ausgangsstellung.

Analyse von Übung 2: Das Verharren des unbelasteten Beins an Ort und Stelle erfordert Bremsaktivitäten von bestimmten Muskelgruppen. So müssen z. B. beim Schritt nach vorn die Extensoren des Hüftgelenks den Oberschenkel und der Quadrizeps den Unterschenkel fixieren, wobei das Kniegelenk seine Nullstellung beibehalten muß und nicht endgradig extendiert werden darf. Die Dorsalextensoren müssen dafür sorgen, daß der Fuß den Boden nicht berührt bzw. nicht zu viel Druck auf diesen ausübt. Wenn die beschriebenen Muskelaktivitäten unter den gegebenen Bedingungen auch erwünscht sind, so sind sie dennoch nicht gangtypisch.

Übung 3: Die Stöcke und das betroffene Bein machen gemeinsam einen kurzen Schritt nach vorn und wieder zurück in die Ausgangsstellung.

Analyse von Übung 3: Mit dem Vorwärtsschwung wird das Bein aus der Kontrolle der Extensoren des Hüftgelenks entlassen. Am Ende der Schwungphase übernehmen kurzfristig die Extensoren des Hüftgelenks die Funktion von Bremsern, insbesondere, wenn das Bein keinen Bodenkontakt herstellen darf.

Wird mit Sohlenkontakt gegangen, sollte der erste Berührungspunkt des Fußes mit dem Boden an der Ferse und nicht am Vorfuß sein. Das erfordert, daß die Ferse des Schwungsbeins räumlich den größten Weg nach vorn macht und den gleichseitigen Trochanter überholt.

Wird die Übung 1–3 korrekt ausgeführt, kann der Patient das Gelernte beim Gehen über eine ihm gemäße Distanz üben. Da die simulierte Standbeinphase das Hauptproblem beim entlasteten Gehen ist, sollte bei jedem Start der erste Schritt mit dem unversehrten Bein gemacht werden. Auf diese Weise wird der Patient stets aufs Neue und von Anfang an an das von ihm erwartete Verhalten erinnert.

Da die meist ungewohnte Belastung der Arme sowie eines Beins anstrengend und ermüdend ist, sollten die Stütz- und Gehübungen durch wiederholtes Sitzen unterbrochen werden.

Häufige Fehler sind:

– Auf der unversehrten Seite wird der Stock mehr belastet als auf der anderen, damit verbunden ist sein Abstand zum gleichseitigen lateralen Malleolus größer.

- Die simulierte Standbeinphase wird durch vorzeitiges Vorwärtsschwingen des Beins umgangen bei gleichzeitiger Tendenz, Hüft- und Kniegelenk in Flexionsstellung zu fixieren.
- Die Angewohnheit, hauptsächlich junger Männer, während des Stehens den Oberschenkel des entlasteten Beins über einen der Stockgriffe zu legen. Dieses Verhalten ist äußerst unerwünscht, da durch die kleine Auflagefläche ein großer lokaler Druck entsteht, der die Zirkulation unterbindet und Schwellungen begünstigt.

Kreuzgang

Der Kreuzgang eignet sich vor allem für Patienten, die bei erlaubter Vollbelastung beider Beine noch nicht ganz auf Gehhilfen verzichten können oder dürfen und die im Umgang mit Stöcken vertraut sind.

Das gleichzeitige nach vorn bringen von Stock und Gegenbein im Wechsel, führt zu einer gleichmäßigen Belastung bzw. Entlastung beider Körperhälften und ist ein ausgezeichnetes Koordinationstraining.

Durch den Einsatz des Stocks wird jeweils die Unterstützungsfläche vergrößert und werden die Abduktoren des belasteten Hüftgelenks entlastet (s. »Gehen mit einem Stock«, S. 86).

Es gilt zu beachten, daß Stock und Gegenbein gleich große Schritte machen, so daß der Stock den Boden etwa auf Höhe des Malleolus medialis seines Gegenbeins trifft. Auf diese Weise wird vermieden, daß sich die Körperlängsachse im Hüftgelenk nach vorn/unten neigt.

Treppengehen mit Stöcken

Als Faustregel mag für das Treppengehen gelten, daß beim Treppauf-Gehen das unversehrte, belastbare Bein und beim Treppab-Gehen das versehrte, unbelastbare Bein mitsamt den Stöcken voran geht.

Während es meist keine Mühe macht, die Treppe hinauf zu gelangen, löst das Hinuntergehen häufig Angst aus, da namentlich lange Treppen von oben gesehen wie ein Abgrund wirken.

Technik des Treppauf-Gehens

Der Therapeut steht hinter dem Patienten und legt seine Hände beidseits am Brustkorb an.

Der Patient stellt sein unversehrtes Bein auf die erste Stufe. Durch einen Abdruck mit den Stöcken vom Boden bei gleichzeitiger Extension im Kniegelenk des belasteten Beins katapultiert er seinen Körper nach vorn/oben und stellt sofort die Stöcke auf den ersten Tritt neben die Füße.

Der Therapeut unterstützt die Aufwärtsbewegung des Körpers mit seinen Händen und gibt dem Patienten dabei ein Gefühl von Sicherheit. Mit zunehmendem Vertrauen des Patienten in seine Technik des Treppensteigens nimmt der Druck der Therapeutenhände ab, bis schließlich ganz darauf verzichtet werden kann.

Technik des Treppab-Gehens

Beim Abwärtsgehen steht der Therapeut vor dem Patienten. Er hat wiederum seine Hände an dessen Brustkorb.

Der Patient steht vorn am Rand des Tritts. Diesmal gehen die Stöcke mit dem unbelastbaren Bein voran. Diese sichern das Körpergewicht. Gleichzeitig beugen sich Knie- und Hüftgelenk des belasteten Beins, die Ferse hebt sich vom Boden ab, die Körperlängsachse richtet sich auf und schon löst sich der Vorfuß vom Tritt und stellt sich neben das unbelastete Bein zwischen die Stöcke.

Der Therapeut gibt dem Patienten dabei mit seinen Händen Sicherheit und signalisiert »ich bin da«. Mit der Zeit werden die Therapeutenhände überflüssig. Dies ist auch der Moment, in dem für den Patienten die Sicht auf das Treppenende frei werden muß und sich der Therapeut zwar stets einen Tritt unter dem Patienten in seiner Nähe aufstellt, jedoch seitlich von ihm.

Häufige Fehler sind:

- Der Patient steht auf dem Tritt zu weit hinten.
- Die Körperlängsachse bleibt nach vorn geneigt.
- Das Gesäß bzw. der Körperschwerpunkt bleibt hinten.
- Die Ferse wird nicht abgelöst.
- Die Stöcke werden auf dem Tritt zu weit hinten abgestellt.

Schuhwerk des Patienten

Die Qualität des Gehens ist unter anderem auch vom Schuhwerk abhängig, das der Patient trägt. Die bei jungen Leuten so beliebten Turnschuhe sind bei Einschränkungen der Dorsalextension oder der Extension des Kniegelenks für ein Gehtraining ungeeignet.

Die Erfahrung hat gezeigt, daß im normalen Bewegungsverhalten nur ausnahmsweise die Toleranzgrenzen der Gelenke erreicht werden und daß stets Bewegungsreserven von einigen Graden erhalten bleiben. Das gilt auch, wenn die Beweglichkeit in einem Gelenk vermindert ist.

Beobachtet man den Gang eines Patienten, der ein geringgradiges Streckdefizit in seinem Kniegelenk aufweist, so sieht man, daß in der ersten Phase der Belastung die Flexion in diesem Gelenk deutlich größer ist als erwartet. Der Körper hat sich spontan eine Bewegungsreserve für die Extension geschaffen.

Da die vermehrte Flexion im Kniegelenk eine Verschiebung des Drehpunkts nach vorn/unten und damit verbunden eine Neigung des Unterschenkels be-wirkt, entsteht im oberen Sprunggelenk eine Dorsalextension über die Nullstel-lung hinaus.

Ist das Streckdefizit im Kniegelenk verhältnismäßig groß, wird der Patient zum Zehengänger, um einerseits die Beinlängendifferenz auszugleichen, zum anderen aber auch, um nicht an die Grenze der Dorsalextension zu stoßen.

Trägt ein solcher Patient Schuhe mit Blockabsätzen von 2–3 cm Höhe, findet nicht nur die Ferse eine Unterstützung, sondern es wird auch der Bewegungs-spielraum für die Dorsalextension vergrößert. Beim Gehen kann der Kontakt mit dem Boden von der Ferse bzw. dem Absatz hergestellt werden, und es ist anzunehmen, daß allein die Verbesserung der Gehbedingungen dazu beiträgt, daß sich mit der Zeit das Streckdefizit im Kniegelenk vermindert, sofern dies überhaupt erwartet werden darf.

Ganz ähnlich verhält es sich bei einer Einschränkung der Dorsalextension im oberen Sprunggelenk. Kann beispielsweise gerade die Nullstellung erreicht werden, belastet der Patient entweder sein Bein bei außenrotiertem Hüftgelenk mit allen negativen Folgen (s. »Störungen in der Schwungphase«, S. 80), oder er schafft sich einen Bewegungsspielraum, indem mit Belastungsbeginn die ganze Fußsohle den Kontakt zum Boden herstellt und sich der Unterschenkel nach hinten/unten neigt, so daß im oberen Sprunggelenk eine Plantarflexion entsteht. Auf dem Niveau des Hüftgelenks neigt sich die Körperlängsachse nach vorn/unten, es entsteht eine Flexion von proximal. Die Längsachse des Beins richtet sich bei endgradiger Extension im Kniegelenk in der Belastungsphase allenfalls bis zur Vertikalen auf.

Trägt der Patient hingegen Schuhe mit Blockabsätzen von 2–3 cm Höhe, ist der für die Dorsalextension notwendige Spielraum geschaffen und der Patient hat die Chance, hinkfrei zu gehen. Es kommt noch hinzu, daß sich der Bewegungs-umfang der Dorsalextension sehr rasch normalisiert, sofern sich die Ursache der Einschränkung beheben läßt.

Hat sich bei der Beurteilung der Statik ergeben, daß ein Patient wegen verhältnis-mäßig kleiner Fersen, abgeflachter Längswölbungen seiner Füße, rekurvierter bzw. überstreckter Kniegelenke etc. hauptsächlich seine Rückfüße belastet, was sich bremsend auf seine Fortbewegung auswirkt, kann die Gehfähigkeit gele-gentlich spürbar verbessert werden, wenn der Patient Schuhe mit Blockabsätzen trägt.

Dies erklärt sich aus der Tatsache, daß mit der Fersenerhöhung das Körperge-wicht wenig nach vorn auf die Vorfüße verschoben wird und dadurch in der jeweiligen Belastungsphase der Beine die Fersenablösung müheloser erfolgen kann.

5 Funktionelle Behandlung der unteren Extremität

Einer funktionellen Behandlung geht stets die Frage voraus, welches übergeordnete Ziel erreicht werden soll und welche Schritte Stufe um Stufe gegangen werden müssen, um dahin zu gelangen. Die Antwort fällt leichter, wenn die hypothetische Norm von Haltung und Bewegung gleichsam als Leitbild dient. Bereits mit Behandlungsbeginn, meist schon in der unbelasteten Phase geht es darum, die Voraussetzungen zu verbessern oder zu schaffen, welche für ein freies, ungestörtes, dem Leitbild nahe kommendes Bewegen unerläßlich sind.

Dazu gehören die Gelenkbeweglichkeit, wie auch die Geschicklichkeits- und Kraftleistung der Muskulatur. Die Mittel, welche eingesetzt werden, müssen im Laufe der Behandlung dem Zustand des Patienten entsprechend angemessen verändert werden.

Sobald belastet werden darf, kommen neue Behandlungsziele hinzu. Jetzt gilt es, die Teilgewichte des Körpers dem Leitbild der hypothetischen Norm entsprechend frei im Raum übereinander anzuordnen, zu bewegen und schließlich fortzubewegen.

Da die Kräfte, welche in aufrechter Haltung und damit verbundener Bewegung auf die verschiedenen Strukturen des Körpers einwirken, in der unbelasteten Phase weder simuliert werden können noch dürfen, setzt beim Patienten mit Belastungsbeginn ein neuer Lernprozeß ein.

Wie wir am Beispiel des entlasteten Gehens gezeigt haben, entspricht die muskuläre Steuerung eines unbelasteten Bewegungsablaufs nicht einem vergleichbaren unter Belastung, (s. S. 90).

Da das Endergebnis einer Behandlung das freie, ungestörte oder weitgehend ungestörte Gehen ist, muß bedacht werden, daß dies weder auf dem Boden liegend, noch im Schlingentisch oder im Wasser und auch nicht mit Stöcken gelernt werden kann. All dies ist höchstens geeignet, die Voraussetzungen zu schaffen, zu verbessern oder zu erhalten, unter welchen die erwünschte Fortbewegung möglich ist.

Die Erfüllung dieser oft schwierigen Aufgabe verlangt vom Therapeuten Kreati-

94

vität und Flexibilität wobei solide Kenntnisse der Grundlagen, aus denen jederzeit angemessene Übungen entwickelt werden können, eine unverzichtbare Voraussetzung sind.

5.1   Übungsgrundlagen

5.1.1 Fünf grundsätzliche Möglichkeiten, einen bestimmten Bewegungsausschlag in einem Extremitäten-gelenk auszuführen

Ein Bewegungsausschlag in einem Extremitätengelenk kann auf vielfältige Art und Weise zustande kommen. Ausschlaggebend dabei ist, ob die Extremität belastet oder unbelastet ist und ob der Körper jeweils am Ort bleibt oder sich fortbewegt.

Die fünf aufgeführten Möglichkeiten beziehen sich auf das beobachtbare Verhalten der beiden Gelenkpartner, wobei das bewegte Gelenk selbst räumlich fixiert bleibt oder sich in bezug auf den Körper und den Raum gleichzeitig verschiebt.

Zuverlässig gültig sind die Varianten bei Standortkonstanz des Körpers, doch können einige davon auch bei der Fortbewegung beobachtet werden.

Winkelbewegungen

Für die Beobachtung von Winkelbewegungen in einem Gelenk werden an beiden Gelenkpartnern Distanzpunkte in gleichem, möglichst großem Abstand vom Drehpunkt bezeichnet. Besonders dafür geeignet sind Knochenvorsprünge, definierte Dellen im Gewebe etc. Grundsätzlich kann jedoch jeder beliebige Punkt am Körper zum Distanzpunkt ernannt werden, sofern er die Beobachtung eines Bewegungsausschlags erleichtert. *(Abb. 19)*

Die Extremität ist unbelastet.

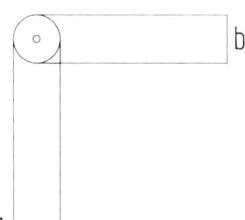

Abb. 19: Neutralstellung der Schenkel des Winkels.

95

Variante 1: Der distale Distanzpunkt a entfernt sich vom proximalen Distanzpunkt b bzw. nähert sich diesem an. *(Abb. 20+21)*

Variante 2: Der proximale Distanzpunkt b entfernt sich vom distalen Distanzpunkt a bzw. nähert sich diesem an. *(Abb. 22+23)*

Variante 3: Der distale Distanzpunkt a und der proximale Distanzpunkt b bewegen sich gleichzeitig in entgegengesetzten Richtungen voneinander weg bzw. aufeinander zu. *(Abb. 24+25)*
Diese Variante wird Gegenbewegung oder widerlagernde Bewegung genannt.

Variante 4: Der distale Distanzpunkt a und der proximale Distanzpunkt b bewegen sich gleichzeitig in die gleiche Richtung, wobei b hinter a herläuft und a schneller ist als b. *(Abb. 26)*
Bei Umkehr der Bewegungsrichtung entsteht die antagonistische Bewegungskomponente. Dabei läuft a hinter b her und ist schneller als b. *(Abb. 27)*

Variante 5: Der proximale Distanzpunkt b und der distale Distanzpunkt a bewegen sich gleichzeitig in die gleiche Richtung, wobei a hinter b herläuft und b schneller ist als a. *(Abb. 28)*
Bei der Umkehr der Bewegungsrichtung entsteht die antagonistische Bewegungskomponente. Dabei läuft b hinter a her und ist schneller als a. *(Abb. 29)*

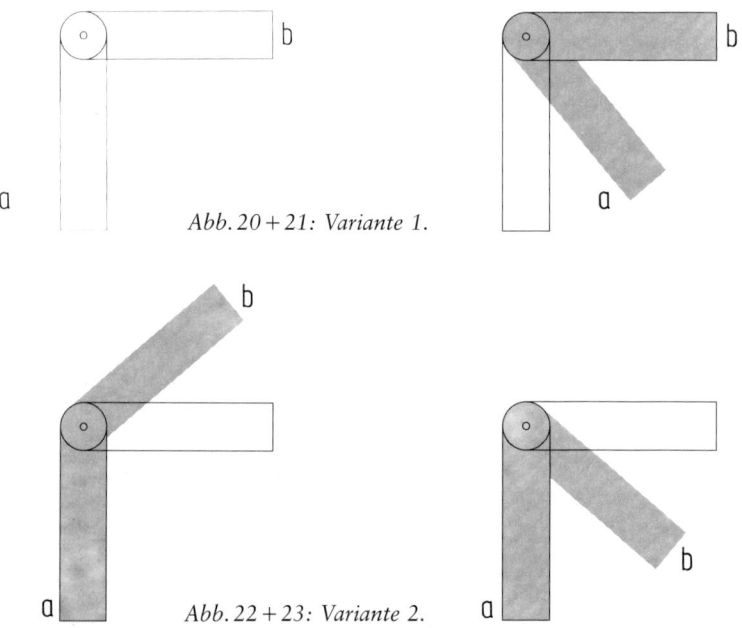

Abb. 20 + 21: Variante 1.

Abb. 22 + 23: Variante 2.

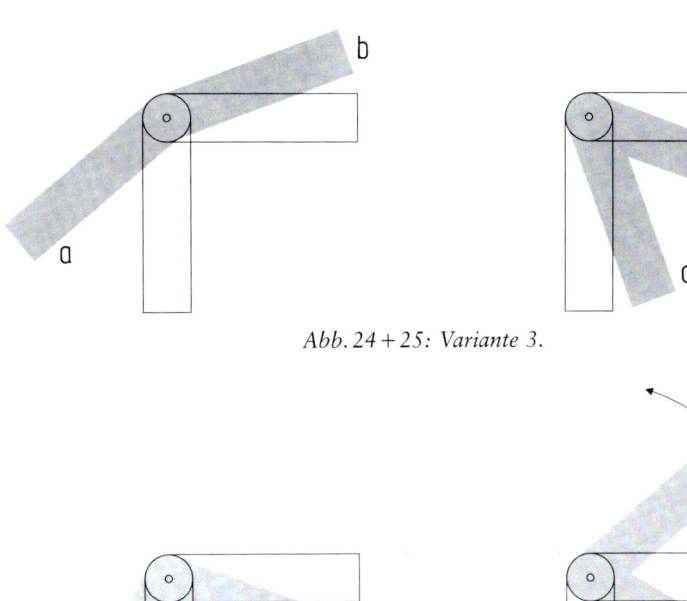

Abb. 24 + 25: Variante 3.

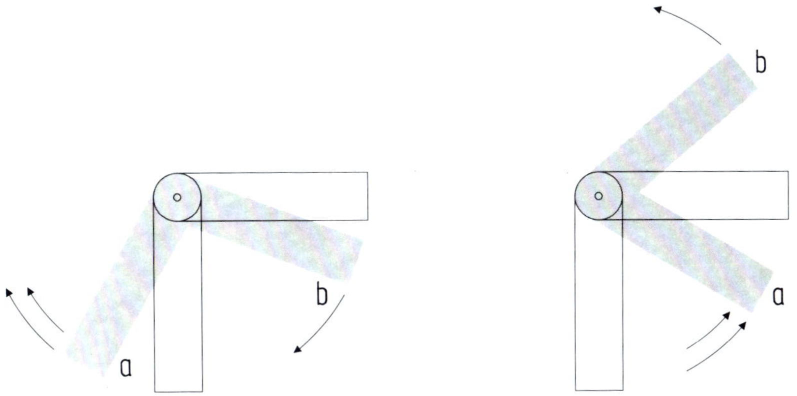

Abb. 26 + 27: Variante 4.

Abb. 28 + 29: Variante 5.

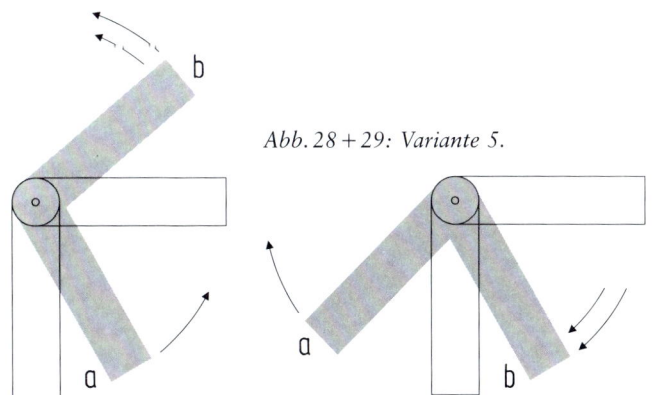

Rotationsbewegungen

Analog zu den Winkelbewegungen können auch die Rotationsausschläge eines Gelenks auf fünf verschiedene Arten ausgeführt werden. Für die Beobachtung bestimmt man Zeiger die das jeweilige Rotationsniveau einschließen.

So entspricht der distale Zeiger des Rotationsniveaus Kniegelenk einer queren Achse durch die Malleolen, der proximale einer solchen durch die Femurkondylen.

Der distale Zeiger des Rotationsniveaus Hüftgelenk ist wiederum die quere Achse durch die Femurkondylen, der proximale entspricht der Verbindungslinie re/lk Spina iliaca ant. sup.

Auch für die Beurteilung und Instruktion der Rotationsausschläge der Wirbelsäule sind die fünf Varianten geeignet. Für das kaudale Rotationsniveau sind die Zeiger die Verbindungslinie re/lk Spina iliaca ant. sup. und der frontotransversale Brustkorbdurchmesser. Für das kraniale Rotationsniveau sind die Zeiger der frontotransversale Brustkorbdurchmesser und der frontotransversale Kopfdurchmesser.

Variante 1: Der distale Zeiger d dreht nach außen bzw. nach innen. *(Abb. 30)*

Variante 2: Der proximale Zeiger p dreht nach innen bzw. nach außen. *(Abb. 31)*

Variante 3: Der distale Zeiger d und der proximale Zeiger p drehen gleichzeitig in die unter 1 und 2 beschriebenen Richtungen. Die Zeiger bewegen sich gegensinnig.

Diese Variante wird Gegenbewegung oder widerlagernde Bewegung genannt. *(Abb. 32)*

Variante 4: Der distale Zeiger d dreht nach außen, der proximale Zeiger p hat gleichzeitig die gleiche Drehrichtung, dabei ist der distale Zeiger d schneller als der proximale Zeiger p. *(Abb. 33)*

Bei Umkehr der Bewegungsrichtung entsteht die antagonistische Bewegungskomponente. Dabei dreht der distale Zeiger d nach innen, der proximale Zeiger p dreht in die gleiche Richtung, doch ist d schneller als p.

Variante 5: Der proximale Zeiger p dreht nach innen, der distale Zeiger d hat gleichzeitig die gleiche Drehrichtung, dabei ist der proximale Zeiger p schneller als der distale Zeiger d. *(Abb. 34)*

Bei Umkehr der Bewegungsrichtung entsteht die antagonistische Bewegungskomponente. Dabei dreht der proximale Zeiger p nach außen, der distale Zeiger d dreht in die gleiche Richtung, doch ist p schneller als d.

Hinweis: Wenn eine therapeutische Übung berechtigterweise einmal die räumliche Fixierung eines Gelenks, dessen Partner sich gegeneinander bewegen, zum

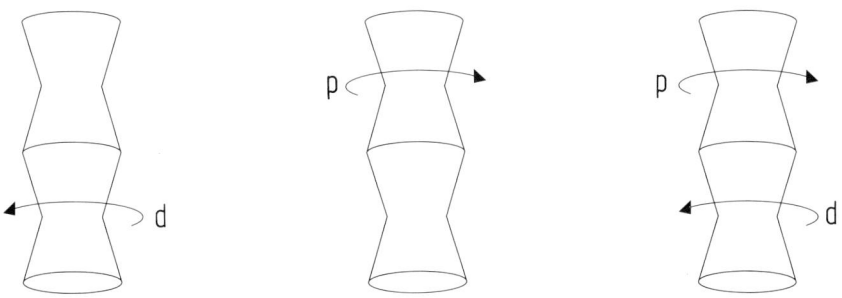

Abb. 30: Rotation Variante 1. – Abb. 31: Rotation Variante 2. – Abb. 32: Rotation Variante 3.

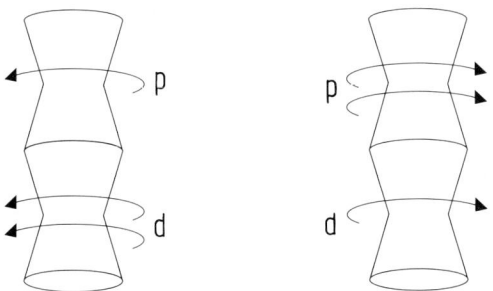

Abb. 33: Rotation Variante 4. – Abb. 34: Rotation Variante 5.

Ziel hat, so entspricht es doch vielmehr dem normalen Bewegungsverhalten, daß das bewegte Gelenk gleichzeitig seine Lage in bezug auf den Körper und den Raum verändert. Diese Lageveränderung kommt durch einen Bewegungsausschlag in einem Nachbargelenk zustande und zwar bei unbelasteter Extremität im proximalen. Beobachtet man bei räumlicher Verschiebung eines Gelenks keine Beziehungsänderung seiner Distanzpunkte, liegt in der Regel eine Ausweichbewegung vor. Die Varianten 2 und 3 sind besonders geeignet, Ausweichbewegungen entgegen zu wirken.

Will man Gelenkbewegungen am belasteten Bein analysieren, sind die fünf Varianten insbesondere für die Rotationsausschläge hilfreich, doch können damit auch die Winkelbewegungen näher bestimmt werden.

Erhält z. B. ein Patient den Auftrag aus dem aufrechten Stand seine Körperlängsachse wenig nach vorn / unten zu neigen sowie seine Kniescheiben ebenfalls wenig nach vorn / unten zu verschieben, so entsteht sowohl im re/lk Hüftgelenk als auch im re/lk Kniegelenk eine Flexion vom proximalen Partner aus. Beide

Kniegelenke haben sich dabei wenig nach vorn/unten verschoben, was durch eine Neigung des re/lk Unterschenkels zustande gekommen ist. Im oberen Sprunggelenk registriert man eine Dorsalextension wiederum vom proximalen Partner aus.

5.1.2 Mehrgelenkige Muskeln

Die Dehnbarkeit der Skelettmuskulatur, wie auch ihre Fähigkeit, sich verkürzen zu können, sind Eigenschaften, welche unter normalen Bedingungen das in Abschnitt 1.3 beschriebene Ausmaß der Gelenkbeweglichkeit zulassen.

Liegt ein Dehnbarkeitsverlust vor, mit einer erheblichen Einschränkung der Beweglichkeit eines Gelenks, haben wir es mit einer muskulären Kontraktur zu tun. Ist die Kontraktionsfähigkeit vermindert, nennen wir das Insuffizienz.

Bei den mehrgelenkigen Muskeln ist eine Begrenzung sowohl der Dehnbarkeit als auch der Kontraktionsfähigkeit physiologisch, es ist dies die passive und aktive Insuffizienz.

Passive Insuffizienz

Passive Insuffizienz beinhaltet, daß es normalerweise unmöglich ist, einen mehrgelenkigen Muskel so sehr zu dehnen, daß gleichzeitig alle von ihm überbrückten Gelenke in ihre Endstellungen gebracht werden können.

Am Beispiel des M. gastrocnemius sehen wir, daß es nicht gelingt, eine endgradige Extension im Kniegelenk mit einer endgradigen Dorsalextension im oberen Sprunggelenk zu kombinieren. Gibt das Kniegelenk nur wenig flexorisch nach,

Abb. 35: Dorsalextension bei endgradiger Extension im Kniegelenk.

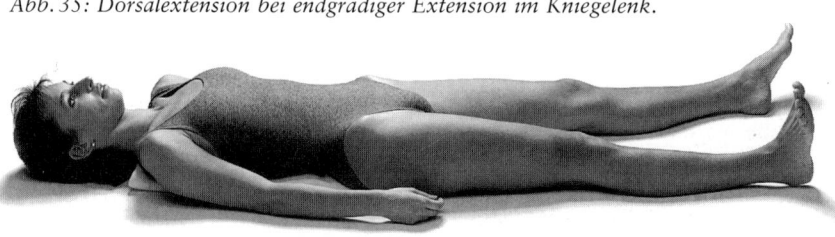

Abb. 36: Endgradige Dorsalextension bei geringgradiger Flexion im Kniegelenk.

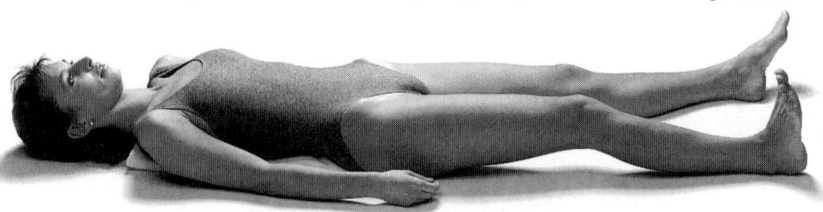

kann eine Zunahme der Dorsalextension beobachtet werden. Diese Erfahrung wird auch genutzt, um eine kapsulär oder knöchern bedingte Einschränkung der Dorsalextension von einer muskulären zu unterscheiden. Verbessert sich bei diesem Test die Dorsalextensionsstellung des Fußes nicht mit der Flexion im Kniegelenk, kann ein Dehnbarkeitsverlust des M. gastrocnemius als Ursache ausgeschlossen werden. *(Abb. 35+36)*

Aktive Insuffizienz

Aktive Insuffizienz bedeutet, daß sich ein mehrgelenkiger Muskel nicht so sehr verkürzen kann als es nötig wäre, um gleichzeitig sämtliche von ihm überbrückten Gelenke in ihre Endstellungen zu bringen und dort zu fixieren.

Beispielsweise gelingt es den langen Zehenextensoren nicht, eine endgradige Extension der Zehen bis in die Grundgelenke mit einer endgradigen Dorsalextension im oberen Sprunggelenk zu verbinden. Gibt der Fuß nur wenig plantarflexorisch nach, ist der Weg frei für eine endgradige Zehenextension. *(Abb. 37+38)*

Jeder Muskel kontrahiert sich nach dem »alles oder nichts« Gesetz. Seine größte Kraft kann er jedoch entwickeln,wenn er eine gewisse Länge beibehält. Wie das Beispiel der Zehenextensoren zeigt, bedeutet das für einen zwei- oder mehrgelenkigen Muskel, daß er z. B. am distalen Gelenk optimal als Beweger wirksam werden kann, wenn am proximalen Gelenk eine gleichzeitig gegensinnige Bewegung dafür sorgt, daß er gedehnt wird. Auf diese Weise wird die mit der Kontraktion einhergehende Verkürzung des Muskels begrenzt. Die Gegenbewegung wird bei dem genannten Beispiel von den Plantarflexoren bewerkstelligt.

Abb. 37: Extension der Zehen bis in die Grundgelenke bei Dorsalextension.

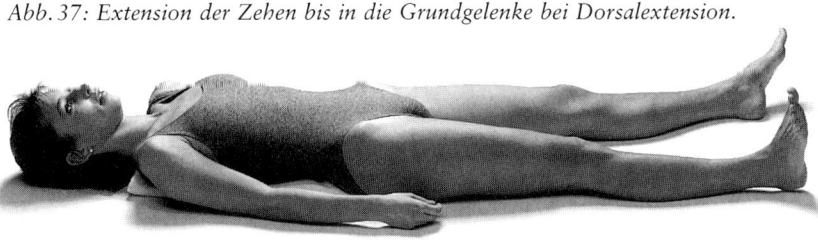

Abb. 38: Endgradige Extension der Zehen bis in die Grundgelenke bei Plantarflexion.

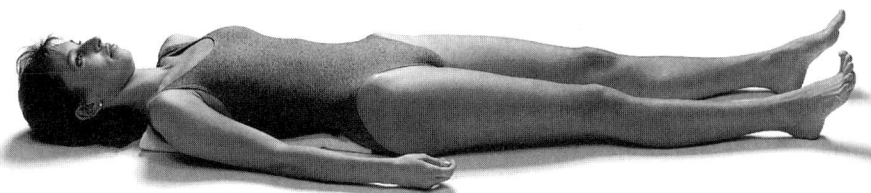

Die aktive bzw. passive Insuffizienz von mehrgelenkigen Antagonisten ein und desselben Gelenks hat eine Wechselwirkung. Das muß bedacht werden, wenn einer dieser Muskeln gedehnt werden soll. Diese Dehnung muß passiv, ohne Aktivierung der mehrgelenkigen Gegenspieler vorgenommen werden.

Soll die Beweglichkeit eines Gelenks verbessert werden, muß dafür gesorgt werden, daß die zuständige mehrgelenkige Muskulatur weder passiv noch aktiv insuffizient wird.

5.1.3 Hubbelastung der Muskulatur

Wie die Physiologie lehrt, weist die Skelettmuskulatur grundsätzlich zwei verschiedene Formen der Kontraktion auf, die **isotonische** und die **isometrische**. Im normalen Bewegungs- und Haltungsverhalten mischen sich beide Formen, weshalb es zutreffend ist von **auxotonischer Kontraktion** zu sprechen.

Haben wir es mit dynamischen Vorgängen zu tun, überwiegt die isotonische Form, geht es darum, Bewegungen zu verhindern, dominiert die isometrische Kontraktion.

In der Physiotherapie werden Muskelaktivitäten mit Haltefunktion »statische Aktivität« genannt. Solche mit Bewegung verbundene werden näher bestimmt durch die Bezeichnung »dynamisch konzentrische und dynamisch exzentrische Aktivität«. Während der erste Begriff beinhaltet, daß sich der Muskel verkürzt und der Abstand seiner Insertionen kleiner wird, bedeutet der zweite Begriff, daß der Muskel sukzessive seine ursprüngliche Länge anstrebt wobei sich der Abstand seiner Insertionen vergrößert.

Zwar nimmt der Beobachter weder den agierenden Muskel selbst, noch seine Kontraktionsform wahr, was er jedoch sieht, ist ein Teil des Körpers, der mit seinem abschätzbaren Gewicht eine bestimmte Muskulatur belastet sowie die Richtung, in der dieser von der gleichen Muskulatur im Raum bewegt wird.

Mit dem Begriff »Hub« hat Klein-Vogelbach eine Möglichkeit angeboten, das Bewegungsgeschehen in bezug auf die Schwerkraft zu differenzieren und zu benennen.

Positiver Hub (+ Hub) heißt: Eine bestimmte Muskulatur ist mit einem Gewicht belastet und hebt dieses bzw. bringt dieses in mäßigem Tempo nach oben.

Negativer Hub (− Hub) heißt: Eine bestimmte Muskulatur ist mit einem Gewicht belastet und läßt dieses in mäßigem Tempo nach unten.

In beiden Fällen belastet das jeweilige Gewicht die Muskulatur am stärksten, wenn dieses aus einem langen Hebel besteht, dessen Längsachse in der Horizontalen liegt.

Hubarme Bewegung

Aus therapeutischen Gründen ist es zuweilen erwünscht, das Gewicht zu reduzieren, mit dem der Muskel aber auch der Knochen beim Bewegen belastet wird,
wir sprechen von hubarmer Bewegung. Die Gewichtsreduktion gelingt indem:
– Das betreffende Teilgewicht des Körpers ganz oder teilweise an eine Unterlage, die Therapeutenhände oder eine Schlinge abgegeben wird.
– Der Hebel verkürzt wird.
– Das in der Hängelage befindliche Gewicht nur wenig aus der Vertikalen hin
  und her bewegt wird.

Unter der Bedingung, daß die Bewegungsachse horizontal im Raum steht, wird
in allen drei Formen, selbst bei Verminderung des Gewichts, eine Hin- und
Herbewegung von ein und derselben Muskulatur ausgeführt. Diese wird dabei
wechselweise mit positivem und negativem Hub belastet. So ist der gleiche
Muskel für jeweils zwei antagonistische Bewegungsausschläge zuständig.

Beispiel: Der Proband sitzt mit hinter sich aufgestützten Händen und frei
hängenden Unterschenkeln auf einer Behandlungsbank. Während der Oberschenkel seinen Kontakt zur Unterlage beibehält, entfernt sich die Ferse vom
Boden und bewegt sich nach oben. Im Kniegelenk entsteht eine Extension, in
deren Endstellung der Unterschenkel die Horizontale erreicht hat. *(Abb. 39+40)*

Abb. 39: Ausgangsstellung hängender Unterschenkel lk.

Abb. 40: Endstellung lk Unterschenkel nach positiver Hubarbeit des Quadrizeps.

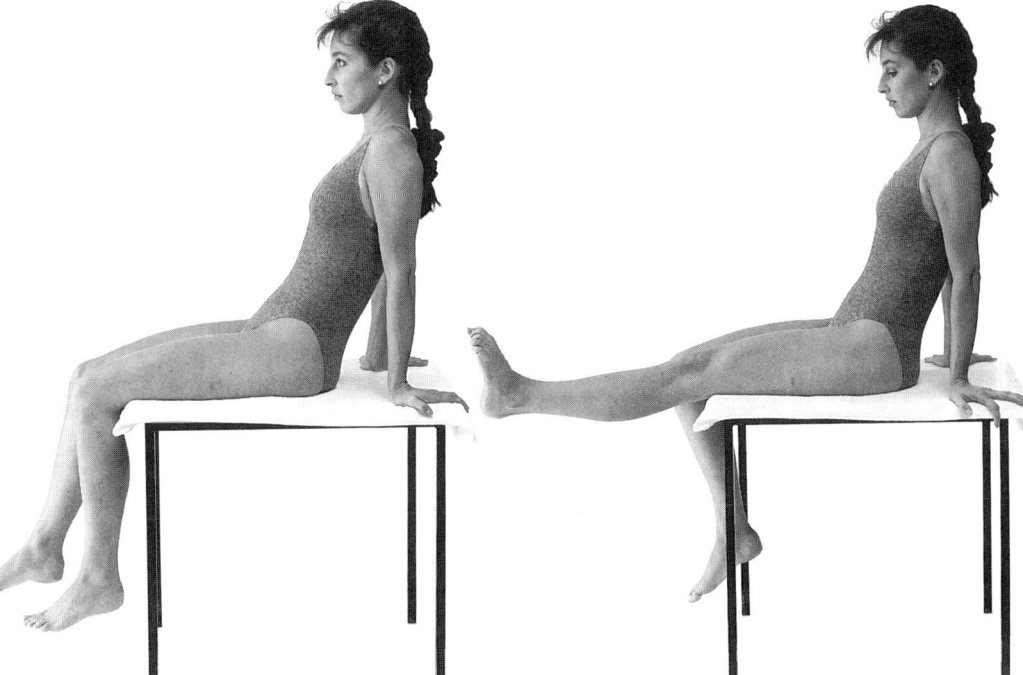

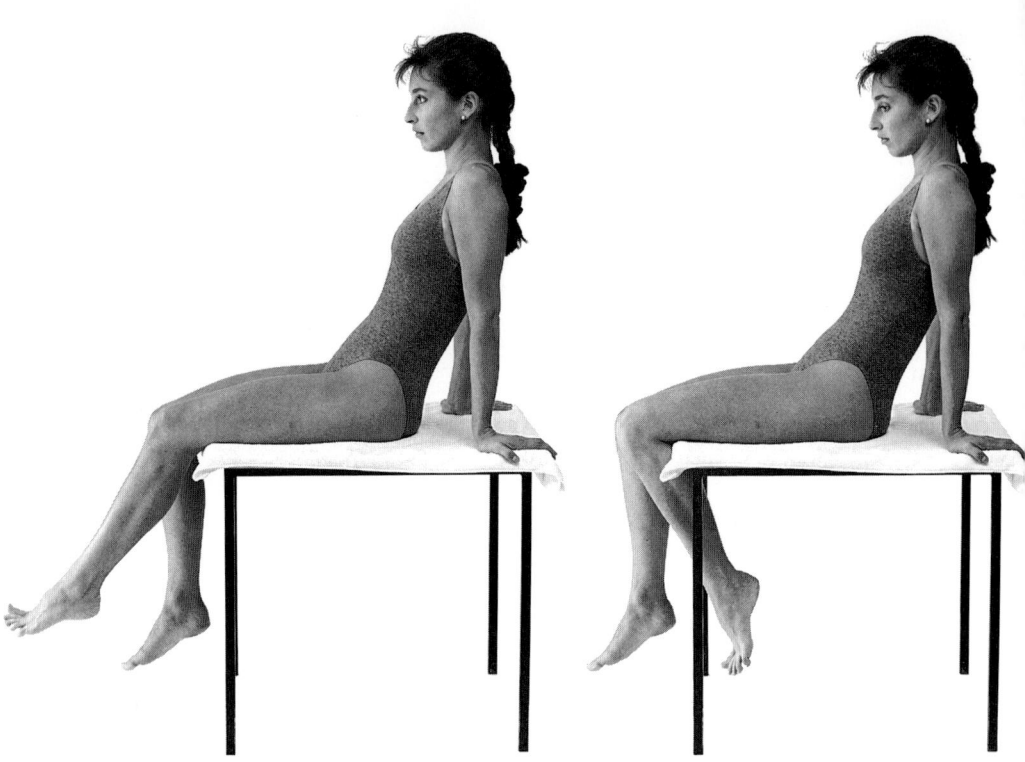

Abb. 41: *Ferse lk wird durch negative Hubarbeit des Quadrizeps dem Boden angenähert.*

Abb. 42: *Ferse lk wird durch positive Hubarbeit der Kniegelenkflexoren vom Boden entfernt.*

Der für die Bewegung zuständige M. quadriceps leistet positiven Hub. Mit der nun folgenden Bewegungsumkehr läßt der M. quadriceps sukzessive den Unterschenkel nach unten, er ist mit negativem Hub belastet, bis der Unterschenkel die Vertikale erreicht hat. Der Strecker wurde zum Beuger. *(Abb. 41)*

Geht die Bewegung weiter und entfernt sich die Ferse nunmehr in umgekehrter Richtung vom Boden, sind es die Flexoren des Kniegelenks welche die Bewegung unter positivem Hub ausführen. Im Kniegelenk entsteht eine Flexion *(Abb. 42)*.

Mit der Bewegungsumkehr lassen die Flexoren des Kniegelenks sukzessive den Unterschenkel nach unten bis dieser wiederum die Vertikale erreicht hat. Im Kniegelenk entsteht eine extensorische Bewegung unter negativer Hubbelastung der Flexoren. Die Beuger sind in diesem Fall zu Streckern geworden.

Sollen die beschriebenen Bewegungsausschläge bei unveränderter Ausgangsstellung des Probanden unter Hubarmut erfolgen, kann beispielsweise die Therapeutin einen Teil des Unterschenkelgewichts mit ihren Händen übernehmen oder der hängende Unterschenkel wird wenig aus der Vertikalen hin und her bewegt.

Hubfreie Bewegung

Steht die Bewegungsachse vertikal im Raum, muß die Muskulatur das bewegte Gewicht weder heben noch bremsend nach unten lassen. Die Hin- und Herbewegungen sind hubfrei. Das Teilgewicht muß allenfalls auf einer Unterlage verschoben werden. Ist der Reibungs- oder Haftwiderstand klein, ist auch die von der Muskulatur aufgewendete Kraft gering. In jedem Fall wird jeder Bewegungsausschlag vollumfänglich von den für die Bewegungskomponente zuständigen Muskeln ausgeführt, wobei der jeweilige Antagonist die Bewegung zulassen muß. Der Beuger beugt, der Strecker streckt.

Beispiel: Der Proband liegt auf der Seite. Das obere Bein ist im Abstand re/lk Trochanter parallel zur Unterlage mit flektiertem Hüft- und Kniegelenk auf entsprechende Polster gelegt.

Der gut gleitende Unterschenkel des unten liegenden Beins bewegt sich wechselweise flexorisch/extensorisch in seinem Kniegelenk. Der Oberschenkel bleibt währenddessen am Ort liegen. Die flexorischen Unterschenkelbewegungen stehen jeweils unter der Kontrolle der Ischiokruralen. Für die extensorischen Unterschenkelbewegungen ist der M. quadriceps zuständig.

5.1.4 Weiterlaufende Bewegungen

Wie bereits in Abschnitt 5.1.2 erwähnt, sind am Zustandekommen einer bestimmten Bewegung gewöhnlich mehrere Gelenke beteiligt. Der Begriff »weiterlaufende Bewegung« beinhaltet, daß sich ein Bewegungsimpuls, auch Primärbewegung genannt, von einem Gelenk ausgehend nach proximal und/oder distal auf andere Gelenke überträgt. Die Bewegungsachsen sämtlicher in den Bewegungsablauf involvierter Gelenke stehen parallel zueinander, weshalb ihre Distanzpunkte eine gemeinsame Bewegungsebene haben.

Gleichsinnig weiterlaufende Bewegungen

Haben die von einem Bewegungsimpuls erfaßten Dreh- und Distanzpunkte von Gelenk zu Gelenk die gleiche Bewegungsrichtung, entsteht eine gleichsinnig weiterlaufende Bewegung.

Beispiel 1: Der Proband liegt auf dem Rücken, die Kniescheiben schauen nach oben, ihr Abstand entspricht dem Abstand re/lk Hüftgelenk. Die oberen Sprunggelenke sind in Nullstellung, ihre anatomischen Längsachsen stehen vertikal im

Raum, was annähernd auch für die Bewegungsachsen der unteren Sprunggelenke gilt. *(Abb. 43)*

Die Primärbewegung ist eine Eversion des rechten Fußes. Entfernt sich dieser
gleichzeitig vom linken Fuß, überspringt der Bewegungsimpuls das Kniegelenk
und läuft als Abduktion auf das gleichseitige Hüftgelenk und als rechts konkave
Lateralflexion auf die Lendenwirbelsäule weiter. Im gegenseitigen Hüftgelenk
entsteht ebenfalls eine Abduktion vom Becken aus. *(Abb. 44)*

Die sich vom linken Fuß entfernende rechte Ferse beschreibt einen Bogen, wie
alle übrigen Distanzpunkte auch.

Gegensinnig weiterlaufende Bewegungen

Wechselt die Bewegungsrichtung der von Gelenk zu Gelenk erfaßten Dreh- und
Distanzpunkte, entsteht eine gegensinnig weiterlaufende Bewegung.

Beispiel 2: Die Ausgangsstellung des Probanden entspricht der in Beispiel 1
beschriebenen mit dem Unterschied, daß die Füße nicht dorsalextendiert sind.
Die Primärbewegung ist eine flexorische Bewegung z. B. der rechten Zehen bis in

Abb. 43: Ausgangsstellung Rückenlage mit markierten Distanzpunkten.

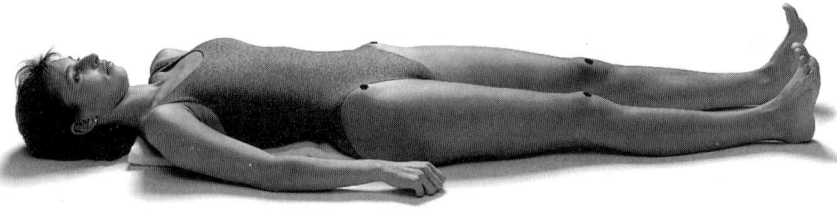

Abb. 44: Gleichsinnig weiterlaufende Bewegung.

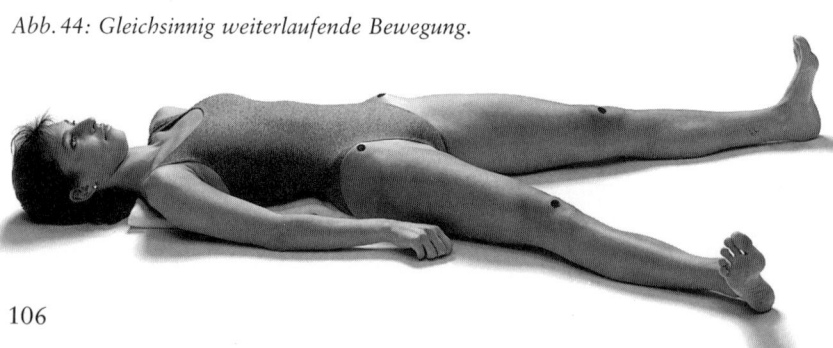

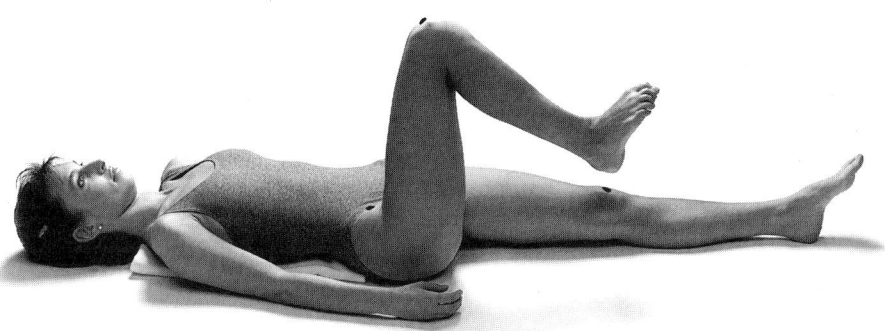

Abb. 45: *Gegensinnig weiterlaufende Bewegung.*

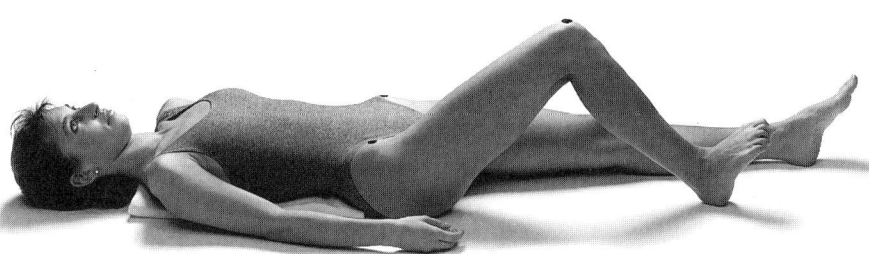

Abb. 46: *Gegensinnig weiterlaufende Bewegung bei gradliniger Verschiebung der re Ferse.*

die Grundgelenke, gefolgt von einer dorsalextensorischen des gleichseitigen Fußes im oberen Sprunggelenk, einer flexorischen des Unterschenkels im Kniegelenk und schließlich einer flexorischen Bewegung des Oberschenkels im Hüftgelenk. *(Abb. 45)*

Gleitet die rechte Ferse auf der Unterlage, nähert sie sich gradlinig dem Gesäß, während sich alle übrigen Dreh- und Distanzpunkte auf Kurven bewegen. *(Abb. 46)*

Das Beispiel zeigt, daß es gegensinnig weiterlaufender Bewegungsausschläge bedarf, wenn bestimmte Körperpunkte gradlinig im Raum verschoben werden sollen.

Gemischte weiterlaufende Bewegungen

Häufig beobachtet man, daß sich bei einer weiterlaufenden Bewegung beide Formen vereinen, was zu dem Begriff »gemischte weiterlaufende Bewegung« geführt hat.

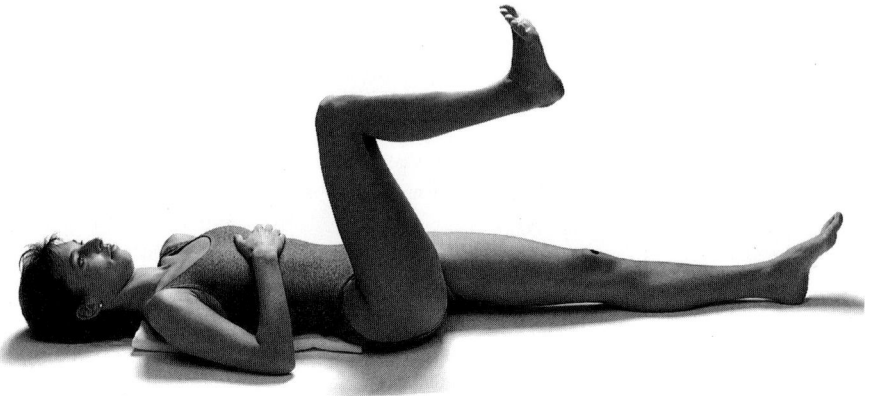

Abb. 47: Gemischte weiterlaufende Bewegung.

Beispiel 3: Die Ausgangsstellung des Probanden entspricht der in Beispiel 1 beschriebenen mit dem Unterschied, daß die Füße nicht dorsalextendiert sind. Die Primärbewegung ist eine extensorische Bewegung der Zehen bis in die Grundgelenke, gefolgt von einer dorsalextensorischen des Fußes im oberen Sprunggelenk, einer flexorischen des Unterschenkels im Kniegelenk, einer flexorischen des Oberschenkels im Hüftgelenk und schließlich einer Beckenbewegung, welche die Lendenwirbelsäule flexorisch verformt. *(Abb. 47)*
Die Zehen- und Fußbewegungen sind gleichsinnig, die Unter- und Oberschenkelbewegungen sind gegensinnig und die Bewegung des Beckens ist in bezug auf jene des Oberschenkels gleichsinnig.

Hinweis

Die zeitliche Aufeinanderfolge der Bewegungsausschläge in den einzelnen Gelenken hängt einerseits vom Tempo des Geschehens ab, andererseits aber auch vom Umfang der Bewegungstoleranz der einzelnen Komponenten. So wird bei der in Beispiel 1 beschriebenen eversorischen Bewegung des Fußes im unteren Sprunggelenk nahezu mit Bewegungsbeginn das übrige Bein erfaßt und abduktorisch im Hüftgelenk bewegt, während bei der flexorischen Bewegung des Oberschenkels in Beispiel 3, das Becken erst bei einem Bewegungsausschlag von 70–80° mitgeht und die Lendenwirbelsäule flexorisch verformt.
Grundsätzlich muß jedoch festgehalten werden, daß der Bewegungsimpuls das nächste Gelenk bereits erfaßt, ehe die Toleranz im vorhergehenden ausgeschöpft ist.
Bei Beweglichkeitsverminderungen sieht man daher ein vorzeitiges Weiterlaufen auf das angrenzende Bewegungsniveau und dort meist einen quantitativ ausgeprägteren Bewegungsausschlag, oder der zuständige Distanzpunkt verläßt die erwünschte Bewegungsebene und lenkt den Impuls in eine andere Richtung. In beiden Fällen haben wir es mit Ausweichbewegungen zu tun.

5.1.5 Begrenzung weiterlaufender Bewegungen

Ein therapeutisches Mittel, Ausweichbewegungen zu verhindern und gleichzeitig für die Verbesserung der Beweglichkeit in einem bestimmten Bewegungsniveau zu sorgen, ist die Begrenzung weiterlaufender Bewegungen. Dazu stehen zwei Wege offen, die Gegenbewegung (widerlagernde Bewegung) und die Gegenaktivität (aktives Widerlager).

Gegenbewegung (widerlagernde Bewegung)

Die Gegenbewegung haben wir bereits als Variante 3 in Abschnitt 5.1.1 kennengelernt. Sie besagt, daß sich beide Partner eines Gelenks gleichzeitig in entgegengesetzten Richtungen aufeinander zu oder voneinander weg bewegen.

Will man weiterlaufende Bewegungen mit Gegenbewegungen begrenzen, muß zunächst bestimmt werden, welches das letzte Bewegungsniveau sein soll, in dem sich zwar die Primärbewegung weiterlaufend noch auswirken darf, wo sie jedoch ihr Ende finden soll. Das bedeutet, daß einer der Gelenkpartner des bestimmten letzten Bewegungsniveaus seine Lage in bezug auf den Körper und den Raum nicht verändern darf. Dieser muß daher im gleichen Moment gegensinnige Impulse von gleicher Intensität erhalten, um an Ort und Stelle verharren zu können.

Beispiel: Nehmen wir den im Beispiel 1 beschriebenen Bewegungsablauf (s. S. 105) und begrenzen wir ihn im Hüftgelenk, so muß der Proband den Auftrag erhalten, mit beiden Füßen gleichzeitig eine Eversion zu machen und dabei die Fersen so weit wie möglich voneinander zu entfernen. Die Kniescheiben schauen währenddessen gleichbleibend nach oben. *(Abb. 48)*

Sind die Oberschenkelbewegungen symmetrisch, erhält das Becken beidseits Impulse, die sich gegenseitig aufheben und sein Weiterlaufen ausschließen. Selbstverständlich verformt sich dabei die Lendenwirbelsäule weder in die eine noch in die andere Richtung, sie bleibt in ihrer Nullstellung.

Abb. 48: Gegenbewegung.

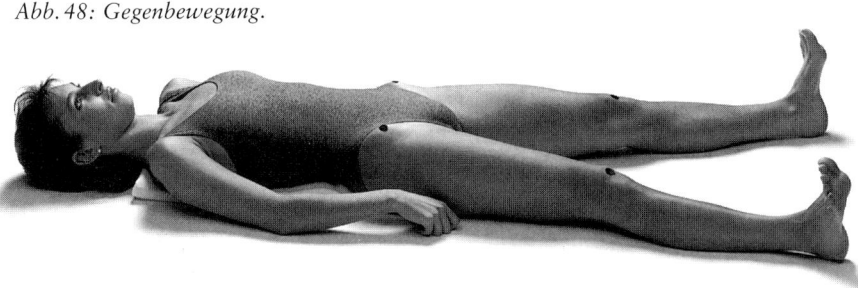

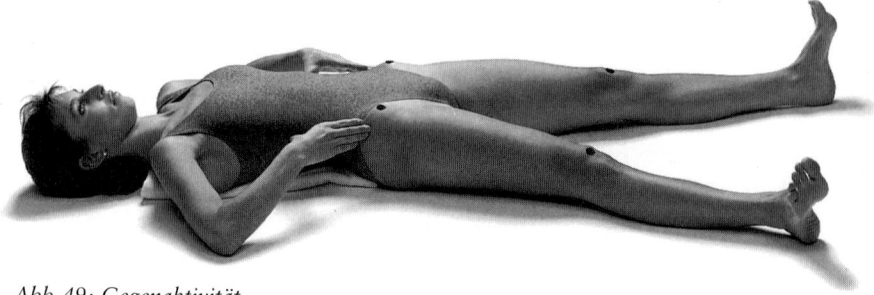

Abb. 49: Gegenaktivität.

Gegenaktivität (aktives Widerlager)

In der Regel ist es leichter, eine Gegenbewegung als eine Gegenaktivität zu instruieren.

Da die Gegenaktivität ein subtiles und differenziertes Agieren der Muskulatur bedeutet, ist sie ein geeignetes Mittel, deren Geschicklichkeit zu trainieren.

Ist, wie bereits beschrieben, das letzte Bewegungsniveau bestimmt, muß der nächst angrenzende Gelenkpartner durch Aktivierung der Antagonisten am Weiterlaufen gehindert werden.

Ein Bewegungsausschlag in die Gegenrichtung ist in diesem Fall unerwünscht.

Beispiel: Wir bleiben bei dem in Beispiel 1 beschriebenen Bewegungsablauf und begrenzen ihn wiederum im Hüftgelenk.

In diesem Fall wird der Proband veranlaßt, beidseits mit Daumen und Zeigefinger etwa in der mittleren Frontalebene den Abstand zwischen Becken und Brustkorb zu bezeichnen und wahrzunehmen und was immer auch mit dem rechten Bein geschieht, diesen beizubehalten.

Mit Beginn der eversorischen Bewegung des rechten Fußes wird dieser vom linken entfernt, wobei die rechte Kniescheibe nach oben schaut.

Wird auftragsgemäß der Abstand zwischen Becken und Brustkorb beidseits unverändert beibehalten, hat die links laterale Rumpfmuskulatur durch Gegenaktivität verhindert, daß sich der gleichseitige Beckenpunkt von seinem Brustkorbpunkt entfernt. *(Abb. 49)*

5.1.6 Gleichgewichtsreaktionen

Jede Neuanordnung der Teilgewichte des Körpers verändert seine Gleichgewichtslage. Dies ist besonders offensichtlich, wenn bei kleiner Unterstützungsfläche ein verhältnismäßig großes Gewicht in der Horizontalen verschoben wird. Um sein Gleichgewicht zu erhalten, reagiert der Körper. Er hat dazu drei Möglichkeiten:

– Es wird ein **Gegengewicht** (aktiviertes passives Widerlager) mobilisiert, für das sich die unbelasteten Extremitäten sehr gut eignen. Da sie in sich beweglich sind, kann durch entsprechende Muskelaktivität die Länge des Hebels, zumindest bedingt, auf den Gewichtsbedarf eingestellt werden.

– Die **Unterstützungsfläche** wird in Richtung der Schwerpunktverlagerung verschoben.

– Die **Intensität der Aktivität** jener **Muskulatur,** welche einen eventuellen Sturz verhindern könnte, wird gesteigert.

Nutzt man dieses Geschehen zu Übungszwecken, können die jeweiligen Lernziele erreicht werden, ohne daß sie dem Patienten bekannt sein müssen.

Beispiele

Es wird ein **Gegengewicht** mobilisiert: Sitzt der Proband mit vertikaler Körperlängsachse und frei hängenden Unterschenkeln auf einer Behandlungsbank, kann die Rückneigung der Körperlängsachse in den Hüftgelenken bewirken, daß sich die Unterschenkel extensorisch in den Kniegelenken nach oben bewegen. Durch die Aktivität des Quadrizeps verlängert sich der Hebel Beine und wird zum wirksamen Gegengewicht für den Rumpf. *(Abb. 50+51)*

Abb. 50: Ausgangsstellung mit hängenden Unterschenkeln. – Abb. 51: Die Beine bilden reaktiv ein Gegengewicht zum nach hinten geneigten Rumpf mit Kopf und Armen.

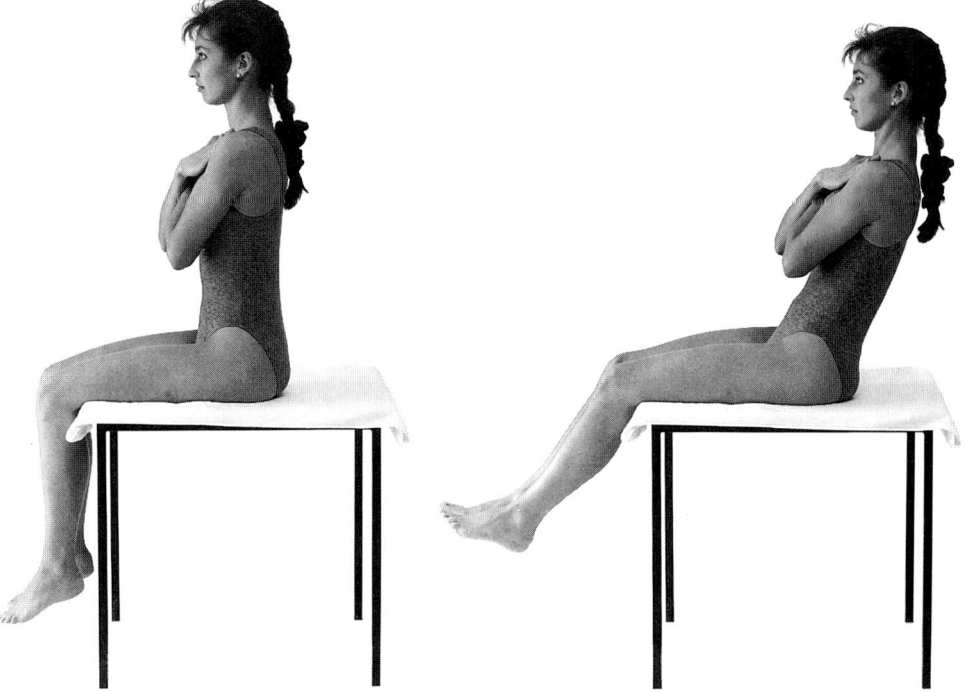

Verlagerung der **Unterstützungsfläche**: Der Proband steht aufrecht in der Nullstellung. Ein Bein ist mehr belastet als das andere. Werden die Längsachse des
belasteten Beins und die Körperlängsachse, unter Beibehalten ihrer Parallelität,
nur wenig aus der Vertikalen nach vorn geneigt, erfolgt zwangsläufig ein
Schritt.

Intensitätssteigerung von **Muskelaktivität**: Der Proband steht aufrecht in der
Nullstellung. Er erhält den Auftrag bei extendierten Ellbogengelenken die
Hände vor die Schultergelenke zu bringen, ohne an der Stellung von Brustkorb
und Becken etwas zu verändern und ohne die Fersen mehr zu belasten. Das
ventral angeordnete Armgewicht darf bei dieser Übung nicht mit der normalerweise stattfindenden Rückverschiebung von Brustkorb oder Becken beantwortet
werden, sondern mit einer Aktivierung der ventralen Rumpf- und Beinmuskula-
tur bis zu den Füßen. *(Abb. 52–54)*

*Abb. 52: Nullstellung des aufrechten Standes von der Seite. – Abb. 53: Beibehalten der
Nullstellung von Körperabschnitt Beine/Becken/Brustkorb/Kopf trotz sagittotransver-
saler Einstellung der Arme. – Abb. 54: Gleichgewichtsreaktion der Körperabschnitte
Beine/Becken/Brustkorb/Kopf bei sagittotransversaler Einstellung der Arme.*

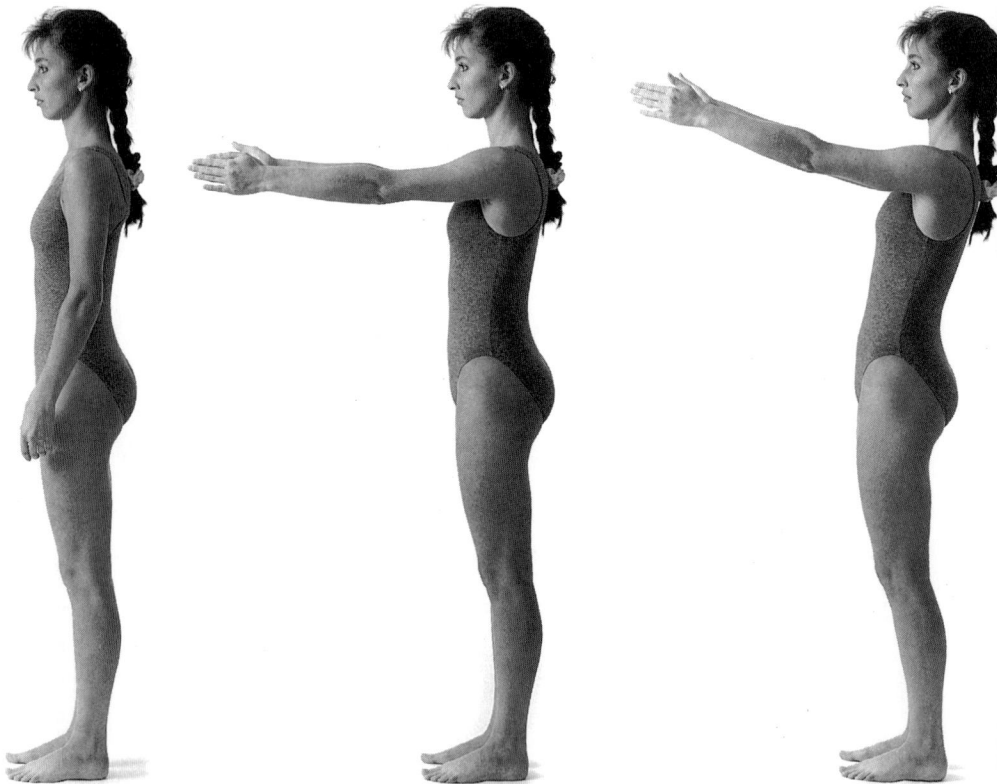

6 Übungsbeispiele

Aus Gründen der Übersichtlichkeit wurden die Übungen den einzelnen Bewegungsniveaus von distal nach proximal zugeordnet unter Berücksichtigung der Phase der Belastbarkeit der betroffenen Strukturen und des Beins.
Da die meisten Knochen der unteren Extremität jeweils Partner eines distalen und eines proximalen Gelenks sind, wobei beide Drehpunkte unter anderem auch von mehrgelenkigen Muskeln überbrückt werden, müssen stets mehrere Gelenke bei der Konzeption von Übungen berücksichtigt werden. Daher ist es auch möglich, ohne Veränderung des Übungsablaufs, Lernziele zu formulieren, welche sich auf Bewegungsniveaus beziehen, die unter oder über dem beispielhaft genannten liegen.
Es steht dem Therapeuten frei, in dieser Art und Weise mit den Übungen umzugehen.
Muß die Ausgangsstellung des Patienten, aus welchen Gründen auch immer, für die eine oder andere Übung verändert werden, ist zu beachten, daß dabei die Lage der bewegten Gewichte im Raum eine andere wird und daß der Therapeut eventuell Hand anlegen muß, wie dies in Übung 1 unter »Anpassung« beschrieben ist.
Die Mobilisation der Gelenke und das Geschicklichkeitstraining der Muskulatur sind Behandlungsziele, die bei aktiven Bewegungen stets gleichzeitig verfolgt werden. Mit Geschicklichkeit ist außer dem Koordinationsvermögen der Muskulatur auch ihre Bereitschaft gemeint, im Moment des Gebrauchtwerdens sofort angemessen reagieren zu können.
In den verschiedenen Hinweisen sind Besonderheiten zu finden, welche den Erfolg einer Übung in Frage stellen könnten. Da es jedoch ganz ausgeschlossen ist, vorausblickend sämtliche Eventualitäten an Störfaktoren zu benennen, bedarf es der fortwährenden Bereitschaft des Therapeuten, das Ungewöhnliche wahrzunehmen und darauf einzugehen.

6.1 Gelenke am Fuß – Kniegelenk

Behandlungsziele

- Mobilisation des oberen-/unteren Sprunggelenks und der Zehengelenke.
- Geschicklichkeitstraining der Unterschenkel- und Fußmuskulatur.
- Stufenweises Training der Belastbarkeit bis zur Vollbelastung.

Bedingung 1

- Das Bein bleibt unbelastet.
- Der Fuß darf keinen Kontakt zum Boden herstellen.

Übung 1

Lernziele

Mit dem Fuß eine endgradige Dorsalextension/Plantarflexion im oberen Sprunggelenk ausführen und dabei gleichzeitig jeweils gegensinnig die Zehen bis in die Grundgelenke flektieren/extendieren.
Die dorsalextensorische Fußbewegung unter der Kontrolle des M. tibialis anterior ausführen.

Ausgangsstellung

Seitenlage. Das unversehrte Bein ist oben. Es liegt in hüftgelenkbreitem Abstand parallel zur Unterlage auf entsprechend dicken Polstern. Hüft- und Kniegelenk sind flektiert.
Das betroffene Bein liegt der Unterlage auf. Hüft- und Kniegelenk sind weniger flektiert als am oberen Bein. Die Kniescheibe schaut nach vorn. Der Hohlraum unter dem distalen Unterschenkel, eventuell auch unter dem Kniegelenk, ist durch Lagerungsmaterial angemessen ausgefüllt.

Übungsablauf

Mit der Dorsalextension des Fußes, bei gleichzeitiger Flexion der Zehen bis in die Grundgelenke, bewegt sich der Unterschenkel flexorisch im Kniegelenk. Der Oberschenkel verändert währenddessen seine Lage nicht und behält seine Flexionsstellung im Hüftgelenk bei. *(Abb. 55)*
Mit der nun folgenden Plantarflexion des Fußes bei gleichzeitiger Extension der Zehen bis in die Grundgelenke, bewegt sich der Unterschenkel extensorisch im Kniegelenk. Der Oberschenkel bleibt nach wie vor an Ort und Stelle liegen, seine Flexionsstellung im Hüftgelenk verändert sich nicht. *(Abb. 56)*

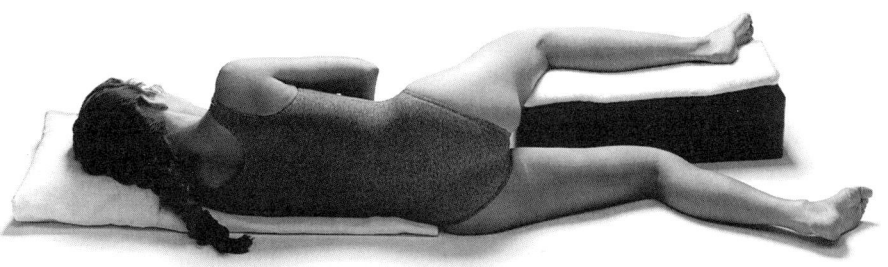

Abb. 55: Übung 1, Endstellung Zehenflexion / Dorsalextension / Kniegelenkflexion.

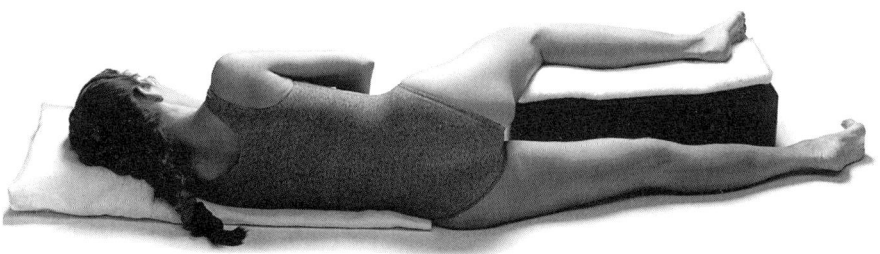

Abb. 56: Übung 1, Endstellung Zehenextension / Plantarflexion / Kniegelenkextension.

Vorbereitung des Patienten auf den Übungsablauf

Es ist ratsam, die Bewegungen der Zehen, des Fußes und des Unterschenkels einzeln zu üben, ehe man den kombinierten Bewegungsablauf verlangt.

Dabei wird der Patient durch Berühren oder Beklopfen der entscheidenden Körperpunkte mit diesen sowie mit deren Abstandsveränderung vertraut gemacht. Außerdem wird auf die beim Bewegen entstehende Faltenbildung bzw. Glättung der Haut über den verschiedenen Gelenken hingewiesen.

Instruktion des Patienten

»Nachdem Sie die Bewegungen mit den Zehen, dem Fuß und dem Unterschenkel einzeln geübt haben, dürfen Sie diese nun miteinander verbinden, so daß alles gleichzeitig geschieht. Lassen Sie sich Zeit, wenn nun der Fußrücken zum Schienbein und die Zehenspitzen zur Fußsohle streben wobei sich die Ferse gleichzeitig dem Gesäß annähert. Achtung, die Kniescheibe darf sich nicht dem vor ihr liegenden Polster nähern. Machen Sie die Fuß- und Zehenbewegungen so ausführlich wie es nur geht. Bleiben Sie einen Augenblick in der Endstellung.

Nun denken Sie an die Gegenbewegung und schon entfernen sich der Fußrücken vom Schienbein, die Zehenspitzen von der Fußsohle und die Ferse vom Gesäß. Wieder versuchen Sie die Fuß- und Zehenbewegungen ganz ausführlich zu machen, so daß viele Falten über der Achillessehne und den Zehengrundgelenken entstehen. Achtung, die Kniescheibe darf sich nicht von dem vor ihr liegenden Polster entfernen.

Bleiben Sie wiederum einen Moment in der Endstellung. Stellen Sie sich die Gegenbewegung vor, ehe es gemächlich aber ausgiebig in die entgegengesetzte Richtung geht.«

Analyse

Der Bewegungsablauf entspricht einer gegensinnig weiterlaufenden Bewegung von Zehen, Fuß und Unterschenkel, welche im Kniegelenk endet.

Durch die wechselweise Gegenaktivität der Flexoren und Extensoren des Hüftgelenks wird der Oberschenkel nicht vom Bewegungsimpuls des Unterschenkels gleichsinnig weiterlaufend erfaßt und bleibt an Ort und Stelle liegen.

Die beteiligten mehrgelenkigen Muskeln an Fuß und Unterschenkel werden dabei jeweils über einem von ihnen überbrückten Gelenk gedehnt, während sie am anderen als Beweger wirken. Dazu gehören die langen Zehenstrecker und -beuger sowie der M. gastrocnemius.

Der eingelenkige M. tibialis anterior ist maßgebend an der Dorsalextension des Fußes beteiligt.

Variante von Übung 1

Die dorsalextensorische Fußbewegung bei gleichzeitiger flexorischer Zehenbewegung bis in die Grundgelenke erfolgt bei unveränderter Flexionsstellung des Unterschenkels im Kniegelenk.

Mit der Bewegungsumkehr des Fußes zur Plantarflexion im oberen Sprunggelenk bei gleichzeitiger extensorischer Zehenbewegung bis in die Grundgelenke, ändert sich ebenfalls nichts an der Flexionsstellung des Unterschenkels im Kniegelenk.

In der Variante von Übung 1 läuft die gegensinnige Bewegung von Fuß und Zehen bis in das obere Sprunggelenk weiter und endet dort. Die Flexoren und Extensoren des Kniegelenks verhindern durch Gegenaktivität gleichsinnig weiterlaufende Bewegungen des Unterschenkels.

Anpassung

Möchte man Übung 1 oder ihre Variante mit einem frisch operierten Patienten durchführen, ist es in der Regel nicht möglich, gelegentlich sogar unerwünscht, diesen in die Seitenlage zu bringen.

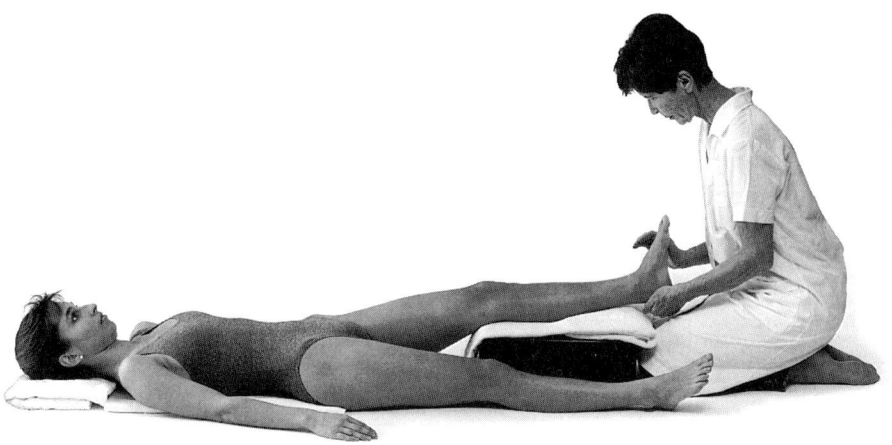

Abb. 57: Anpassung Übung 1, Handstellung der Therapeutin.

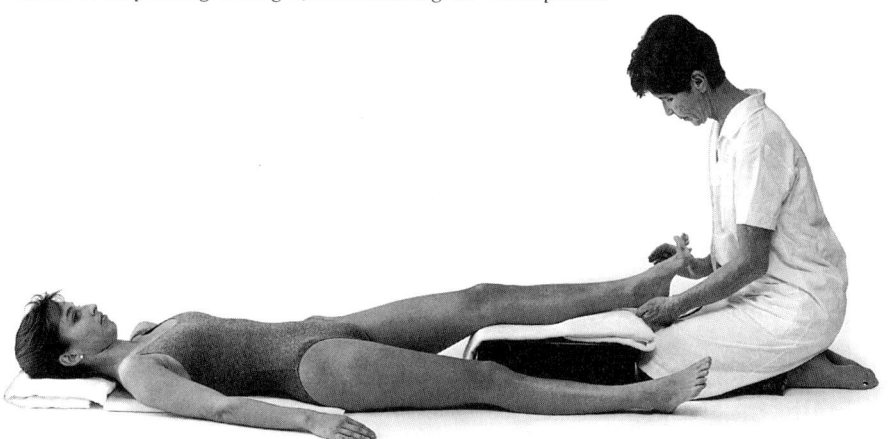

Abb. 58: Endstellung Plantarflexion mit Führungswiderstand.

Der Patient liegt auf dem Rücken. Gewöhnlich befindet sich der Unterschenkel auf einem Polster oder auf einer Schiene, so daß das Kniegelenk wenig flektiert ist.

Hat der Fuß die Endstellung der Dorsalextension erreicht, sollte der Therapeut für die anschließende Plantarflexion einen sanften Führungswiderstand an Ferse und Vorfuß geben, damit die Bewegung bereits im ersten Teil unter der Kontrolle der Wadenmuskulatur steht. Unterbleibt diese manuelle Hilfe, erfolgt die plantarflexorische Fußbewegung zumindest in ihrem ersten Teil unter negativer Hubbelastung der ventralen Muskulatur an Fuß und Unterschenkel. (Abb. 57+58)

Übung 2

Lernziel

Wechselweise unter Hubfreiheit mit dem Fuß eine Dorsalextension/Plantarflexion im oberen Sprunggelenk ausführen und dabei gleichzeitig die Zehen gleichsinnig weiterlaufend bis in die Grundgelenke extendieren und flektieren.

Ausgangsstellung

Seitenlage wir für Übung 1 beschrieben.

Übungsablauf

Mit der extensorischen Zehenbewegung macht der Fuß eine Dorsalextension im oberen Sprunggelenk, die auf den Unterschenkel weiterläuft und im Kniegelenk eine Extension bewirkt. *(Abb. 59)*
Der Oberschenkel bleibt unbewegt an Ort und Stelle liegen, die Kniescheibe nähert sich nicht dem vor ihr liegenden Polster. Sie entfernt sich auch nicht von diesem, wenn sich mit der Bewegungsumkehr die Zehen flexorisch in allen Gelenken, der Fuß plantarflexorisch im oberen Sprunggelenk und der Unterschenkel flexorisch im Kniegelenk bewegen. *(Abb. 60)*

Instruktion des Patienten

»Die Zehenspitzen streben zum Fußrücken und dieser zum Schienbein, dabei entfernt sich die Ferse vom hinteren Bettrand und strebt dem vorderen zu. Achtung, die Kniescheibe darf sich nicht dem vor ihr liegenden Polster nähern.

Abb. 59: Übung 2, Endstellung Dorsalextension/Zehenextension/Kniegelenkextension.

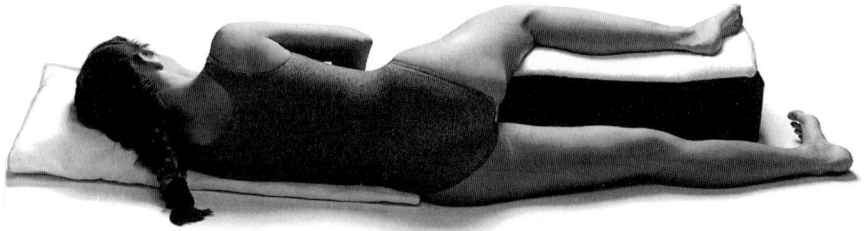

Abb. 60: Übung 2, Endstellung Plantarflexion/Zehenflexion/Kniegelenkflexion.

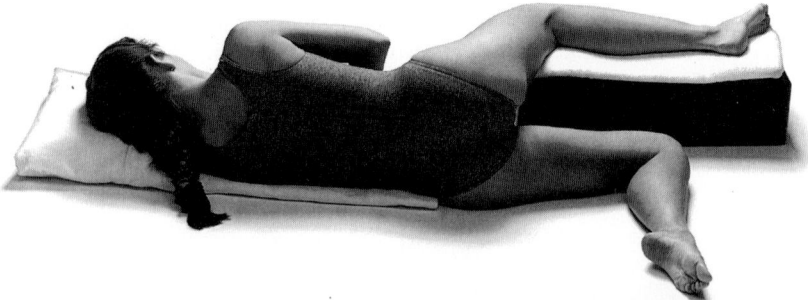

Sie spüren einen Zug an der Wade. Halten Sie diesen einen Moment aus und denken Sie dabei an die Gegenbewegung. Und schon bewegen sich die Zehenspitzen zur Fußsohle, diese zur Wade und die Ferse in Richtung Gesäß. Achtung, die Kniescheibe bleibt wo sie ist. Spüren Sie diesmal einen Zug über dem Fußrücken? Denken Sie nun an die Bewegungsumkehr und schon geht es zurück an den Ausgangspunkt.«

Analyse

Der Bewegungsablauf entspricht in beiden Richtungen jeweils einer gleichsinnig weiterlaufenden Bewegung von Zehen, Fuß und Unterschenkel, welche im Kniegelenk endet.

Die Extensoren bzw. Flexoren des Hüftgelenks verhindern durch Gegenaktivität, daß der Oberschenkel gleichsinnig weiterlaufend dem Impuls des Unterschenkels folgt.

Die mehrgelenkigen Muskeln an Fuß und Unterschenkel wirken bei diesem Bewegungsablauf an sämtlichen von ihnen überbrückten Gelenken gleichzeitig als Beweger und kommen daher in den Bereich ihrer aktiven Insuffizienz. Da die mehrgelenkigen Antagonisten über allen von ihnen überbrückten Gelenken gleichzeitig gedehnt werden, geraten diese an ihre passive Insuffizienz. Die Bewegungsausschläge in Zehen- und Fußgelenken werden daher nicht endgradig sein.

Variante von Übung 2

Die in Übung 2 beschriebenen Bewegungen von Zehen und Fuß enden bereits im oberen Sprunggelenk, erfassen den Unterschenkel also weder in die eine, noch in die andere Richtung. Das Kniegelenk behält seine Flexionsstellung unverändert bei.

Um das zu erreichen, muß wechselweise eine Gegenaktivität der Flexoren des Kniegelenks sowie des M. quadriceps erfolgen.

Bei dieser Variante ist der M. gastrocnemius sowohl von der passiven als auch von der aktiven Insuffizienz ausgenommen.

Anpassung

Befindet sich der Patient in der Rückenlage, sollte für die Plantarflexion an Ferse und Zehen ein sanfter Führungswiderstand gegeben werden, wie dies in »Anpassung« von Übung 1 beschrieben wurde.

Dabei ist besonders darauf zu achten, daß die Flexion der Zehen bis in die Grundgelenke läuft und daß sich die Ferse und nicht nur der Vorfuß plantarflexorisch bewegt.

Dem Patienten hilft außer dem sanften Zug an der Ferse insbesondere der Hinweis auf die Faltenbildung der Haut über der Achillessehne und auf den gleichbleibenden Druck des distalen Unterschenkels auf die Unterlage.

Bei den extensorischen Zehen- und Fußbewegungen muß der Patient den Auftrag erhalten, den distalen Unterschenkel nicht von seiner Unterlage abzuheben.

Übung 3

Lernziel

Aus der Nullstellung des Fußes wechselweise eine endgradige Inversion/Eversion ausführen, ohne dabei gleichsinnig weiterlaufende adduktorische/abduktorische, innenrotatorische/außenrotatorische Bewegungen des Beins im Hüftgelenk zuzulassen.

Ausgangsstellung

Rückenlage. Der Unterschenkel des betroffenen Beins liegt parallel zur Unterlage auf einem mäßig dicken Polster.

Das Kniegelenk ist der Dicke des Polsters entsprechend wenig flektiert. Die Kniescheibe schaut nach oben.

Die Ferse überragt das Polster.

Bezüglich Abduktion/Adduktion im Hüftgelenk nimmt das Bein eine Neutralstellung ein, gegebenenfalls ist es wenig abduziert.

Übungsablauf

Aus der Nullstellung der Dorsalextension erfolgt wechselweise eine endgradige Inversion/Eversion des Fußes. Die Zehen sind dabei wenig über die Nullstellung hinaus in den Grundgelenken extendiert. *(Abb. 5+6, S. 25)*

Nach einigen Wiederholungen der Hin- und Herbewegungen nimmt der Therapeut durch Berührungskontakt an der Fußsohle das Fußgewicht ab.

Instruktion des Patienten

»Lösen Sie den Fuß aus meiner Hand bis die Zehenspitzen zur Decke schauen. Übertreiben Sie es nicht. Über dem Fußgelenk bildet die Haut Falten. *(Abb. 61)* Was immer mit dem Fuß geschieht, die Kniescheibe schaut unverwandt nach oben.

Drehen Sie jetzt die Fußsohle mit der Ferse zum anderen Fuß, bis es nicht mehr weiter geht. Die Hautfalten wandern mit und erscheinen auf der Großzehenseite über dem Fußgelenk und unter dem inneren Knöchel.

Drehen Sie nun die Fußsohle mit der Ferse weg vom anderen Fuß. Achtung, Kniescheibe. Diesmal wandern die Falten zur Kleinzehenseite über das Fußgelenk und entstehen außerdem unter dem äußeren Knöchel.

120

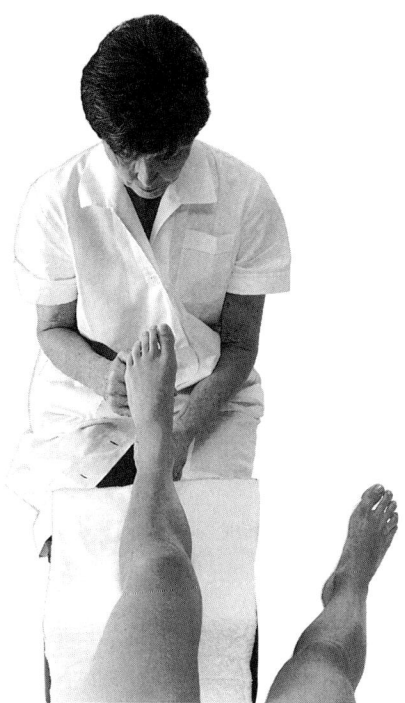

Abb. 61: Übung 3, manuelle Unterstützung des Fußes in seiner Dorsalextensionsstellung.

Wiederholen Sie die Hin- und Herbewegungen gemächlich und ausgiebig und denken Sie dabei an die Kniescheibe.

Nun dürfen Sie den Fuß wieder in meine Hand legen.«

Hinweis

Aus der Rückenlage kann der Patient die Bewegungen sehen, was bei hyperaktiven oder nervösen Menschen gelegentlich hinderlich sein kann. Es ist daher oft günstig, wenn der Patient die Augen schließt und die inversorischen/eversorischen Fußbewegungen verbal und taktil über die Faltenbildung der Haut instruiert werden. Mit dem entsprechenden Bewegungsauftrag signalisieren die Fingerspitzen des Therapeuten die Stellen an denen die Faltenbildung erfolgen soll. Derartige taktile Hilfen können allerdings nur dann umgesetzt werden, wenn sie richtig plaziert wurden.

Bei der Inversion bilden sich Falten über dem M. tibialis anterior und zwischen medialem Malleolus und danebenliegendem medialem Fußrand. Bei der Eversion erscheinen Falten über der Sehne des M. extensor digitorum longus und zwischen lateralem Malleolus und danebenliegendem lateralem Fußrand.

Derartige Instruktionen sind auch wirksam, wenn der Patient nicht sehen kann was geschieht, weil er z. B. wie in Übung 1+2 vorgeschlagen auf der Seite liegt.

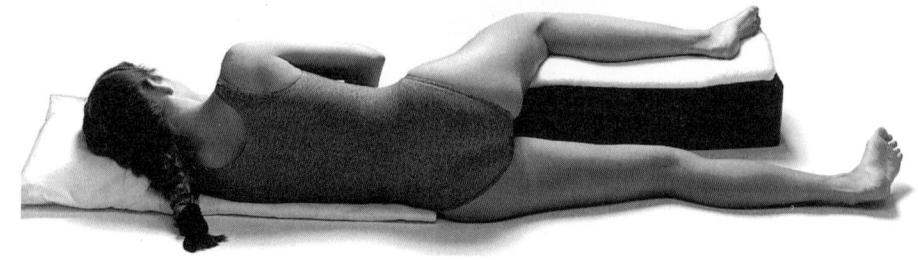

Abb. 62: Übung 3 Variante, Endstellung Inversion aus der Seitenlage.

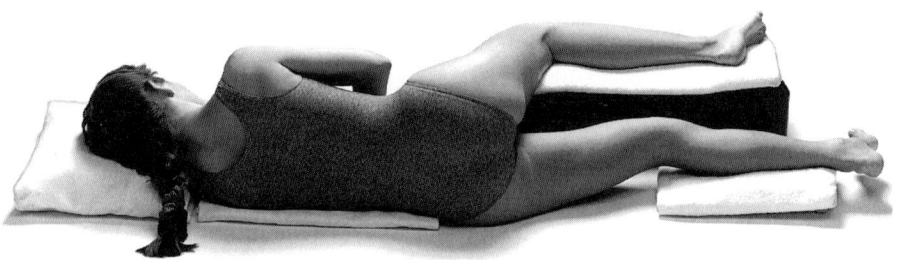

Abb. 63: Übung 3 Variante, Endstellung Eversion aus der Seitenlage.

Analyse

In dieser Ausgangsstellung steht die Inversion/Eversion unter der Kontrolle des M. tibialis anterior, des M. extensor digitorum longus und der Mm. peronei. Da die Kniescheibe stets nach oben weisen soll, müssen wechselweise Gegenaktivitäten der Innenrotatoren/Außenrotatoren sowie der Abduktoren/Adduktoren des Hüftgelenks erfolgen. Diese Muskeln sorgen dafür, daß sich die Stellung des Oberschenkels im Hüftgelenk nicht verändert.

Variante von Übung 3

Soll die Übung unter wechselweiser positiver und negativer Hubbelastung der für die Inversion und Eversion zuständigen Muskulatur ausgeführt werden, nimmt der Patient die für Übung 1 beschriebene Seitenlage ein.

Liegt der betroffene Fuß unten auf der Behandlungsbank und nimmt im oberen Sprunggelenk eine Nullstellung ein, leistet der M. tibialis anterior mit der inversorischen Bewegung positiven Hub und mit der eversorischen, bis zum Auftreffen auf die Unterlage, negativen Hub. *(Abb. 62)*

Liegt der betroffene Fuß oben auf einem Polster und nimmt im oberen Sprunggelenk eine Nullstellung ein, sind es die langen Zehenstrecker und die Peronei, welche bei der eversorischen Bewegung mit positivem Hub und bei der inversorischen Bewegung bis zum Auftreffen auf das Polster mit negativem Hub belastet sind.

Überragt der Fuß das Bankende bzw. das Polster ist der Weg frei für eine umfänglichere antagonistische Bewegung, bei der die jeweils nach oben weisende Muskulatur negativen Hub leistet.

Soll der Bewegungsausschlag nach unten endgradig ausgeführt werden, greift die jeweils unten liegende Muskulatur im letzten Teil des Geschehens mit dynamisch konzentrischer Aktivität ein. Die nach oben weisende Muskulatur wird dabei gedehnt. *(Abb. 63)*

Übung 4

Lernziele

Den Fuß wechselweise endgradig dorsalextensorisch/inversorisch und plantarflexorisch/eversorisch bewegen.
Den Fuß wechselweise endgradig dorsalextensorisch/eversorisch und plantarflexorisch/inversorisch bewegen.

Ausgangsstellung

Rückenlage wie für Übung 3 beschrieben.

Übungsablauf

In einer ersten Phase macht der Fuß im oberen Sprunggelenk eine endgradige Dorsalextension/Inversion im Wechsel mit einer Plantarflexion/Eversion. *(Abb. 64+65)*

Abb. 64: Übung 4, Endstellung *Abb. 65: Übung 4, Endstellung*
Dorsalextension/Inversion. *Plantarflexion/Eversion.*

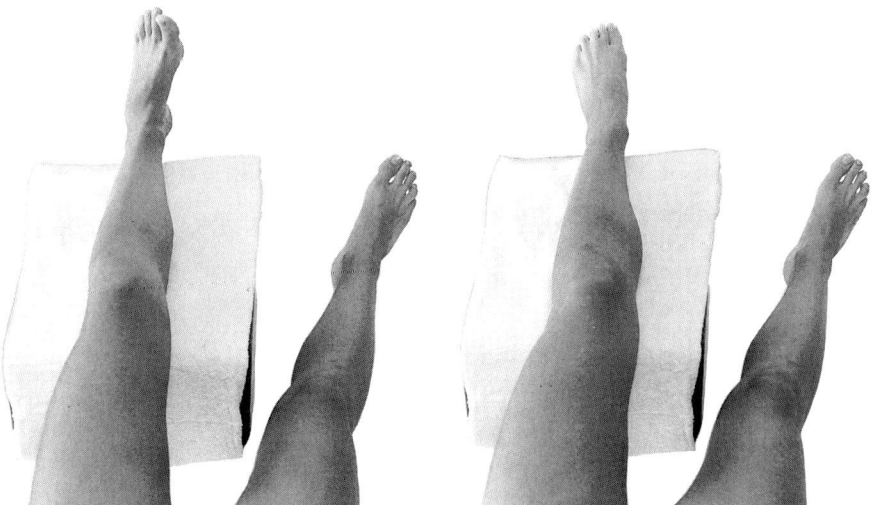

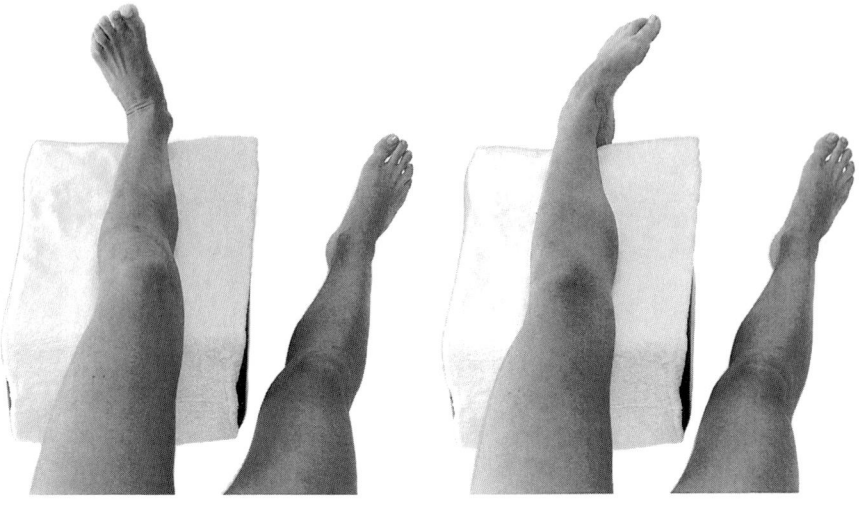

Abb. 66: Übung 4, Endstellung Dorsal-
extension / Eversion.

Abb. 67: Übung 4, Endstellung
Plantarflexion / Inversion.

In einer zweiten Phase wird die dorsalextensorische Fußbewegung mit einer eversorischen und die plantarflexorische Fußbewegung mit einer inversorischen Komponente kombiniert. *(Abb. 66+67)*
Die wenig ausgeprägten Zehenbewegungen sind, bezogen auf die Bewegungsausschläge im oberen Sprunggelenk, gleichsinnig weiterlaufend. So bewegen sich die Zehen mit den dorsalextensorischen Ausschlägen des Fußes extensorisch und mit den plantarflexorischen Ausschlägen des Fußes flexorisch in allen Gelenken.
Das Knie bleibt während des Geschehens unverändert an Ort und Stelle liegen.

Instruktion des Patienten

»Was immer auch der Fuß machen wird, das Knie rührt sich nicht von der Stelle, so daß die Kniescheibe stets nach oben zur Decke schaut. An der Wade spüren Sie, daß Ihr Unterschenkel mit seinem Gewicht auf die Unterlage drückt. Dieser Druck darf sich während der Fußbewegungen nicht verändern.
Nun streben die Zehenspitzen, namentlich jene der Großzehe, zum Unterschenkel. Der Fuß folgt unverzüglich, die Fußsohle mit der Ferse dreht sich dabei dem anderen Fuß zu.
Am Ende angekommen, entfernt sich die Spitze der Großzehe gemächlich vom Schienbein so weit es nur geht und gleichzeitig dreht sich die Fußsohle mit der Ferse weg vom anderen Fuß.

Während Sie die Bewegungen einige Male wiederholen, schließen Sie die Augen. Kehren Sie jeweils erst um, wenn der Fuß seine Endstellung erreicht hat. Denken Sie an die Kniescheibe, welche unverwandt nach oben schauen muß und an den gleichbleibenden Druck des Unterschenkels auf seine Unterlage.

Jetzt dürfen Sie den Fuß in meine Hand legen.

Diesmal geht die Kleinzehenspitze voran und nähert sich dem Schienbein. Die Fußsohle mit der Ferse dreht sich dabei weg vom anderen Fuß. Achtung Kniescheibe und Druck an der Wade.

Nun geht die Kleinzehenspitze weg vom Schienbein so weit wie möglich. Die Fußsohle mit der Ferse dreht sich dem gegenseitigen Fuß zu.«

Analyse

Durch die Kombination von Dorsalextension mit Inversion/Eversion und Plantarflexion mit Eversion/Inversion werden sämtliche Muskeln an Unterschenkel und Fuß aktiviert, welche für diese Bewegungen zuständig sind. Außer der genannten ventralen Muskulatur ist dies die dorsal gelegene Wadenmuskulatur mit M. tibialis posterior und M. flexor hallucis longus sowie die lateral gelegenen Mm. peroneus longus und brevis.

Bewegt sich der Fuß frei im Raum, wie das bei der beschriebenen Übung der Fall ist, leistet die ventrale Unterschenkel- und Fußmuskulatur wechselweise positiven und negativen Hub, während die entsprechende dorsale Muskulatur durch dynamisch konzentrische Aktivität für die Endgradigkeit der mit Plantarflexion kombinierten Bewegungsausschläge sorgt.

Mit dem Ausschöpfen der Toleranzgrenzen in oberem und unterem Sprunggelenk werden die Muskeln wechselweise gedehnt und werden beide Gelenke mobilisiert.

Am Hüftgelenk bewirken innenrotatorische/außenrotatorische sowie adduktorische/abduktorische Gegenaktivitäten daß der Oberschenkel an Ort und Stelle liegen bleibt und die Kniescheibe stets nach oben schaut.

Bedingung 2

– Das Bein darf teilbelastet werden.
– Der Fuß darf Kontakt zum Boden herstellen.

Übung 5

Lernziele

Bei gleichzeitiger Flexion der Zehen bis in die Grundgelenke den Vorfuß endgradig im oberen Sprunggelenk bewegen, ohne den Kontakt der Ferse mit dem Boden zu verlieren.

Bei gleichzeitiger Extension der Zehen bis in die Grundgelenke den Vorfuß bis zum Bodenkontakt senken. Dort angekommen die Ferse bis zur endgradigen Plantarflexion im oberen Sprunggelenk abheben. Bei zunehmendem Druck unter dem Großzehengrundgelenk die Parallelität der Flexions-/Extensionsachsen von Großzehengrundgelenk und Kniegelenk beibehalten.

Ausgangsstellung

Aufrechter Sitz auf einem Stuhl, einem Hocker oder einer Kiste. Die Sitzhöhe sollte gewährleisten, daß der Abstand re/lk Hüftgelenk – Boden größer ist als der Abstand re/lk Kniegelenk – Boden. Die Füße haben Bodenkontakt, die Fersen stehen unter den Kniegelenken. Der Abstand re/lk Kniegelenk und der Abstand re/lk oberes Sprunggelenk entspricht dem Abstand re/lk Hüftgelenk. Die Körperabschnitte Becken/Brustkorb/Kopf sind so übereinander angeordnet, daß ihre jeweiligen virtuellen Längsachsen die virtuelle Körperlängsachse bilden.
Sitzt der Patient auf einem Hocker oder auf einer Kiste, steht die Körperlängsachse vertikal im Raum. Sitzt der Patient auf einem Stuhl und hat der Brustkorb Kontakt mit dessen Lehne, ist die virtuelle Körperlängsachse wenig nach hinten geneigt.

Übungsablauf

Bei gleichzeitiger Flexion der Zehen entfernt sich der Vorfuß bis zur endgradigen Dorsalextension vom Boden. Mit der anschließenden Zehenextension senkt sich der Vorfuß und trifft mit den Zehengrundgelenken, insbesondere mit demjenigen der Großzehe, an den Punkten am Boden auf, die sie vorher verlassen haben. In diesem Moment hebt sich die Ferse und entfernt sich vom Boden bis die Endstellung der Plantarflexion erreicht ist. Damit verbunden verschiebt sich das Knie wenig nach oben.

Instruktion des Patienten

»Die Ferse behält den Kontakt zum Boden bei, wenn Sie jetzt den Vorfuß von diesem entfernen. Dabei streben die Zehenspitzen zur Fußsohle.
Am Ende angekommen, entfernen sich die Zehenspitzen so weit es geht von der Fußsohle, während sich der Vorfuß dem Boden nähert. Sobald der Großzehenballen an seinem Ausgangspunkt auftrifft, entfernt sich die Ferse weit vom Boden. Achtung, die Zehenspitzen bleiben in der Luft.
Wenn nun alles wieder zurück in die Ausgangsstellung geht, sollte die Ferse genau dort den Boden treffen, wo sie gestartet ist. Die Zehenspitzen berühren auch wieder den Boden.«

Analyse

Bei flektierten Zehen wird die dorsalextensorische Bewegung des Fußes vorrangig vom M. tibialis anterior bewerkstelligt, so daß die Flexions-/Extensionsachse des Großzehengrundgelenks ihre Parallelstellung zu jener des Kniegelenks beibehalten kann. Mit der Umkehr der Bewegungsrichtung läßt der M. tib. ant. unter negativer Hubbelastung und unveränderter Parallelstellung der genannten Achsen den Vorfuß zu Boden, so daß dieser an seinem Ausgangspunkt auftreffen kann.

Mit der Fersenablösung entsteht in den Zehengrundgelenken eine Extension, an deren Zustandekommen beide Gelenkpartner beteiligt sind, sofern die Zehenspitzen den Boden verlassen. Unter dieser Bedingung nimmt der Druck unter dem Großzehengrundgelenk zu, unter dem Kleinzehengrundgelenk hingegen ab.

Die Plantarflexion ist die Folge einer Verschiebung des proximalen Distanzpunkts des oberen Sprunggelenks am Unterschenkel nach oben/wenig nach vorn bei gleichzeitiger Verschiebung des oberen Sprunggelenks in die gleiche Richtung. In Knie- und Hüftgelenk nimmt die Flexion etwas zu.

Übung 6

Lernziel

Mit beiden Gelenkpartnern des oberen Sprunggelenks gleichzeitig wechselweise eine endgradige Dorsalextension/Plantarflexion ausführen und dabei die Zehen gegensinnig weiterlaufend flexorisch/extensorisch bewegen.

Ausgangsstellung

Aufrechter Sitz wie für Übung 5 beschrieben.

Übungsablauf

Der Vorfuß löst sich vom Boden, dabei bewegen sich die Zehen flexorisch bis in die Grundgelenke. Gleichzeitig neigt sich der Unterschenkel wenig nach vorn/unten. *(Abb. 68)*

Bei der Gegenbewegung senkt sich der Vorfuß auf den Boden, während sich die Zehen extensorisch bis in die Grundgelenke bewegen. Der Unterschenkel neigt sich über die Nullstellung hinaus nach hinten/wenig nach unten. Die Ferse löst sich vom Boden, die Zehenspitzen haben keinen Bodenkontakt. *(Abb. 69)*

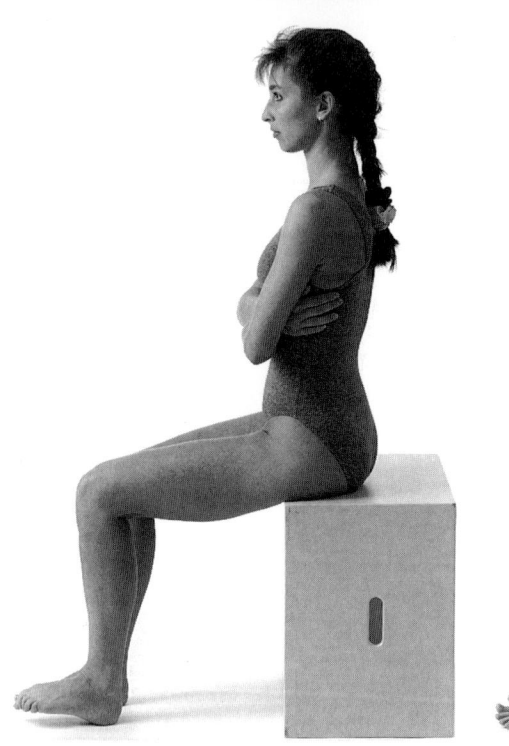

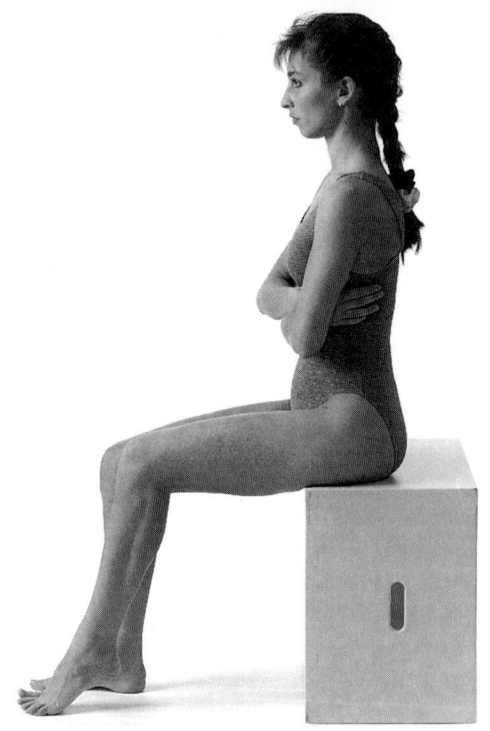

Abb. 68: Übung 6, Dorsalextension
mit beiden Gelenkpartnern.

Abb. 69: Übung 6, Plantarflexion
mit beiden Gelenkpartnern.

Hinweis

Mitbestimmend für die Wahl der Sitzgelegenheit ist die Belastbarkeit des Beins. Ist nur Sohlenkontakt erlaubt, sollte man einem Stuhl mit Lehne den Vorzug geben. Während des Übungsablaufs ist besonders darauf zu achten, daß der Patient von der Rückenstütze Gebrauch macht und angelehnt bleibt, damit er nicht im Eifer das Bein mit mehr Gewicht belastet, als erlaubt ist. Entspricht die Sitzhöhe des Stuhls nicht den Vorgaben und ist sie für einen Langbeiner zu niedrig, kann sie durch festes Lagerungsmaterial angemessen erhöht werden. Ist sie hingegen für einen Kurzbeiner zu hoch und muß dieser auf einem entsprechend niedrigen Hocker Platz nehmen, sollte die Stuhllehne durch eine Wand ersetzt werden.

Es empfiehlt sich, die einzelnen Bewegungen gesondert zu üben, ehe man ihre Kombination vom Patienten verlangt.

Die Neigung des Unterschenkels gelingt in beide Richtungen besser, wenn sich

128

der Patient währenddessen neben dem re/lk Trochanter auf seine Hände stützt und das Gesäß etwas entlastet.

Instruktion des Patienten

»Stützen Sie sich etwas auf ihre Hände, wenn Sie jetzt die einzeln geübten Bewegungen zusammensetzen, so daß alles gleichzeitig geschieht.
Schieben Sie das Knie sanft nach vorn, während Sie gleichzeitig den Vorfuß vom Boden lösen und die Zehenspitzen zur Fußsohle streben. Achtung, das Knie darf weder nach innen, noch nach außen abweichen.
Nun streben die Zehenspitzen weg von der Fußsohle und dem Boden. Gleichzeitig senkt sich der Vorfuß bis er den Boden berührt. In diesem Augenblick hebt sich die Ferse etwas und das Knie zieht sich zurück und steht schließlich weiter hinten als das andere.
Denken Sie an die Gegenbewegung. Lassen Sie Ferse und Zehenspitzen langsam zu Boden, schieben Sie das Knie an seinen Ausgangspunkt, ehe Sie von neuem beginnen.«

Analyse

Die Gegenbewegungen beider Gelenkpartner bewirken im oberen Sprunggelenk wechselweise eine Dorsalextension/Plantarflexion. Die Zehen bewegen sich jeweils gegensinnig zum Fuß.
Die Längsachsen von Fuß, Unter- und Oberschenkel verschieben sich in einer gemeinsamen vertikalen Ebene, die parallel zur Symmetrieebene des Körpers steht.
Der Oberschenkel steht dabei unter der Kontrolle der Adduktoren/Abduktoren sowie der Innenrotatoren/Außenrotatoren des Hüftgelenks.
Die Bewegungsausschläge des Unterschenkels im oberen Sprunggelenk kommen durch eine Verschiebung von Knie- und Hüftgelenk nach vorn/hinten zustande, was auch in diesen Gelenken zu Stellungsänderungen führt.
So entsteht mit der Neigung des Unterschenkels nach vorn eine vermehrte Flexion im Kniegelenk. Im gleichseitigen Hüftgelenk gibt es bei Verminderung der Flexion eine Transversalabduktion. Im gegenseitigen Hüftgelenk entsteht bei Zunahme der Flexion eine Transversaladduktion vom Becken aus.
Bei der Neigung des Unterschenkels nach hinten vermindert sich die Flexion im Kniegelenk, während sie im Hüftgelenk zunimmt bei gleichzeitiger Transversaladduktion. Im gegenseitigen Hüftgelenk entsteht diesmal eine Transversalabduktion bei Verminderung der Flexion, wiederum vom Becken aus.
Unter der Bedingung, daß die virtuelle Körperlängsachse erhalten bleibt, läuft die Beckenbewegung als negative und positive Rotation auf das kaudale Rotationsniveau der Wirbelsäule weiter.

Durch den Druck der Hände auf die Sitzfläche geraten die Arme in Stützfunktion, wodurch sich Brustkorb und Becken mit der trunkozingulären und trunkohumeralen Muskulatur an Schultergürtel und Armen verankern, das Gesäß wird entlastet.

Übung 7

Lernziel

Den Fuß wechselweise inversorisch/eversorisch im unteren Sprunggelenk bewegen, ohne das Knie nach lateral oder medial zu verschieben.

Ausgangsstellung

Aufrechter Sitz wie für Übung 5 beschrieben.

Übungsablauf

Mit der inversorischen/eversorischen Fußbewegung im unteren Sprunggelenk wird der Fuß-/Bodenkontakt jeweils kleiner. Bei der Inversion verschiebt er sich zum lateralen, bei der Eversion zum medialen Fußrand. Das Knie bleibt während der Hin- und Herbewegung an Ort und Stelle stehen. *(Abb. 70–72)*

Hinweis

Nur wenn das Knie seine Rolle als räumlicher Fixpunkt wahrnimmt, ist für die Effizienz der geforderten Bewegungen gesorgt. Da ihre Ausschläge verhältnismäßig klein und in dieser Form ungewohnt sind, fällt es dem Patienten in der

Abb. 70: Übung 7, Nullstellung von Fuß und Unterschenkel. – Abb. 71: Übung 7, Inversion des Fußes. – Abb. 72: Übung 7, Eversion des Fußes.

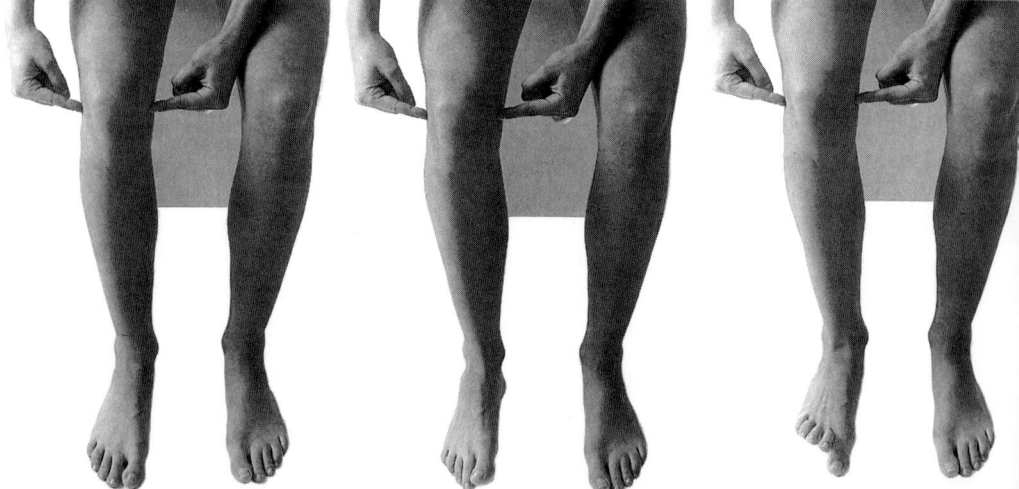

Regel schwer, das Knie ruhig zu halten. Legt der Therapeut seine Fingerspitzen auf Höhe des medialen und lateralen Femurkondylus berührend an den Oberschenkel, spürt er schon die geringste Verschiebung des Knies durch Druckmehrung und kann diese sofort dem Patienten signalisieren. Mit der Zeit gelingt die Stabilisierung des Oberschenkels zunehmend besser, bis schließlich ganz auf die Hilfe des Therapeuten verzichtet werden kann.

Instruktion des Patienten

»Merken Sie sich die Punkte am Boden, welche jetzt der Großzehen- und der Kleinzehenballen berühren. Denken Sie daran, daß Ihr Oberschenkel nicht gegen meine Fingerspitzen drücken darf. Nun sind wir beide bereit und Sie lösen die Großzehenseite des Fußes bis zur Ferse vom Boden. Die Bewegung ist klein.
Senken Sie den Fuß wieder bis er den Boden berührt und schon hebt sich die Kleinzehenseite des Fußes bis zur Ferse, was noch weniger weit geht als die Gegenbewegung.
Wiederholen Sie das Hin und Her und versuchen Sie dabei stets die gleichen Stellen am Boden zu treffen und meine Fingerspitzen nur als Berührung und nicht als Druck zu spüren.«

Analyse

Die inversorischen/eversorischen Bewegungen des Fußes im unteren Sprunggelenk haben weiterlaufend eine Auswirkung auf die Tibia. So bewegt sich diese mit der Inversion außenrotatorisch und mit der Eversion innenrotatorisch im Kniegelenk (s. Belastungsphase, S. 59).
Die Bedingung, das Knie an Ort und Stelle stehen zu lassen, wird durch adduktorische/abduktorische sowie innenrotatorische/außenrotatorische Gegenaktivitäten der Hüftgelenkmuskulatur erfüllt, welche den Oberschenkel am Weiterlaufen hindern.

Anmerkung

Wegen der Auswirkungen der inversorischen/eversorischen Fußbewegungen auf die Tibia, kann sich das Lernziel ebensogut auf die Rotationsbewegungen des Unterschenkels im Kniegelenk richten. In einem solchen Fall läßt sich das für die Rotationsuntersuchungen des Kniegelenks empfohlene Vorgehen ebenfalls als Übungen verwenden (s. S. 29).

Übung 8

Lernziel

Den Vorfuß wechselweise pronatorisch/supinatorisch gegen den unbewegten Rückfuß verwringen.

Ausgangsstellung

Aufrechter Sitz wie für Übung 5 beschrieben.

Übungsablauf

Mit der Extension der Zehen und dem gleichzeitigen geringen Anheben der Ferse, verstärkt sich der Druck unter dem Großzehengrundgelenk, während er am Kleinzehengrundgelenk abnimmt, dieses jedoch gerade noch den Boden berührt.

An der Ferse ist eine inversorische Tendenz beobachtbar, ohne daß allerdings ein derartiger Bewegungsausschlag in Erscheinung tritt, so daß sich der Vorfuß pronatorisch gegen den Rückfuß verwringen kann.

Bei der nun folgenden Gegenbewegung stellt die Ferse mit einem in der Mitte/unten gelegenen Punkt den Kontakt zum Boden wieder her. Während gleichzeitig die Zehenspitzen zum Boden streben und das Kleinzehengrundgelenk den Kontakt zum Boden herstellt, entfernt sich das Großzehengrundgelenk wenig aber deutlich von diesem. An der Ferse ist eine eversorische Tendenz beobachtbar, ohne daß jedoch ein solcher Bewegungsausschlag in Erscheinung tritt. Der Vorfuß verwringt sich supinatorisch gegen den Rückfuß.

Bei der Wiederholung der Hin- und Herbewegung treffen Großzehen- und Kleinzehengrundgelenk sowie die Ferse stets mit dem gleichen Punkt an der gleichen Stelle am Boden auf.

Hinweis

Die isolierte Ausführung der funktionell so bedeutsamen pronatorischen Verwringung des Vorfußes gelingt meist besser, wenn der Therapeut vorbereitend einige Male den Fuß in die gewünschte Endstellung bringt (s. Supination/Pronation, S. 26) und dort einen Halteauftrag erteilt.

Dieser wiederum kann meist besser erfüllt werden, wenn die für die Verspannung der Längswölbung des Fußes zuständige Muskulatur durch einen »Stretch« stimuliert wird. Dabei wird der Vorfuß minimal supiniert.

Instruktion des Patienten

»Was immer auch am Fuß geschieht, denken Sie daran, daß sich die Ferse weder nach außen, weg vom anderen Fuß noch nach innen, auf diesen zubewegen darf und daß auch das Knie unverändert an Ort und Stelle stehen bleiben muß.

Während sich nun der Druck unter dem Großzehenballen verstärkt, streben die Zehenspitzen vom Boden weg und mit ihnen der Kleinzehenballen. Auch die Ferse hebt sich ein wenig, wobei ihr innerer Rand den gleichen Abstand zum Boden hat wie ihr äußerer.

Jetzt geht es in die umgekehrte Richtung. Sie lassen die Ferse langsam zu Boden, wie auch die Zehenspitzen, während sich der Großzehenballen von diesem löst und statt dessen der Kleinzehenballen den Kontakt zum Boden herstellt. Achtung, der innere Fersenrand hebt sich nicht.«

Hinweis

Das Abheben der Ferse vom Boden sollte mit dem Auftrag vorbereitend geübt werden, daß die Ferse dabei medial und lateral den gleichen Abstand vom Boden haben muß und daß der Abstand Ferse – Boden sehr klein sein soll.

Zur Erleichterung kann der Therapeut die erwünschten Kontaktpunkte des Fußes mit dem Boden deutlich machen, indem er bei der Pronation einige Male eine Fingerspitze unter das Großzehengrundgelenk legt und bei der Supination jeweils eine unter das Kleinzehengrundgelenk sowie unter die Mitte der Ferse.

Die Beurteilung der ausgeführten, sehr kleinen Bewegungsausschläge wird etwas einfacher, wenn sich der Beobachter die Bewegungsachse vorstellt, welche von der hinteren Fersenmitte zur Mitte des 3. Zehengrundgelenks geht. Diese virtuelle Achse sollte sich weder nach lateral noch nach medial verschieben.

Analyse

Bei der pronatorischen Vorfußbewegung hat die Ferse die Tendenz gleichsinnig weiterlaufend eine Eversion zu machen. Die sogenannte pronatorische Verwringung des Vorfußes gegen den Rückfuß kommt jedoch nur zustande, wenn durch eine Gegenaktivität von M. tibialis posterior, M. hallucis longus, M. soleus und M. gastrocnemius, vornehmlich seines medialen Anteils, die Ferse in ihrer Nullstellung gehalten und am Weiterlaufen gehindert wird. Bei diesem Vorgang wird die Längswölbung des Fußes verspannt, so daß dieser verhältnismäßig kürzer wird. Das wird besonders offensichtlich in der Variante von Übung 8.

Bei der supinatorischen Vorfußbewegung hat die Ferse die Tendenz, eine gleichsinnig weiterlaufende Inversion zu machen. Diese wird durch Gegenaktivität der Pronatoren verhindert. Die Druckzunahme unter dem Kleinzehengrundgelenk begünstigt die Aktivität der Pronatoren. Die Längswölbung des Fußes wird bei dieser Komponente vermindert, so daß der Fuß verhältnismäßig etwas länger wird.

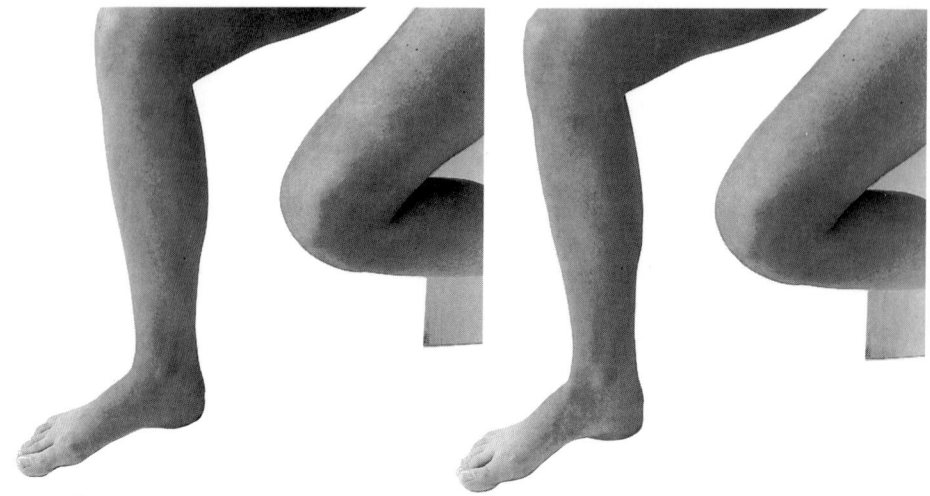

Abb. 73: Übung 8, Variante, Nullstellung des Fußes. – Abb. 74: Übung 8, Variante, pronatorische Verwringung des Fußes.

Variante von Übung 8

Mit einem fortgeschrittenen Patienten kann die pronatorische Verwringung ohne Extension der Zehen und ohne Abheben der Ferse geübt werden.

Mit dem wenig zunehmenden Druckkontakt unter dem Großzehengrundgelenk verstärkt sich auch jener an einem etwas lateral von der hinteren Fersenmitte gelegenen unteren Punkt.

Die Zehenspitzen behalten den Kontakt zum Boden ohne Druckmehrung bei.

Die Längswölbung des Fußes nimmt zu, er wird verhältnismäßig kürzer, was besonders auffällt, wenn der Patient die Intensität der Muskelaktivität auf den Grundtonus reduziert und der Fuß quasi in seiner Längsrichtung auseinander fließt. *(Abb. 73+74)*

Übung 9

Lernziel

Die Großzehe in ihrem Grundgelenk abduzieren/adduzieren.

Ausgangsstellung

Aufrechter Sitz wie für Übung 5 beschrieben.

Übungsablauf

Die Ferse hebt sich wenig vom Boden. Ohne daß sie dabei nach lateral ausschert, schiebt sich die Großzehenspitze unter Beibehalten des Bodenkontakts weg von der Spitze der 2. Zehe. Der Abstand zwischen den übrigen Zehenspitzen vergrößert sich ebenfalls. *(Abb. 75+76)*

Mit zunehmender Übung behält die Ferse den Kontakt zum Boden bei.

Hinweis

Damit die Ferse nicht nach lateral ausschert, ist es für den Patienten zunächst eine Hilfe, wenn der Therapeut einen Berührungs- bis Druckkontakt medial an der Ferse gibt.

Instruktion des Patienten

»Heben Sie die Ferse wenig vom Boden und bleiben Sie so, wenn sich jetzt die Großzehenspitze von der Spitze der zweiten Zehe entfernt. Achtung, die Großzehe löst sich dabei nicht vom Boden und die Ferse verläßt meinen Finger nicht.

Auch die übrigen Zehenspitzen dürfen auseinanderstreben und ihren Abstand vergrößern. Nun geht alles wieder zurück zum Ausgangspunkt.«

Analyse

Die Abduktion der Großzehe erfolgt durch den M. abduktor hallucis, was der Therapeut palpatorisch wahrnehmen kann.

Variante von Übung 9

Zur Mobilisation des Großzehengrundgelenks in Abduktion kann der Bewegungsausschlag von proximal bewerkstelligt werden.

Abb. 75: Übung 9, Abduktion der Großzehe. – Abb. 76: Übung 9, Adduktion der Großzehe.

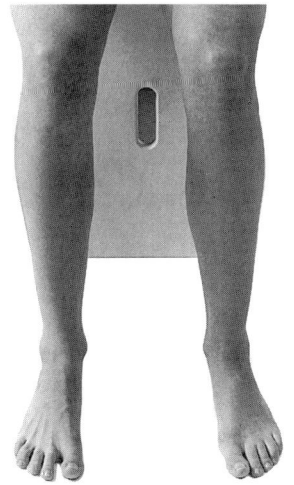 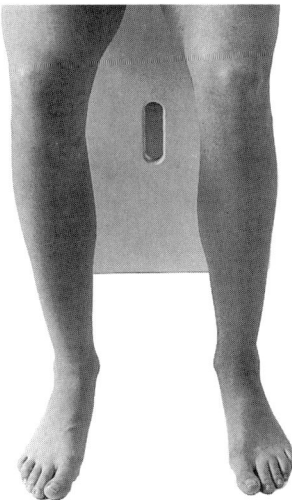

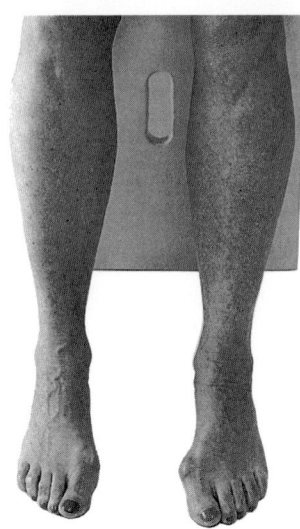

Abb. 77: Übung 9, Variante, initiale Adduktion im Großzehengrundgelenk re von proximal bei Hallux valgus.

Der Patient verschiebt initial die Ferse nach lateral, wobei die Großzehe durch Druck gegen den Boden an Ort und Stelle stehen bleibt. *(Abb. 77)*
Mit dem Auftrag, die entlastete Ferse über die Nullstellung hinaus nach medial zu verschieben, ohne die Großzehe mitzunehmen, entsteht eine Abduktion im Großzehengrundgelenk vom proximalen Partner aus. Ist es dem Patienten nicht möglich, die Großzehe zu fixieren, legt der Therapeut Hand an. *(Abb. 78+79)*

Abb. 78: Übung 9, Variante, Nullstellung beider Füße bei Hallux valgus beidseits lk stärker als re. – Abb. 79: Übung 9, Variante, Abduktion im Großzehengrundgelenk re von proximal.

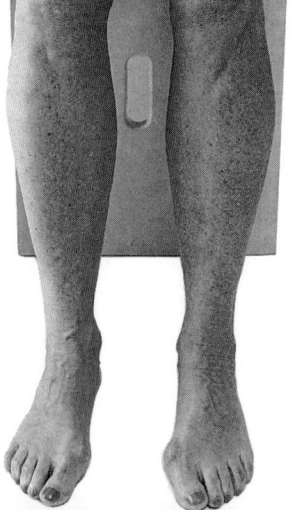
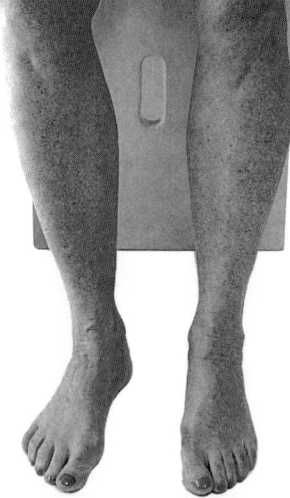

136

Bedingung 3

– Das Bein darf ohne Einschränkungen belastet werden.

Übung 10

Lernziel

Bei wechselweise positiver und negativer Hubarbeit der Wadenmuskulatur unter zunehmender Belastung des Beins bis zum Einbeinstand eine Plantarflexion/Dorsalextension im oberen Sprunggelenk auszuführen.

Ausgangsstellung

Aufrechter Sitz wie für Übung 5 beschrieben mit dem Unterschied, daß die Körperlängsachse wenig nach vorn geneigt ist, und sich die re/lk Hand auf dem re/lk Oberschenkel kniegelenknahe aufstützt.

Übungsablauf

Gegen den Druck der Hände werden beide Fersen mehrere Male wechselweise so weit wie möglich vom Boden entfernt und wieder angenähert, ohne diesen allerdings jeweils zu berühren. Die Druckbelastung am Vorfuß bleibt stets medial im Bereich der Grundgelenke der beiden ersten Zehen.

Instruktion des Patienten

»Drücken Sie kräftig auf Ihre Knie und behalten Sie den Druck bei, wenn Sie jetzt beide Fersen weit vom Boden entfernen und diesem wieder annähern, ohne ihn allerdings zu berühren. Machen Sie die Auf- und Abbewegungen Ihrer Fersen gemächlich. Achten Sie darauf, daß sich der Druck am Vorfuß auf die Großzehenballen beschränkt. Wenn Sie bei der Abwärtsbewegung spüren, daß die Waden zittern, machen Sie es richtig.«

Analyse

Mit der Aufwärtsbewegung der Fersen leistet die Wadenmuskulatur positive mit der Abwärtsbewegung negative Hubarbeit.

Mit dem Abheben der Fersen verschieben sich die Kniegelenke nach oben/wenig nach vorn. Die Flexion dieser Gelenke wie auch der Hüftgelenke nimmt zu. Die Wadenmuskulatur kommt in dieser Phase der Bewegung in den Bereich ihrer aktiven Insuffizienz.

Variante 10.1

Der Patient legt sich mit den Vorderarmen kniegelenknahe auf die Oberschenkel. Die Belastung nimmt zu und kann noch weiter gesteigert werden, wenn die Auf- und Abbewegung schließlich nur mit dem betroffenen Fuß gemacht wird, während sich der andere vom Boden entfernt hält. *(Abb. 80)*

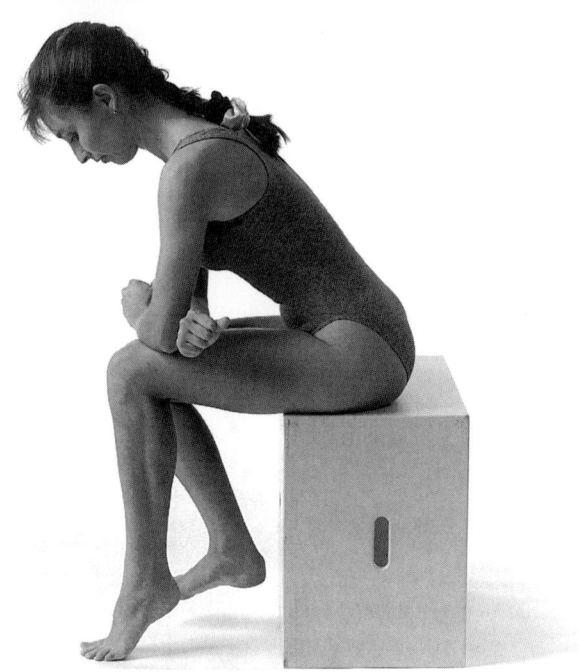

Abb. 80: Variante 10.1, Plantarflexion lk unter Belastung.

Variante 10.2

Der stehende Patient stellt seinen betroffenen Fuß so auf eine Kiste oder einen hohen Tritt, daß die Ferse den Rand überragt.

Die verschränkten Vorderarme werden kniegelenknahe auf den Oberschenkel gelegt.

Bei der jeweiligen Abwärtsbewegung der Ferse kann im oberen Sprunggelenk über die Nullstellung hinaus dorsalextendiert werden. Dabei wird die Achillessehne gedehnt, so daß die folgende Kontraktion der Wadenmuskulatur für die Aufwärtsbewegung erleichtert wird. *(Abb. 81+82)*

Es kann aber auch aus der Endstellung der Plantarflexion eine sehr kleine, rasche Abwärtsbewegung mit der Ferse verlangt werden, die sofort von der Wadenmuskulatur abgebremst und wieder in die Ausgangsstellung zurückgebracht wird. Diese wiederholt ausgeführte Bewegung erfordert ein hohes Maß an Geschicklichkeit der genannten Muskulatur.

Variante 10.3

Die Belastungssteigerung vom Zweibein- bis zum Einbeinstand kann erfolgen, indem der Patient sich zunächst mit den Vorderarmen, dann nur noch mit den Händen auf eine Behandlungsbank stützt. Die Auf- und Abbewegungen der Ferse erfolgen wechselweise mit beiden Füßen und mit dem betroffenen allein.

Zur weiteren Steigerung stützt sich der aufrecht stehende Patient mit den Händen an der Wand ab, wobei wiederum die Übung bald im Zweibein- bald im Einbeinstand ausgeführt wird.

Schließlich erfolgen die Fersenbewegungen nur noch im Einbeinstand, wobei sie im Tempo gesteigert werden können bis zum sogenannten Federn. Der Patient stellt nun nur noch mit den Fingerspitzen einen Kontakt zur Wand oder besser zum Therapeuten her.

Hinweis

Bei allen Übungen im Einbeinstand hat es sich als günstig erwiesen, daß der Patient mit der Gegenhand den Therapeuten z. B. an dessen Schulter berührt. Der Therapeutenkörper ist einer Wand oder einem anderen Gegenstand im Raum vorzuziehen, weil sofort reagiert werden kann, wenn aus dem Berührungskontakt ein unerwünschter Druckkontakt wird.

Namentlich älteren oder noch unsicheren Patienten erleichtert ein Berührungskontakt bei allen Übungen im Einbeinstand das Ausbalancieren des Körpers. Da damit verbunden die Unterstützungsfläche vergrößert wird, muß sich der Patient nicht vorrangig um die Erhaltung seines Gleichgewichts kümmern, sondern kann sich voll und ganz auf die geforderte Übung konzentrieren.

Abb. 81: Variante 10.2, Dorsalextension re über die Nullstellung hinaus unter Belastung.   *Abb. 82: Variante 10.2, Plantarflexion re unter Belastung.*

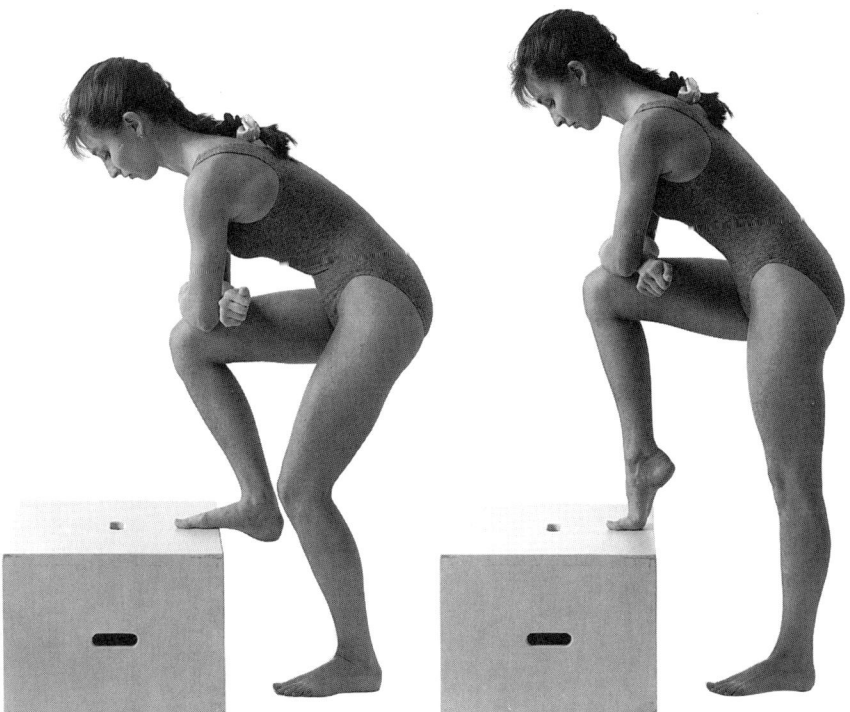

Übung 11

Lernziel

Im Einbeinstand bei deblockiertem Kniegelenk wechselweise mit dem belasteten Fuß eine Inversion/Eversion im unteren Sprunggelenk ausführen, ohne die Bewegung als Außenrotation/Innenrotation auf das Hüftgelenk weiterlaufen zu lassen und ohne die Vertikalität der virtuellen Körperlängsachse aufzugeben.

Ausgangsstellung

Nullstellung des aufrechten Standes. Die virtuelle Körperlängsachse ist vertikal, der Abstand re/lk Kniegelenk und re/lk oberes Sprunggelenk entspricht dem Abstand re/lk Hüftgelenk. Die funktionellen Fußlängsachsen sind parallel.

Übungsablauf

Der Patient befindet sich im Einbeinstand und berührt mit den Fingerspitzen der Gegenhand den Therapeuten. Das Kniegelenk ist und bleibt deblockiert während sich der belastete Fuß wechselweise inversorisch/eversorisch bewegt. Die Körperlängsachse behält ihre Vertikalität bei.

Instruktion des Patienten

»Sie dürfen sich mit den Fingerspitzen Ihrer rechten Hand wie ein Schmetterling auf meiner Schulter niederlassen, während Sie nur noch auf ihrem verletzten Fuß stehen. Das Kniegelenk darf etwas nachgeben, wobei sich die Kniescheibe wenig über den Fuß schiebt. Das bleibt so, wenn sich jetzt wechselweise einmal der Innenrand des Fußes bis zur Ferse vom Boden löst, sich wieder senkt und dann der Außenrand des Fußes bis zur Ferse den Kontakt zum Boden aufgibt. Achtung, das Knie bleibt an Ort und Stelle stehen und dreht sich weder nach außen noch nach innen.«

Analyse

Bei deblockiertem Kniegelenk bewirkt die Inversion des Fußes eine Außenrotation der Tibia im Kniegelenk und die Eversion eine Innenrotation allerdings von geringem Ausprägungsgrad.

Würde sich das Kniegelenk endgradig strecken, liefen die Fußbewegungen auf das Hüftgelenk weiter, in dem der Oberschenkel analog zur Tibiabewegung bei der Inversion eine Außenrotation und bei der Eversion eine Innenrotation macht.

Am oberen Sprunggelenk wirkt die Wadenmuskulatur, am Kniegelenk der Quadrizeps gegen die Schwerkraft.

Übung 12

Lernziel

Im Einbeinstand bei deblockiertem Kniegelenk den Fuß pronatorisch verschrauben und dabei gleichzeitig mit dem Oberschenkel eine Außenrotation im Hüftgelenk machen, ohne das Becken gleichsinnig weiterlaufend mitzunehmen.

Ausgangsstellung

Nullstellung des aufrechten Standes wie für Übung 11 beschrieben.

Übungsablauf

Der Patient begibt sich in den Einbeinstand und berührt mit der Gegenhand den Therapeuten (s. Hinweis, Übung 10, S. 139). Das Kniegelenk ist und bleibt deblockiert. Die Ferse behält ihren Druckkontakt zum Boden bei. Während das Großzehengrundgelenk seinen Druck gegen den Boden verstärken möchte, strebt die Kniescheibe weg vom anderen Bein, ohne daß dabei ein Außenrotationsausschlag des Oberschenkels in seinem Hüftgelenk in Erscheinung tritt. Das Becken bleibt an Ort und Stelle stehen.

Instruktion des Patienten

»Drücken Sie die Fußsohle Ihres verletzten Beins fest gegen den Boden, bis sich der andere Fuß von diesem löst. Das Kniegelenk bleibt dabei deblockiert und der ganze Körper ist unverändert hoch aufgerichtet. Die Fingerspitzen auf der unbelasteten Seite berühren sanft wie ein Schmetterling meine Schulter.
Spüren Sie unter der Ferse einen Druck? Behalten Sie diesen bei, wenn jetzt der Großzehenballen vermehrt auf den Boden drücken möchte und die Kniescheibe sich vom anderen Bein weg drehen und nach außen schauen möchte. Achtung, das Becken folgt dem Knie nicht, es bleibt an Ort und Stelle stehen. Fühlen Sie, daß sich Ihre Beinmuskeln bis in den Fuß anstrengen? Halten Sie die Spannung einen Moment, ehe Sie diese langsam lösen.«

Hinweis

Bei ungünstiger Statik des Fußes gelingt die Übung in der Regel besser, wenn die Ferse durch eine nicht zu harte, 2–3 cm dicke Unterlage, erhöht ist.

Analyse

Der intensive Wunsch, im Einbeinstand eine Außenrotation mit dem Oberschenkel in seinem Hüftgelenk bewerkstelligen zu wollen, verstärkt die pronatorische Verschraubung des Fußes und steigert die Aktivität sämtlicher Muskeln, welche für die möglichen Bewegungsausschläge zuständig sind.

Diese potentiellen Bewegungsausschläge sind am Fuß die Pronation des Vorfußes und die Inversion des Rückfußes, am Hüftgelenk die Außenrotation von distalem und proximalem Gelenkpartner. Auf beiden Bewegungsniveaus haben wir es mit Gegenbewegungen zu tun.
Die potentielle Drehbewegung von Tibia und Femur entspricht im Kniegelenk einer Innenrotation.
Die Schwerkraft ist ein primärer Aktivitätsstimulus z. B. für die Wadenmuskulatur, den Quadrizeps und die Extensoren des Hüftgelenks, durch den der Einbeinstand ermöglicht wird.

Übung 13

Lernziel

Bei flektierten Knie- und Hüftgelenken vorwärts gehend den Druckkontakt von re/lk medialem Femurkondylus beibehalten und die Füße von der Ferse bis zu den Zehen wechselweise abrollen.

Ausgangsstellung

Nullstellung des aufrechten Standes wie für Übung 11 beschrieben mit dem Unterschied, daß sich Oberschenkel und Unterschenkel medial berühren.

Übungsablauf

Knie- und Hüftgelenke werden wenig flektiert. Die Fersen lösen sich vom Boden. Die Körperlängsachse neigt sich wenig nach vorn. Der mediale Druckkontakt der Knie bleibt erhalten, wenn der Patient vorwärts geht, wobei die Ferse des jeweils nach vorn schwingenden Unterschenkels initial den Kontakt zum Boden herstellt und die Abrollung des Fußes bis zu den Zehen einleitet.
Die Schritte sind kurz und rasch. Um besser vorwärts zu kommen drückt sich der Vorfuß vom Boden ab. *(Abb. 83–85)*

Instruktion des Patienten

»Wenn Sie jetzt ein wenig in den Kniegelenken nachgeben, dürfen sich zwar die Fersen vom Boden lösen, doch die Kniegelenke berühren sich unverwandt mit ihren Innenseiten, sie dürfen sogar gegeneinander drücken.
Behalten Sie diesen Druck stets bei, wenn Sie vorwärts gehen. Dabei setzt immer zuerst die Ferse am Boden auf. Sie spüren, wie es Sie mit kleinen raschen Schritten vorwärts treibt. Denken Sie an Ihre Knie und an die Fersen.«

Hinweis

Fällt es einem Patienten schwer, den Druck zwischen den Knien während des Gehens beizubehalten, kann man ihm ein gefaltetes Handtuch oder ähnliches

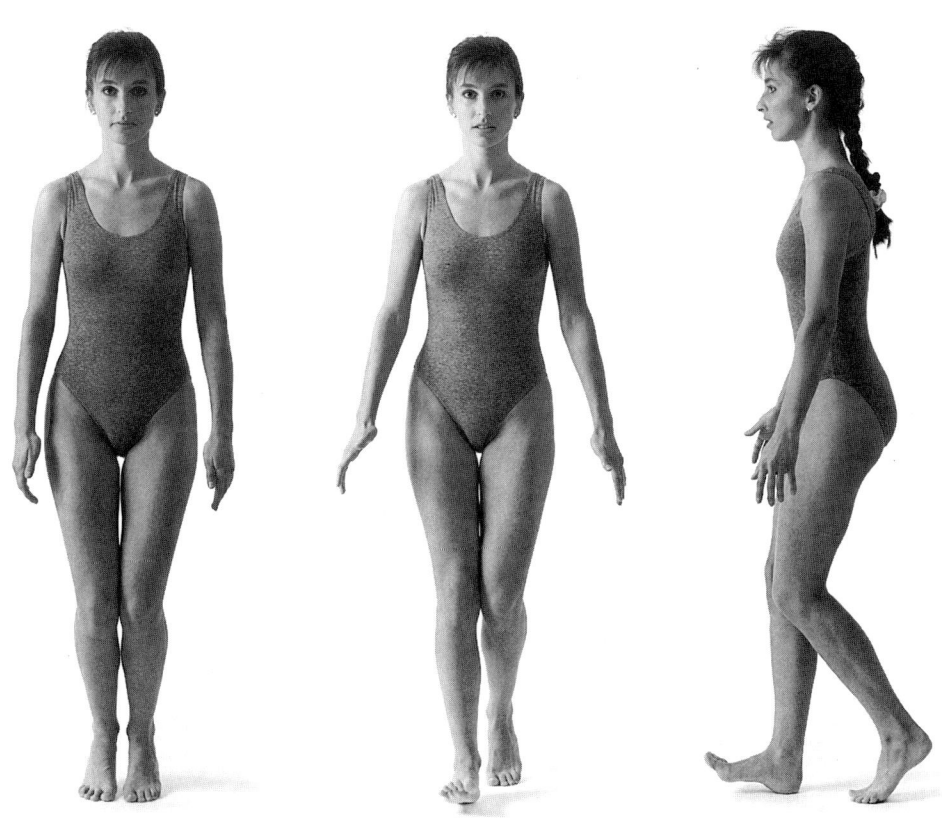

Abb. 83: Übung 13, Ausgangsstellung von vorn. – Abb. 84: Übung 13, Schrittstellung von vorn. – Abb. 85: Übung 13, Schrittstellung von der Seite.

geben, das er mit den Knien festhalten muß und das er beim Gehen nicht verlieren darf.

Will man bei geringgradigen varischen Abweichungen der Beinachsen auf Höhe der Kniegelenke nicht auf die Übung verzichten, kann der Gegendruck der Knie mit Hilfe eines entsprechend dicken Polsters erreicht werden.

Analyse

Unter den vorgegebenen Bedingungen wird aus den Kniegelenken gegangen, was zu einer Verkürzung der Schritte führt. Das erschwerte Vorwärtskommen wird erleichtert, indem das Körpergewicht sofort von der Ferse auf den Vorfuß katapultiert und vom Boden weggedrückt wird. Die damit verbundene Aktivität

der Wadenmuskulatur ist bei positiver Hubarbeit intensiv, was gelegentlich ein Zittern der genannten Muskeln auslöst.
Die Bewegungsausschläge im oberen Sprunggelenk, die Dorsalextension/Plantarflexion sind größer als beim normalen Gehen.

6.2 Kniegelenk – Hüftgelenk – Gelenke des Fußes

Da bei allen Bewegungen des Kniegelenks unter Entlastung, wie auch Belastung, dem M. quadriceps eine Schlüsselfunktion zukommt, können die folgenden Übungen unter den Titel »funktionelles Quadrizepstraining« gestellt werden.
Das ist insofern berechtigt, als dieser Begriff beinhaltet, daß die im normalen Haltungs- und Bewegungsverhalten vorkommenden Funktionen des Muskels ebenso wie die daran beteiligten Antagonisten, wie z. B. die Ischiokruralen, gleichrangig geübt werden und daß auch die Nachbargelenke einbezogen werden.
Der Beobachter liest die unter dem Einfluß der Schwerkraft stattfindenden statischen und dynamischen Aktivitäten des Muskels an ihren Auswirkungen ab. Daher haben sich, je nach Lage des Körpers im Raum und therapeutischer Absicht, Funktionsbezeichnungen für den Quadrizeps ergeben, welche sowohl die Konzeption zielgerichteter Übungen als auch die Instruktion des Patienten und die Beurteilung seines Verhaltens erleichtern.

So haben sich für die **statischen Aktivitäten** des Muskels diverse synonyme Begriffe eingebürgert wie Stabilisation, Haltefunktion, Gegenaktivität (aktives Widerlager), Beugeverhinderer, Sturzverhinderer.

Bei den **dynamischen Aktivitäten** mit unterschiedlicher Hubbelastung kann der Quadrizeps nicht nur als Strecker, sondern auch als Beuger wirken (s. Abschnitt 5.1.3, S. 102).

Mit den folgenden Übungen wird die Muskulatur hauptsächlich auf Geschicklichkeit und weniger auf Kraft trainiert, doch entspricht das dem erwünschten Vorgehen bei der Behandlung von frisch verletzten oder operierten Patienten.

Behandlungsziele

– Geschicklichkeitstraining der gesamten Oberschenkel- und Unterschenkelmuskulatur.
– Mobilisation aller Bewegungskomponenten des Kniegelenks im Rahmen des erlaubten Umfangs.
– Stufenweises Training der Belastbarkeit bis zur Vollbelastung.

Bedingung 1

- Das Bein bleibt unbelastet.
- Der Fuß darf keinen Kontakt zum Boden herstellen.
- Die passiven und aktiven Strukturen des Kniegelenks dürfen nicht mit dem Unterschenkel-/Fußgewicht belastet werden.

Übung 14

Lernziele

Bei deblockiertem Kniegelenk die gesamte Oberschenkelmuskulatur aktivieren, ohne einen Bewegungsausschlag im Kniegelenk zuzulassen.
Gleichzeitig den Fuß in der Mittelstellung von Dorsalextension/Plantarflexion einmauern und die Zehen bis in die Grundgelenke extendieren.

Ausgangsstellung

Rückenlage wie für Übung 3 beschrieben mit dem Unterschied, daß eventuell nur das Kniegelenk angemessen unterpolstert ist und die Ferse daher der Unterlage aufliegt. *(Abb. 86)*

Übungsablauf

Siehe »Instruktion des Patienten«.

Instruktion des Patienten

»Stellen Sie sich vor, Sie wollten die Ferse von der Unterlage lösen, doch so sehr Sie sich auch anstrengen, es gelingt nicht, sie abzuheben, doch nimmt ihr Druck, den sie auf die Unterlage ausübt auch nicht zu.
Gleichzeitig versuchen Sie ohne Erfolg, doch mit großer Anstrengung, den Fußrücken dem Schienbein zu nähern, einzig die Zehenspitzen entfernen sich dabei von der Unterlage und streben auseinander. Spüren Sie, daß die Muskeln an Ober- und Unterschenkel hart werden? Halten Sie diese Spannung einen

Abb. 86: Übung 14, Ausgangsstellung Rückenlage.

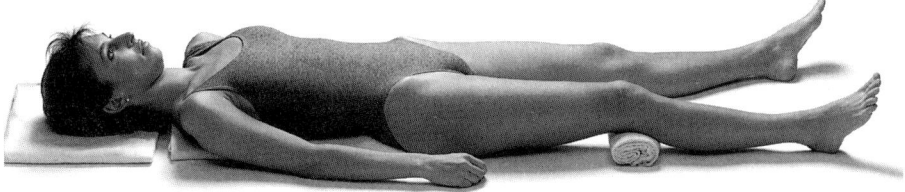

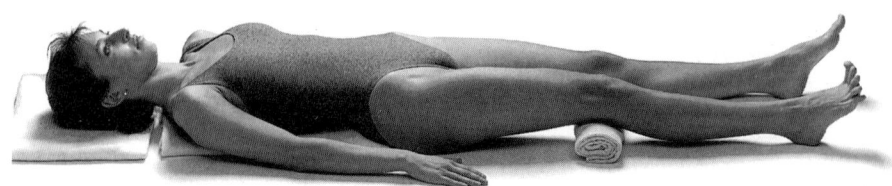

Abb. 87: Übung 14, Endstellung des re Beins.

Moment, ehe Sie diese langsam lösen und das Gefühl haben, Ober- und Unterschenkel fließen auseinander.« (Abb. 87)

Hinweis

Obwohl die Ausführung dieser differenzierten Übung für den Patienten sehr schwierig ist, muß sie häufig an den Anfang einer Behandlung gestellt werden. So z. B. nach einer Operation, wenn die Seitenlage noch nicht eingenommen werden kann, die Strukturen des Kniegelenks aber auch nicht mit dem Unterschenkel-/ Fußgewicht belastet werden dürfen und sich der Quadrizeps dennoch kontrahieren soll.

Der Appell an die Phantasie des Patienten ist die einzige Möglichkeit, das erwünschte Ziel zu erreichen. Das vorliegende Instruktionsbeispiel ist nur eins von vielen möglichen.

Analyse

Der Versuch, die Ferse von der Unterlage zu lösen, ohne daß dies bei erheblicher Anstrengung wirklich geschieht, bewirkt, daß sich die Ischiokruralen dem Grad der Quadrizepsanspannung entsprechend kontrahieren. Die Absicht, den Fußrücken dem Schienbein zu nähern ohne sie trotz Anstrengung zu verwirklichen, löst eine Kokontraktion von ventrolateraler und dorsaler Unterschenkelmuskulatur aus. Dabei unterstützt der zweigelenkige M. gastrocnemius die Ischiokruralen.

Die zugelassene Extension der Zehen intensiviert die Aktivität der Unterschenkelmuskulatur sowohl ventral als auch dorsal.

Variante von Übung 14

Ohne am Lernziel von Übung 14 und den damit verbundenen Bedingungen etwas ändern zu wollen, wird es für den Patienten manchmal einfacher den Quadrizeps anzuspannen, wenn der Therapeut durch einen sanften, nach distal

146

gerichteten Zug an der Patella den Muskel bzw. einige seiner Fasern vordehnt, ehe die Kontraktion erfolgt.

Liegen die Fingerspitzen des Therapeuten proximal/medial an der Patella, trifft die Vordehnung hauptsächlich den M. vastus medialis.

Dieser Teil des Quadrizeps sorgt dafür, daß die Patella nicht vom physiologischen Valgus des Kniegelenks begünstigt nach lateral/proximal gezogen wird. Dies allerdings nur, wenn das Kräftespiel der drei Vastus ausgewogen ist. Die Erfahrung lehrt, daß nach kürzester Zeit der Entlastung oder Ruhigstellung des Beins besonders auffällige Atrophien am medialen Kopf des Quadrizeps entstehen. Das führt zu einer Gleichgewichtsstörung im Kräftespiel der genannten Muskeln. Allein aus diesem Grund sollte dem M. vastus medialis bei der Behandlung besondere Aufmerksamkeit zuteil werden.

Übung 15

Lernziel

Den Unterschenkel wechselweise hubfrei extensorisch/flexorisch im Kniegelenk bewegen. Gleichzeitig und gegensinnig den Oberschenkel im Hüftgelenk extensorisch/flexorisch, den Fuß im oberen Sprunggelenk plantarflexorisch/dorsalextensorisch und die Zehen extensorisch/flexorisch bis in die Grundgelenke bewegen.

Ausgangstellung

Seitenlage wie für Übung 1 beschrieben.

Übungsablauf

Mit der extensorischen Bewegung des unten liegenden Unterschenkels im Kniegelenk verschiebt sich die Patella nach dorsal.

Im Hüftgelenk entsteht eine Extension.

Der Fuß bewegt sich währenddessen plantarflexorisch im oberen Sprunggelenk, die Zehen extensorisch bis in die Grundgelenke.

Mit der Bewegungsumkehr bewegen sich die Zehen flexorisch bis in die Grundgelenke, der Fuß dorsalextensorisch im oberen Sprunggelenk, der Unterschenkel flexorisch im Kniegelenk und der Oberschenkel flexorisch im Hüftgelenk.

Instruktion des Patienten

»Stellen Sie sich vor, Sie wollten sich auf die Zehen stellen, wenn Sie jetzt die Kniescheibe weg von dem davor liegenden Polster nach hinten schieben und dabei die Ferse vom Gesäß entfernen. Das Bein wird lang. Machen Sie es noch länger, indem Sie den Fußrücken vom Schienbein entfernen. Gleichzeitig nähern sich die Zehenspitzen dem Fußrücken. Sie spüren im ganzen Bein eine ausgeprägte Spannung. Behalten Sie diese einen Moment bei.

Nun lösen Sie die Spannung und schon schieben Sie die Kniescheibe zum Polster, die Ferse zum Gesäß, den Fußrücken nahe zum Schienbein und die Zehenspitzen zur Fußsohle. Denken Sie an die Gegenbewegung, lösen Sie die Spannung und schon geht es in die entgegengesetzte Richtung.«

Analyse

Der Bewegungsablauf ist hubfrei, weil sämtliche Bewegungsachsen vertikal eingestellt sind. Der Quadrizeps wirkt als Strecker des Kniegelenks, wobei er mit Umkehr der Bewegungsrichtung die Flexion zulassen muß.

Mit der Verschiebung der Patella nach dorsal macht der Oberschenkel eine extensorische Bewegung im Hüftgelenk. Dabei wird der M. rectus femoris über dem Hüftgelenk gedehnt, während er am Kniegelenk als Beweger wirkt. Ist der Bewegungsausschlag des Oberschenkels groß, wird das Becken erfaßt und es entsteht gleichsinnig weiterlaufend eine Extension in der Lendenwirbelsäule, im gegenseitigen Hüftgelenk eine Flexion.

Die an der Extension des Hüftgelenks beteiligten Ischiokruralen werden mit der extensorischen Bewegung des Unterschenkels im Kniegelenk gedehnt, wie auch der M. gastrocnemius. Dieser wirkt zusammen mit dem M. soleus am oberen Sprunggelenk als Beweger, wo gleichzeitig eine Plantarflexion stattfindet.

Die langen Extensoren der Zehen wirken bis in deren Grundgelenke als Beweger, während Sie am oberen Sprunggelenk durch die dort stattfindende Plantarflexion gedehnt werden.

Mit der Bewegungsumkehr nähert sich die Ferse dem Gesäß und die Patella dem vorn liegenden Polster. Im Knie- und Hüftgelenk entsteht jeweils eine Flexion. Während der M. rectus femoris am Hüftgelenk als Beweger wirkt, wird er über dem Kniegelenk gedehnt. Bei den Ischiokruralen verhält es sich gerade umgekehrt, diese wirken am Kniegelenk als Beweger und werden über dem Hüftgelenk gedehnt.

Wird das Becken von der flexorischen Oberschenkelbewegung erfaßt, entsteht gleichsinnig weiterlaufend eine Flexion in der Lendenwirbelsäule. Im gegenseitigen Hüftgelenk bewirkt die Beckenbewegung eine Extension.

Für den M. gastrocnemius gilt, daß er am Kniegelenk als Beweger wirkt und über dem oberen Sprunggelenk durch die dorsalextensorische Fußbewegung gedehnt wird.

Die an der Dorsalextension beteiligten langen Extensoren der Zehen sind am oberen Sprunggelenk Beweger und werden über den Zehengelenken gedehnt. Für die langen Flexoren der Zehen verhält es sich gerade umgekehrt.

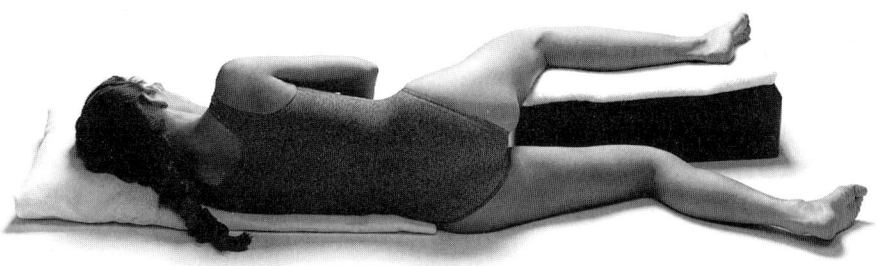

Abb. 88: Übung 15, Variante, Flexion in Hüft- und Kniegelenk bei Dorsalextension und Zehenflexion lk.

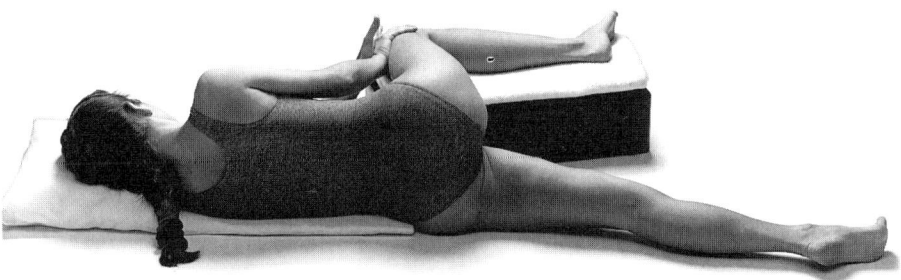

Abb. 89: Übung 15, Variante, Extension in Hüft- und Kniegelenk bei Plantarflexion und Zehenextension lk. Flexionswiderstand für das re Hüftgelenk.

Der gesamte Bewegungsablauf bringt es mit sich, daß sich die daran beteiligten zwei- und mehrgelenkigen Muskeln jeweils ökonomisch verkürzen.

Variante von Übung 15

Zur Intensitätssteigerung der Muskelaktivität kann sich der Patient während der extensorischen Bewegung des unteren Beins mit beiden Händen am oben liegenden Oberschenkel möglichst kniegelenknahe einen Flexionswiderstand für das gleichseitige Hüftgelenk geben. *(Abb. 88+89)*

Hinweis

In Übung 1 (s. S. 114) wirkt der Quadrizeps ebenfalls als Strecker des Kniegelenks unter Hubfreiheit und muß mit der Bewegungsumkehr wie in Übung 15 die Flexion zulassen. Da dabei die Extensoren/Flexoren des Hüftgelenks durch Gegenaktivität das gleichsinnige Weiterlaufen der Unterschenkelbewegung auf den Oberschenkel verhindern, wird der M. rectus femoris bei der Extensionsbewegung im Kniegelenk nicht ökonomisch aktiviert. Die Dehnung über dem Hüftgelenk entfällt. Aus diesem Grund stellt die Übung 1 bei Problemen am Kniegelenk eingesetzt eine Erschwernis für den Quadrizeps dar.

Übung 16

Lernziel

Den Unterschenkel wechselweise hubfrei extensorisch/flexorisch im Kniegelenk bewegen. Gleichzeitig den Oberschenkel gleichsinnig weiterlaufend flexorisch/extensorisch im Hüftgelenk, den Fuß dorsalextensorisch/plantarflexorisch im oberen Sprunggelenk und die Zehen extensorisch/flexorisch bis in die Grundgelenke bewegen.

Ausgangsstellung

Seitenlage wir für Übung 1 beschrieben.

Übungsablauf

Mit der hubfreien extensorischen Bewegung des Unterschenkels im Kniegelenk finden gleichzeitig in den proximal und distal angrenzenden Gelenken sowie in den Zehengelenken gleichsinnig weiterlaufende Bewegungen statt.

Diese sind eine flexorische Bewegung des Oberschenkels im Hüftgelenk, eine dorsalextensorische Bewegung des Fußes im oberen Sprunggelenk und eine extensorische Bewegung der Zehen bis in die Grundgelenke.

Mit der Bewegungsumkehr verläuft alles in entgegengesetzter Richtung. So entsteht mit der Flexion des Unterschenkels im Kniegelenk eine extensorische Bewegung des Oberschenkels im Hüftgelenk, eine plantarflexorische Bewegung des Fußes im oberen Sprunggelenk und eine flexorische Bewegung der Zehen bis in die Grundgelenke.

Instruktion des Patienten

»Während sich die Zehenspitzen dem Fußrücken nähern, strebt dieser zum Schienbein, die Ferse entfernt sich vom Gesäß und gleitet zum vorderen Rand der Bank. Die Kniescheibe nähert sich dem vor ihr liegenden Polster. Wenn Sie an der Hinterseite Ihres Beins bis in die Wade einen Zug spüren ist es gut.

Nun lösen Sie diese Spannung langsam und alles bewegt sich in die entgegengesetzte Richtung. Die Zehenspitzen streben zur Fußsohle, der Fußrücken entfernt sich vom Schienbein, die Ferse nähert sich dem Gesäß und die Kniescheibe entfernt sich von dem vor ihr liegenden Polster. Diesmal spüren Sie an der Vorderseite des Beins, hauptsächlich am Oberschenkel einen Zug. Denken Sie an die Gegenbewegung, ehe Sie die Spannung wegnehmen und schon läuft alles wie von allein in die entgegengesetzte Richtung.«

Analyse

Durch die gleichsinnig weiterlaufenden, hubfreien Bewegungen in Knie-, Hüft-, oberem Sprunggelenk und den Zehengelenken werden mit der extensorischen Unterschenkelbewegung im Kniegelenk die dorsal gelegenen Muskeln des Beins gedehnt, während die ventral gelegenen mehrgelenkigen an allen von ihnen überbrückten Gelenken als Beweger wirken.

Mit der Gegenbewegung verhält es sich gerade umgekehrt.

Bei frei beweglichen Gelenken wird der jeweilige Bewegungsablauf durch die aktive bzw. passive Insuffizienz der mehrgelenkigen Muskulatur begrenzt.

Ist der Bewegungsausschlag des Oberschenkels im Hüftgelenk verhältnismäßig groß, wird auch das Becken jeweils gleichsinnig weiterlaufend erfaßt. So verformt sich die Lendenwirbelsäule bei dem nach ventral gerichteten Geschehen flexorisch und bei dem nach dorsal gerichteten extensorisch.

Der Quadrizeps wirkt als Strecker des Kniegelenks, wobei er mit Beginn der Gegenbewegung die Flexion im Kniegelenk zulassen muß.

Hinweis

Übung 2 kann als Variante von Übung 16 gelten. Die gleichsinnig weiterlaufenden Bewegungen von Zehen, Fuß und Unterschenkel werden im Kniegelenk begrenzt durch die wechselweise extensorische/flexorische Gegenaktivität der Hüftgelenkmuskulatur. Die Bewegungen erfolgen unter Hubfreiheit.

Übung 17

Lernziel

Die von Fuß und Becken ausgehenden flexorischen Bewegungsimpulse auf das Kniegelenk durch Gegenaktivität des Quadrizeps verhindern.

Ausgangsstellung

Seitenlage wie für Übung 1 beschrieben, wobei besonders darauf zu achten ist, daß Hüft- und Kniegelenk nur geringgradig flektiert sind und daß der Fuß eine Mittelstellung im oberen Sprunggelenk einnimmt.

Übungsablauf

Mit der Flexion der Zehen bis in die Grundgelenke und der Plantarflexion des Fußes im oberen Sprunggelenk erfolgt gleichzeitig eine extensorische Bewegung des Beckens in den Hüftgelenken, ohne daß im Kniegelenk eine flexorische Bewegung sichtbar wird.

151

Instruktion des Patienten

»Was immer auch Fuß und Becken tun, das Kniegelenk behält eisern seine Stellung bei.

Ziehen Sie nun Ihr Steißbein kräftig zwischen die Beine und bewegen Sie gleichzeitig die Zehenspitzen zur Fußsohle und den Fußrücken weit weg vom Schienbein. Achtung, das Kniegelenk rührt sich nicht. Spüren Sie daß Ihre Muskeln am Oberschenkel hart werden? Behalten Sie diese Spannung einen Moment bei, ehe Sie nun das Becken, den Fuß und die Zehen langsam wieder zurück in die Ausgangsstellung lassen.«

Hinweis

Ehe diese Übung instruiert wird, ist es unerläßlich, die Beckenbewegung vorbereitend zu üben, wobei sich die beiden Tuberi ischii ebensogut als Distanzpunkte eignen wie das Steißbein. Falls die gleichsinnig weiterlaufenden Zehen- und Fußbewegungen dem Patienten einen Wadenkrampf verursachen, kann die Flexion der Zehen auch durch eine extensorische Bewegung ersetzt werden.

Analyse

Die Bewegungsausschläge von Becken und Fuß laufen in entgegengesetzte Richtungen. Dabei möchte das Becken den Oberschenkel gleichsinnig weiterlaufend mitnehmen, ehe die Toleranzgrenze der Extension im Hüftgelenk erreicht ist.

Der sich plantarflexorisch bewegende Fuß möchte den Unterschenkel gleichsinnig weiterlaufend mitnehmen, ehe die Plantarflexion im oberen Sprunggelenk ausgeschöpft ist.

Die von proximal und distal im Kniegelenk ankommenden Impulse würden zu einer Flexion führen, wirkte nicht der Quadrizeps durch eine Gegenaktivität »beugeverhindernd«.

Die Beckenbewegung führt zu einer flexorischen Verformung der Lendenwirbelsäule.

Hinweis

Ist die Extensionstoleranz im Hüftgelenk groß bzw. die Flexionstoleranz der Lendenwirbelsäule gering, wird der Oberschenkel nicht vom Impuls der Beckenbewegung erfaßt. In solchen Fällen kann das Lernziel dennoch erreicht werden, wenn man den Oberschenkel bereits in der Ausgangsstellung über die Nullstellung hinaus extensorisch im Hüftgelenk lagert.

Variante von Übung 17

Die Übung kann variiert werden, indem entweder nur die Beckenbewegung oder nur die Fußbewegung verlangt wird und vom Quadrizeps beantwortet werden muß.

Anpassung

Kann ein Patient, aus welchen Gründen auch immer, die Seitenlage nicht einnehmen und nur aus der Rückenlage behandelt werden, gilt es bei Übung 17 folgendes zu beachten:
Da sich in der Regel mit der Plantarflexion des Fußes der Druck an der Ferse, oder wenn diese nicht aufliegt, distal am Unterschenkel erhöht, werden hauptsächlich die Flexoren des Kniegelenks aktiviert, so daß das Lernziel nicht erreicht werden kann. Es ist also der Hinweis erforderlich, daß sich der Druck an den genannten Stellen nicht erhöhen darf. Der Quadrizeps übernimmt das Unterschenkelgewicht, um den distalen Druck zu vermindern. Die Aktivierung des Muskels kommt durch die Auseinandersetzung mit der Schwerkraft zustande. Er wirkt daher in der Rückenlage nicht als Beugeverhinderer, sondern im Sinne des Streckers auf das Kniegelenk.

Übung 18

Lernziel

Durch eine dorsalextensorische Bewegung des Fußes im oberen Sprunggelenk den Quadrizeps als Strecker des Kniegelenks aktivieren, ohne daß der Unterschenkel seinen Kontakt zur Unterlage aufgibt.

Ausgangsstellung

Ruckenlage wie für Übung 3 beschrieben mit dem Unterschied, daß nur das Kniegelenk in deblockierter Stellung angemessen unterpolstert ist und die Ferse der Unterlage aufliegt.

Übungsablauf

Mit der Dorsalextension des Fußes im oberen Sprunggelenk und der extensorischen Bewegung der Zehen wenig über die Nullstellung der Grundgelenke hinaus, nimmt der Druck unter der Ferse und der Kniekehle ab, wobei der Unterschenkel den Kontakt zur Unterlage nicht verliert. *(Abb. 90+91)*

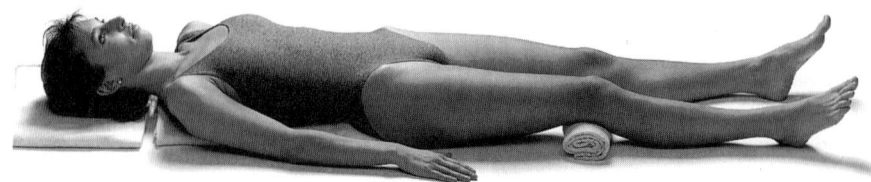

Abb. 90: Übung 18, Ausgangsstellung Rückenlage.

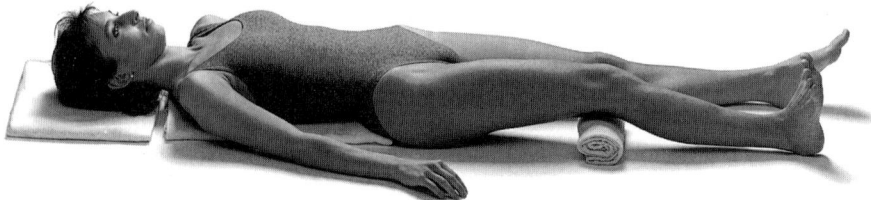

Abb. 91: Übung 18, Endstellung des re Beins.

Instruktion des Patienten

»Wenn Sie jetzt den Fußrücken mit den Zehen dem Schienbein nähern, nimmt zwar der Druck unter der Ferse und der Kniekehle ab, doch Sie verlieren nicht den Kontakt zur Unterlage. Spüren Sie wie schwer das Bein ist? Geben Sie sein Gewicht langsam wieder vollständig an die Unterlage ab.«

Analyse

Die dorsalextensorische Bewegung des Fußes im oberen Sprunggelenk läuft als gleichsinniger Impuls auf den Quadrizeps weiter, sofern eine Druckminderung unter der Ferse tatsächlich erfolgt. Der Muskel muß das Gewicht des Unterschenkels am Oberschenkel verankern und wirkt im Sinne des Streckers auf das Kniegelenk.

Die gleichzeitige Druckminderung unter der Kniekehle, ohne dabei den Kontakt zur Unterlage zu verlieren, aktiviert die Flexoren des Hüftgelenks, zu denen auch der M. rectus femoris gehört.

Übung 19

Lernziel

Bei wenig nach hinten geneigter Körperlängsachse reaktiv, durch statische Aktivität des Quadrizeps, im Moment der Verkleinerung der Unterstützungsfläche die Beine zum wirksamen Gegengewicht von Becken/Brustkorb mit Armen/Kopf machen, ohne die Neigung der Körperlängsachse zu verändern und den Kontakt der Beine mit der Unterlage zu verlieren.

Ausgangsstellung

Langsitz, die Hände sind hinter dem Körper aufgestützt. Die Beine liegen parallel oder wenig abduziert nebeneinander. Die Kniescheiben schauen nach oben. *(Abb. 92)*

Übungsablauf

Die Körperabschnitte Becken/Brustkorb/Kopf werden so übereinander angeordnet, daß die Körperlängsachse entsteht. Diese ist wenig nach hinten geneigt.

Auf ein Kommando des Therapeuten lösen sich beide Hände gleichzeitig wenig von der Unterlage ab, ohne daß sich an der Stellung der Arme dadurch grundsätzlich etwas ändert.

Die Körperlängsachse darf weder aufgegeben werden, noch darf sich an ihrer Lage im Raum etwas ändern. Die Beine behalten ihren Kontakt zur Unterlage bei. In den Kniegelenken darf nicht die geringste Flexion entstehen. *(Abb. 93)*

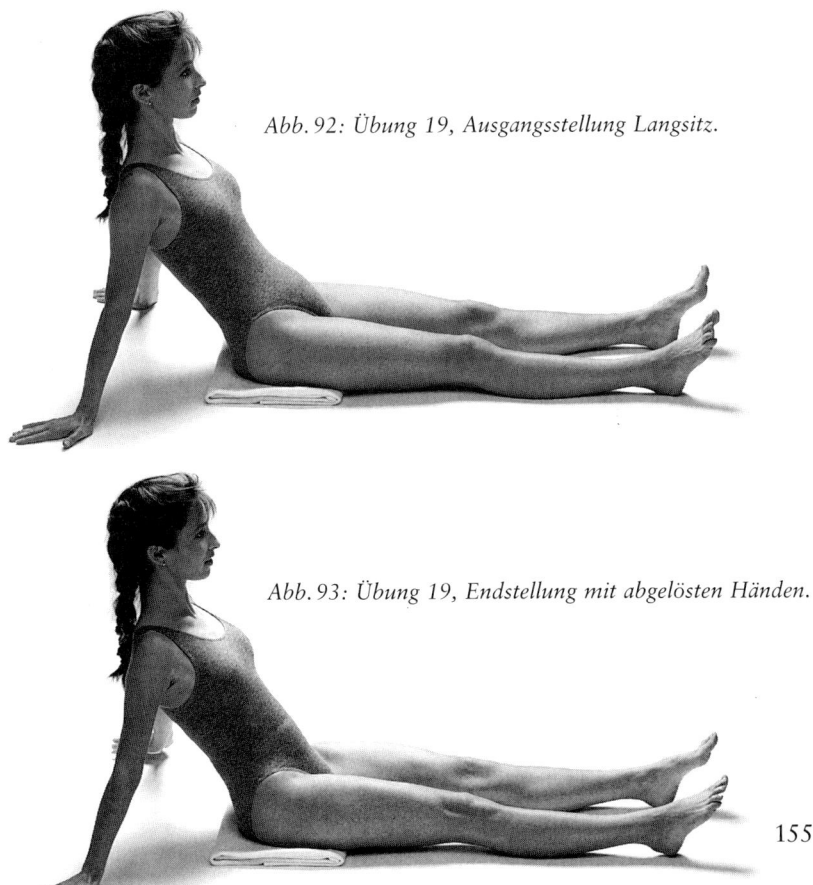

Abb. 92: Übung 19, Ausgangsstellung Langsitz.

Abb. 93: Übung 19, Endstellung mit abgelösten Händen.

155

Instruktion des Patienten

»Sie haben sich schön lang gemacht. Bleiben Sie so, wenn Sie auf mein Kommando die Hände gleichzeitig ganz wenig von der Unterlage lösen. Ändern Sie nichts an der Stellung der Arme, während die Hände über der Unterlage schweben. Auch die Beine bleiben lang und verlieren nicht ihren Kontakt mit der Unterlage.

Achtung, es geht los – und – jetzt! Bravo, bleiben Sie so, nun dürfen sich die Hände wieder abstützen und Sie sich entspannen.«

Analyse

Mit dem Ablösen der Hände verkleinert sich die Unterstützungsfläche ohne wesentliche Schwerpunktverschiebung drastisch. Um den Sturz zu verhindern wird die ventrale Rumpf-, Hüftgelenk- und Kniegelenkmuskulatur aktiviert. Dem M. quadriceps kommt die Aufgabe zu, durch Stabilisierung des Kniegelenks in Extension dafür zu sorgen, daß die Beine in ihrer größtmöglichen Länge ein optimales Gegengewicht zu den Körperabschnitten Becken/Brustkorb/Kopf und Arme bilden können.

Variante 19.1

Nach dem Ablösen der Hände von der Unterlage wird die Körperlängsachse wechselweise in den Hüftgelenken nach vorn bis in die Vertikale und wieder nach hinten, wenig über die Vertikale hinaus, geneigt. Der Abstand der re/lk Spina iliaca ant. sup. zum re/lk Oberschenkel wird dabei wechselweise kleiner und größer, wobei sich die Lendenwirbelsäule angemessen, jedoch wenig extensorisch und flexorisch verformt.

Die Arme können nach der Ablösung unterschiedlich in bezug auf den Körper und den Raum angeordnet werden. Z. B. sind sie bei extendierten Ellenbogengelenken sagittotransversal, frontotransversal oder parallel zur nach kranial verlängerten Körperlängsachse, frontosagittal eingestellt. Sie können auf dem Brustkorb gekreuzt werden oder die Hände verschränken sich im Nacken, wobei der Abstand re/lk Olekranon so groß wie möglich ist und während der Bewegung der Körperlängsachse bleibt.

Je nach Anordnung der Arme verschiebt sich der Schwerpunkt mehr oder weniger nach kranial. Das dadurch bei der Rückneigung erhöht gefährdete Gleichgewicht wird durch Intensitätssteigerung der Muskelaktivität, insbesondere auch jener des Quadrizeps erhalten. *(Abb. 94+95)*

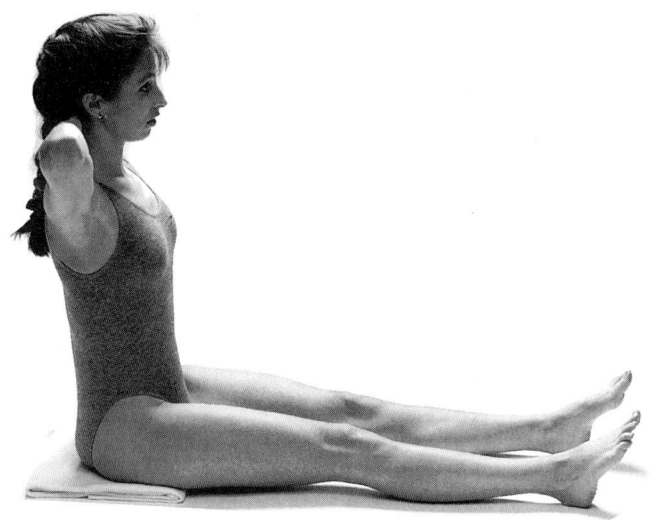

Abb. 94: Variante 19.1, Langsitz bei annähernd vertikaler Körperlängsachse. Hände im Nacken verschränkt.

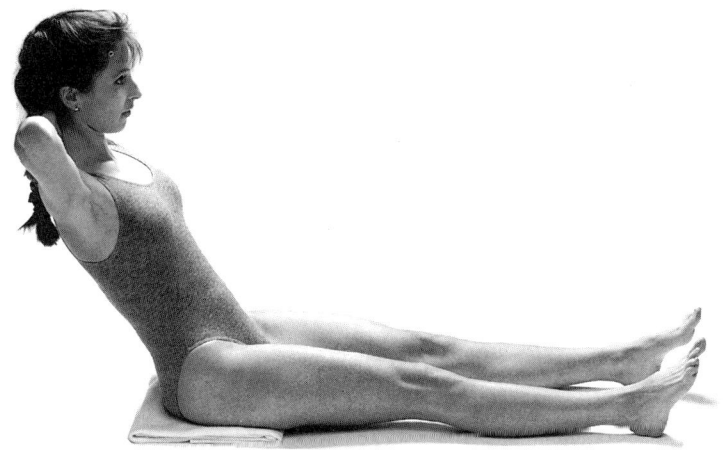

Abb. 95: Variante 19.1, Langsitz mit nach hinten geneigter Körperlängsachse und im Nacken verschränkten Händen.

Variante 19.2

Bei dieser Variante geht es darum, das Gegengewicht zum Rumpf zu verringern und den Quadrizeps zu einer Intensitätssteigerung seiner Aktivität zu zwingen.

Die Arme sind auf dem Brustkorb verschränkt. Mit der Rückneigung der Körperlängsachse hebt sich das unversehrte Bein bei gleichzeitiger Flexion im Kniegelenk von der Unterlage ab. Mit der anschließenden Aufrichtung der

Körperlängsachse bis annähernd in die Vertikale entfernt sich die Ferse ohne Hast vom Gesäß bis die volle Länge des Beins erreicht ist und mit seiner dorsalen Seite gerade noch nicht die Unterlage berührt. Dort angekommen bewegen sich Ferse und Körperlängsachse von neuem in umgekehrter Richtung usw. *(Abb. 96+97)*

Durch Stellungsänderungen der Arme, wie sie in Variante 19.1 beschrieben wurden, kann der Ablauf zusätzlich erschwert werden, ebenfalls durch das

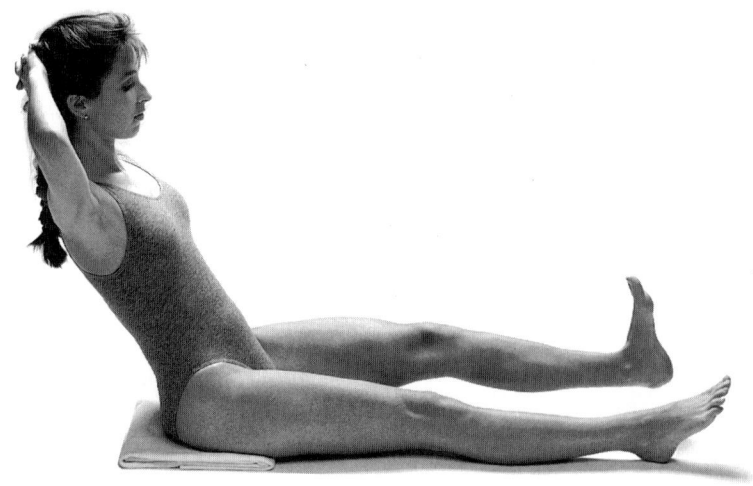

Abb. 96: Variante 19.2, Rückneigung der Körperlängsachse bei abgehobenem lk Bein.

Abb. 97: Variante 19.2, Rückneigung der Körperlängsachse bei abgehobenem in Knie- und Hüftgelenk flektiertem Bein.

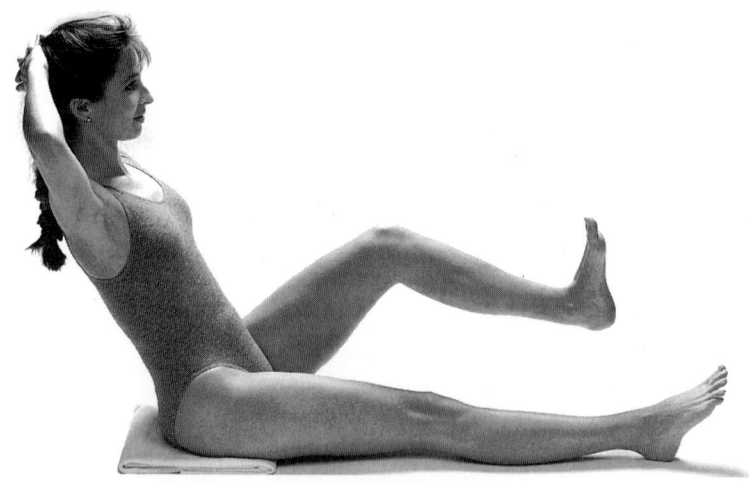

Beibehalten der Flexionsstellung im Kniegelenk bei der Aufrichtung der Körperlängsachse in die Vertikale.

Hinweis

Wenn über die Rolle der Füße in Übung 19 und Varianten nichts gesagt wurde, so nur, weil sie in der Regel reaktiv in das Geschehen einbezogen und durch die ventrolaterale Unterschenkelmuskulatur in ihrer Null- oder Mittelstellung im oberen Sprunggelenk fixiert werden. Ein besonderer Bewegungsauftrag erübrigt sich daher. Hat ein Patient jedoch Mühe, seine Kniegelenke in erwünschter Weise zu stabilisieren, hilft es ihm, wenn seine Füße auftaktisch eine Dorsalextensionstellung im oberen Sprunggelenk einnehmen.

Während Übung 19, den vorgegebenen Bedingungen entsprechend, bereits in der Frühphase einer Behandlung verlangt werden kann, sind die Varianten 1 und 2 zu diesem Zeitpunkt nur bedingt empfehlenswert. Allenfalls können Sie mit jungen Männern durchgeführt werden, die eine hoch trainierte Bauchmuskulatur haben.

In allen Fällen ist darauf zu achten, daß bei der Rückneigung die Körperlängsachse nicht verloren geht. Für den Patienten ist gewöhnlich der Hinweis nötig, daß es nicht darauf ankommt, wie nahe er seinen Rücken zur Unterlage bringen kann, sondern ob es ihm gelingt, diesen trotz Rückneigung »gerade« zu halten, indem der Processus xiphoideus weder nach hinten rutscht noch seinen Abstand zum Bauchnabel verkleinert. Ferner dürfen die Beine/das Bein den Kontakt mit der Unterlage nicht verlieren.

Bedingung 2

- Der Fuß darf Kontakt zum Boden herstellen.
- Die passiven und aktiven Strukturen des Kniegelenks dürfen zunehmend mit dem Unterschenkel-, Fußgewicht belastet werden.

Übung 20

Lernziel

Aus der Rückenlage bei vertikal eingestelltem Oberschenkel den Unterschenkel bis an die Grenze der Extensionstoleranz des Kniegelenks hubarm bewegen, die Intensität der Quadrizepsaktivität steigern, die Ischiokruralen dehnen.

Ausgangsstellung

Rückenlage. Der Fuß des unversehrten Beins ist gesäßnahe aufgestellt. Der Oberschenkel des betroffenen Beins ist ca. 90° im Hüftgelenk gebeugt und liegt in den verschränkten Händen des Patienten. *(Abb. 98)*

159

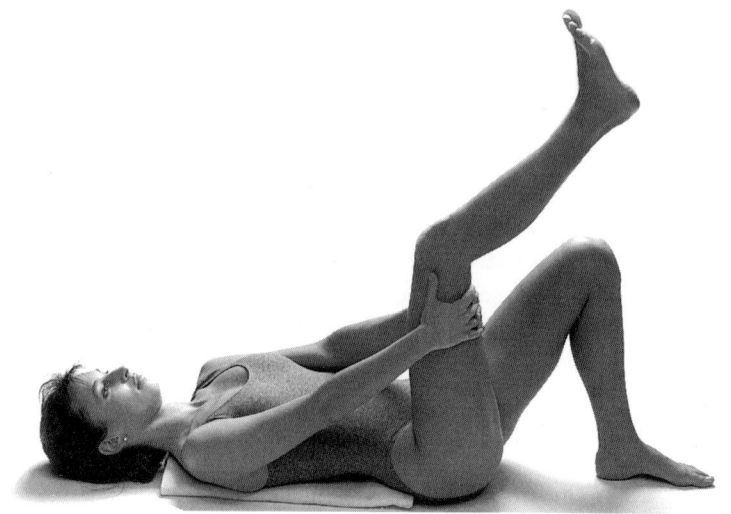

Abb. 98: Übung 20, Ausgangsstellung Rückenlage.

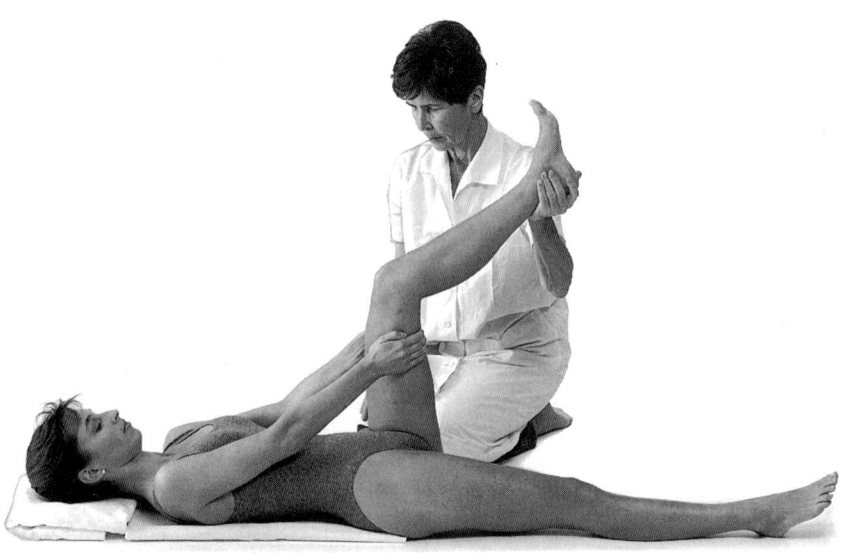

Abb. 99: Übung 20, Ausgangsstellung. Das Unterschenkelgewicht ist an die Therapeutin abgegeben.

Reicht die Länge der Arme nicht aus, um eine »Schlinge« für den Oberschenkel zu bilden, kann diese mit Hilfe eines zusammengelegten Handtuchs, das der Patient mit beiden Händen faßt, hergestellt werden.

Gegebenenfalls hat der Therapeut das Gewicht des wenig im Kniegelenk flektierten Unterschenkels abgenommen. *(Abb. 99)*

Übungsablauf

Die Ferse des nach oben weisenden Fußes wird durch eine extensorische Bewegung des Unterschenkels über das Kniegelenk gebracht, während sich der Fuß gleichzeitig plantarflexorisch im oberen Sprunggelenk und die Zehen extensorisch bis in die Grundgelenke bewegen. *(Abb. 100 + 101)*

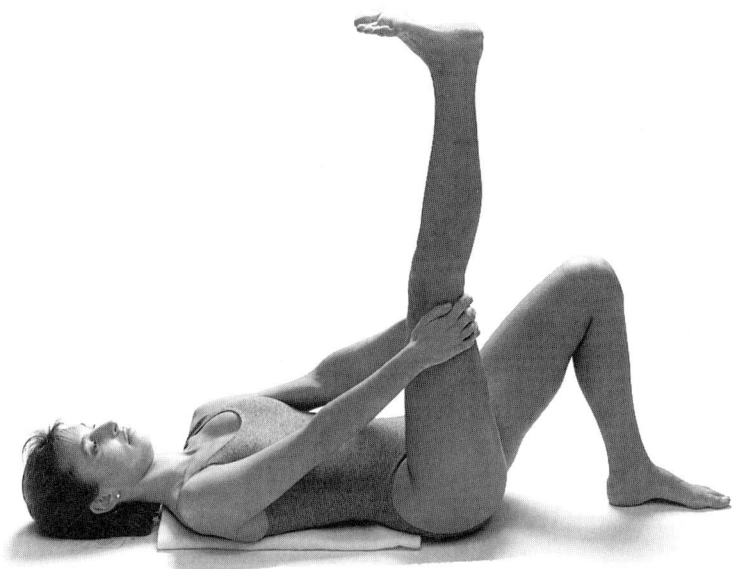

Abb. 100: Übung 20, Endstellung, annähernd, bei Vertikalstellung der Beinlängsachse.

Abb. 101: Übung 20, Endstellung, die Arme sind durch ein Tuch verlängert.

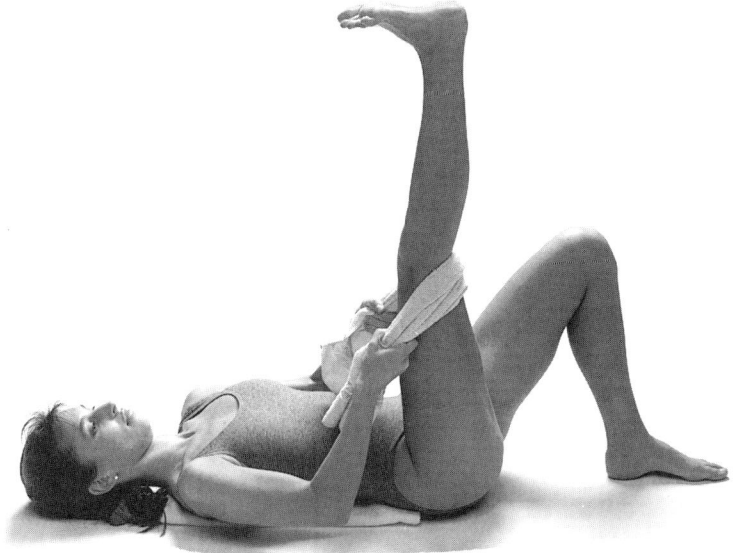

Instruktion des Patienten

»Lösen Sie jetzt den Unterschenkel aus meinen Händen, und während Sie versuchen, die Ferse über das gleichseitige Knie zu stellen, entfernt sich der Fußrücken vom Schienbein und streben die Fußspitzen zum Fußrücken. Achtung, halten Sie den Oberschenkel an Ort und Stelle fest, so daß sich die Kniescheibe nicht vom Bauch entfernt.

Spannt es hinten am Oberschenkel? Halten Sie diese Spannung einen Moment, ehe Sie mir den Unterschenkel übergeben. Sie dürfen jetzt Ihre Hände lösen und ausruhen.

Analyse

Durch das Abgeben des Beingewichts an die Arme werden die Flexoren des Hüftgelenks entlastet, die trunkozinguläre Muskulatur sowie die Rückenstrekker hingegen belastet.

Mit der Extension des Unterschenkels im Kniegelenk werden die Ischiokruralen gedehnt, sofern der Oberschenkel seine Flexionsstellung im Hüftgelenk nicht vermindert. Der Quadrizeps muß die Endstreckung des Unterschenkels im Kniegelenk gegen den Widerstand dieser Muskeln bewerkstelligen. Die Mitwirkung des M. rectus femoris ist erschwert, weil er in den Bereich seiner aktiven Insuffizienz kommt.

Mit der Plantarflexion des Fußes wirkt der über dem Kniegelenk gedehnte M. gastrocnemius am oberen Sprunggelenk als Beweger. Die Extension der Zehen sorgt dafür, daß die langen Zehenstrecker und -beuger weder aktiv noch passiv insuffizient werden.

Variante 20.1

In der Endstellung des Unterschenkels kann wechselweise eine Dorsalextension / Plantarflexion gefordert werden, wobei sich die Zehen schließlich gleichsinnig weiterlaufend extensorisch / flexorisch bis in die Grundgelenke bewegen können. Dadurch wird mit den Ischiokruralen gleichzeitig auch der Gastroknemius sowie die langen Zehenflexoren gedehnt, was eine Intensitätssteigerung des Quadrizeps auslöst.

Variante 20.2

Eine weitere Intensitätssteigerung erfährt der Quadrizeps, wenn in der Endstellung des Unterschenkels mit Dorsalextension des Fußes und Extension der Zehen, sich die Ferse des unversehrten Beins, auf der Unterlage gleitend, so weit wie möglich vom Gesäß entfernt. Die damit verbundene extensorische Bewegung des Oberschenkels im Hüftgelenk läuft gleichsinnig auf das Becken weiter.

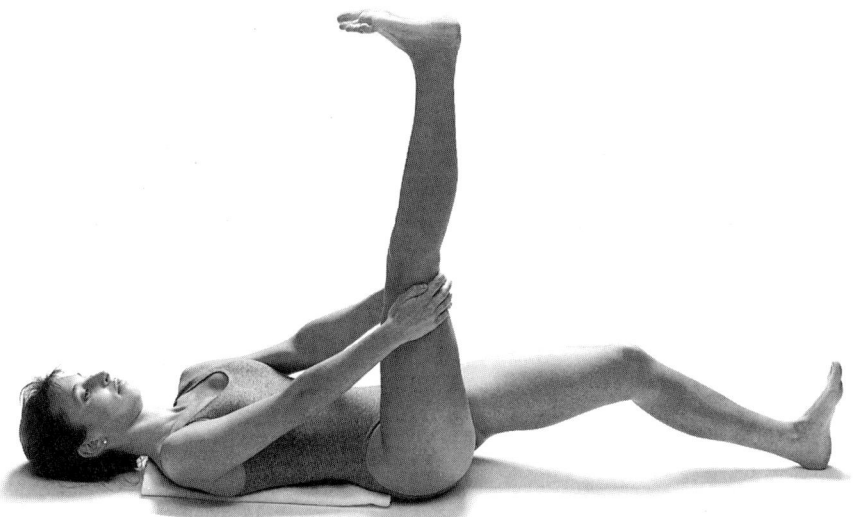

Abb. 102: Variante 20.2, Endstellung des re Unterschenkels bei gleichzeitiger extensorischer Bewegung des lk Beins. Zwischenstufe.

Im gegenseitigen Hüftgelenk nimmt die Flexion zu und damit verbunden werden die Ischiokruralen zusätzlich von proximal gedehnt. *(Abb. 102)*

Hinweis

Wenn das Unterschenkelgewicht, wie in Übung 20 beschrieben, jeweils vom Therapeuten übernommen wird, so gilt das für den Zeitraum, in dem die geschädigten Strukturen des Kniegelenks nur teilweise mit dem Unterschenkel-, Fußgewicht belastet werden dürfen. Sobald der Heilprozeß es erlaubt, führt der Patient die Übung selbständig, ohne manuelle Hilfe des Therapeuten aus. In diesem Fall ist die Hubarbeit des Quadrizeps mit der extensorischen Bewegung des Unterschenkels im Kniegelenk positiv, mit seiner flexorischen negativ.

Übung 21

Lernziel

Mit der extensorischen Bewegung des Unterschenkels im Kniegelenk bei gleichzeitig flexorischer Bewegung des Beckens in den Hüftgelenken die Ischiokruralen dehnen und die Aktivität des Quadrizeps intensivieren.

Ausgangsstellung

Aufrechter Sitz. Die Oberschenkel liegen auf der Bank. Der Abstand re/lk Kniegelenk entspricht dem Abstand re/lk Hüftgelenk oder ist dem Umfang der Oberschenkel entsprechend wenig größer.

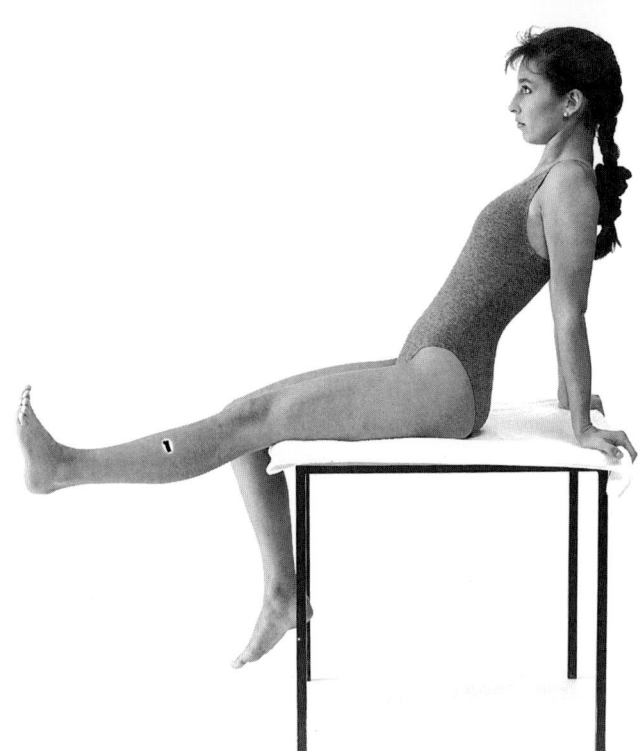

Abb. 103: Übung 21, Endstellung des Un-
terschenkels bei vermehrter Flexion im
Hüftgelenk vom Becken aus.

Abb. 104: Übung 21, Endstellung des Un-
terschenkels bei extensorischer Bewegung
des Beckens im Hüftgelenk.

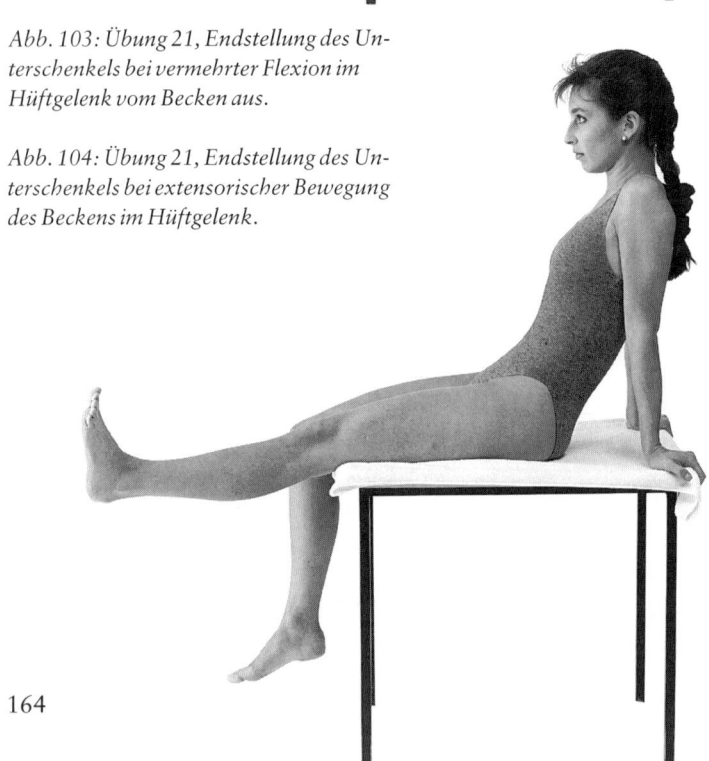

164

Der Unterschenkel des unversehrten Beins hängt vertikal, sein Fuß hat keinen Kontakt mit einer Unterlage. Der Unterschenkel des versehrten Beins ist bei mäßig flektiertem Kniegelenk an den Therapeuten abgegeben. Die Hände stützen sich hinter dem Körper auf die Unterlage.

Übungsablauf

Während der Unterschenkel eine endgradige Extension im Kniegelenk anstrebt, bewegt sich das Becken flexorisch in den Hüftgelenken. Der Fuß bewegt sich dorsalextensorisch im oberen Sprunggelenk, die Zehen extensorisch bis in die Grundgelenke. *(Abb. 103 + 104)*

Instruktion des Patienten

»Berühren Sie mit beiden Daumenspitzen am Becken den rechten und linken vorspringenden Punkt. Mit den Spitzen der Zeigefinger berühren Sie die Oberschenkel gegenüber den Daumen. Nun nähern sich die Beckenpunkte den Oberschenkeln, der Abstand zwischen Daumen und Zeigefingern wird kleiner und wieder größer, wenn sich die Beckenpunkte von den Oberschenkeln entfernen.

Machen Sie die Hin- und Herbewegung mit dem Becken einige Male ausführlich und prägen Sie sich diese gut ein. Sie spüren bereits ein Ziehen hinten am Oberschenkel, wenn sich der Abstand von Daumen und Zeigefingern verkleinert.

Nun stützen Sie die Hände bequem hinter dem Körper auf. Während Sie die Beckenpunkte den Oberschenkeln nähern, ziehen Sie Zehenspitzen und Fußrükken zum Schienbein und lösen die Ferse von meiner Hand. Achtung, der Oberschenkel bleibt unverändert auf der Bank liegen. Steigern Sie die Spannung hinten am Bein, halten Sie diese einen Moment! Nun entfernen Sie gemächlich die Beckenpunkte von den Oberschenkeln, die Ferse nähert sich ihrer Unterlage, Fußrücken und Zehenspitzen streben weg vom Schienbein und schon fließen alle Muskeln auseinander und entspannen sich, ehe es von neuem los geht.«

Analyse

Durch die Annäherung der re/li Spina iliaca ant. sup. an den re/li Oberschenkel und die dorsalextensorische Fußbewegung werden sowohl die Ischiokruralen als auch der Gastroknemius bei gleichzeitiger extensorischer Bewegung des Unterschenkels im Kniegelenk erheblich gedehnt. Dadurch erhöht sich der Widerstand für den Quadrizeps. Dieser leistet bei hoher Intensität positive Hubarbeit. Da der M. rectus femoris an beiden von ihm überbrückten Gelenken als Beweger wirkt, kommt er in den Bereich der aktiven Insuffizienz, weshalb vorrangig die übrigen Anteile des Quadrizeps aktiviert werden müssen.

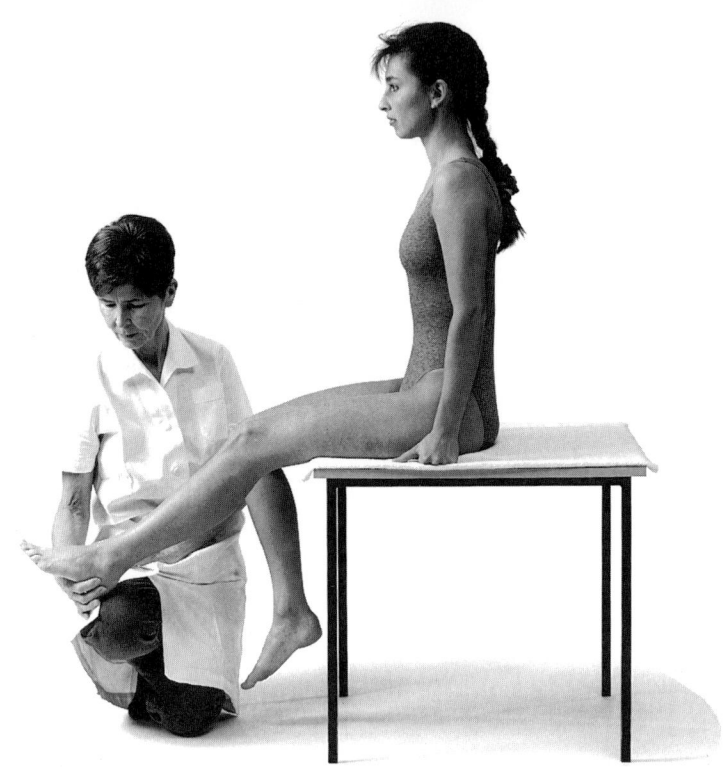

Abb. 105: Übung 21, Variante, Ausgangsstellung aufrechter Sitz, das Unterschenkelge-wicht ist an die Therapeutin abgegeben.

Variante von Übung 21

In der Ausgangsstellung werden die Körperabschnitte Becken/Brustkorb/Kopf so übereinander angeordnet, daß ihre virtuellen Längsachsen die Körperlängs-achse bilden, welche vertikal im Raum steht. Die Hände stützen sich neben dem re/lk Trochanter auf die Unterlage. *(Abb. 105)*

Hat der Unterschenkel die Endstellung der Extension im Kniegelenk bei dorsal-extendiertem Fuß und extendierten Zehen erreicht, ohne daß sich an der Stellung des Beckens etwas geändert hat, schiebt sich das gleichseitige Hüftgelenk mit Becken wechselweise nach hinten und vorn (s. Übung 6, Analyse, S. 129). Dabei kann der Fuß mit dem Zurückziehen eine dorsalextensorische, mit dem Vor-schieben eine plantarflexorische Bewegung im oberen Sprunggelenk ausführen oder auch umgekehrt. *(Abb. 106 + 107)*

Je nach Dehnbarkeit der Ischiokruralen können die Fußbewegungen die Übung erschweren oder erleichtern. In jedem Fall ist darauf zu achten, daß die gewählte Komponente nicht zu einem flexorischen Nachgeben im Kniegelenk zwingt.

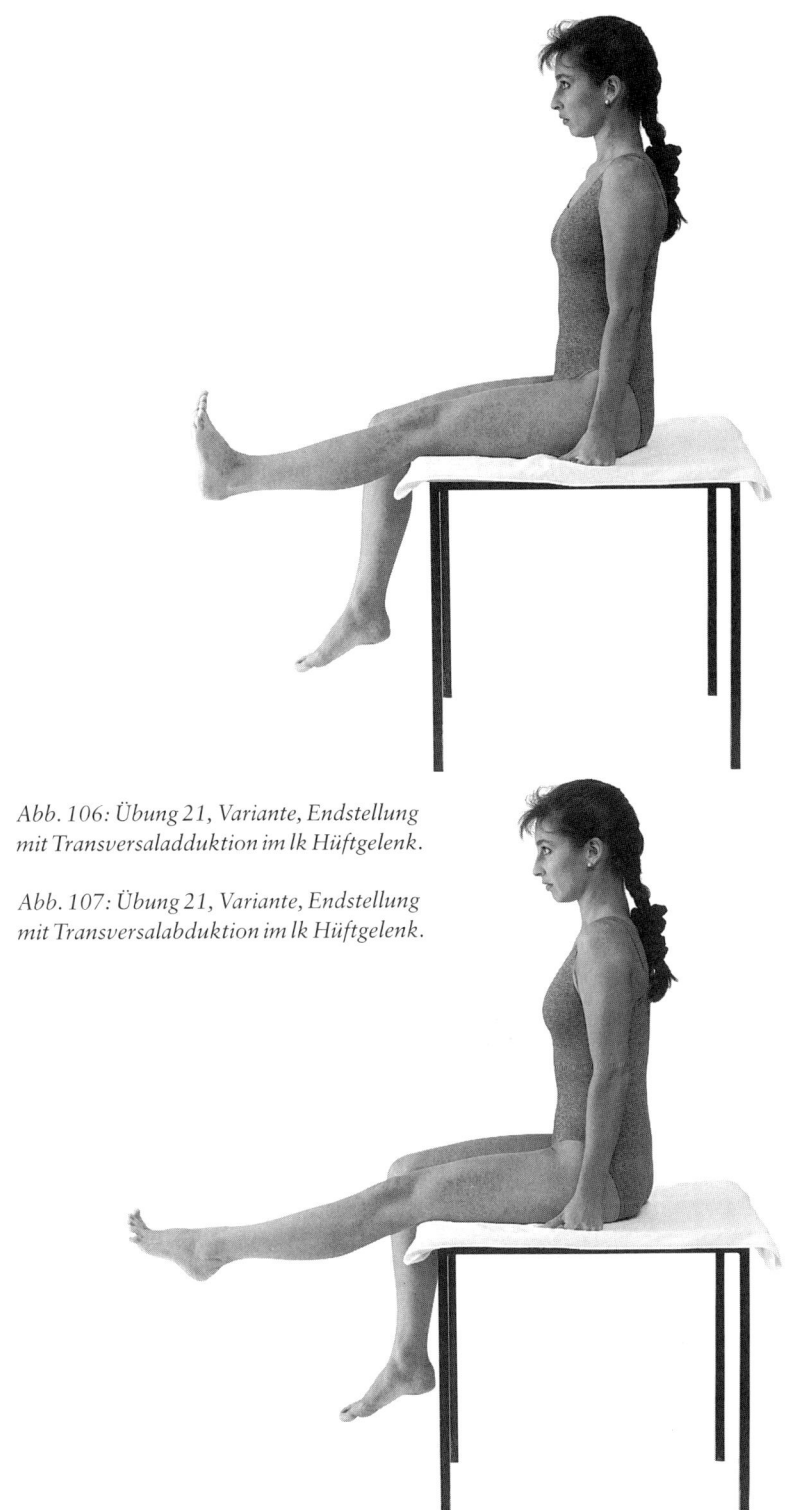

Abb. 106: Übung 21, Variante, Endstellung mit Transversaladduktion im lk Hüftgelenk.

Abb. 107: Übung 21, Variante, Endstellung mit Transversalabduktion im lk Hüftgelenk.

Übung 22

Lernziel

Aus der Bauchlage bei aufgestützten Zehen die Kniegelenke endgradig strecken und wieder deblockieren.

Ausgangsstellung

Bauchlage. Die Zehen von re/lk Fuß sind in hüftgelenkbreitem Abstand aufgestützt.

Übungsablauf

Die re/lk Kniescheibe entfernt sich von der Unterlage, während sich die re/lk Ferse über die Zehengrundgelenke schiebt. Danach geht alles wieder zurück in die Ausgangslage.

Instruktion des Patienten

»Während sich beide Kniescheiben so weit es geht von der Unterlage entfernen, schieben sich die Fersen weg von den Kniekehlen über die Zehenspitzen. Wenn alles am Ende angekommen ist, bleiben Sie einen Moment so, ehe Sie langsam Kniescheiben und Fersen zurück an ihren Ausgangspunkt lassen.« *(Abb. 108 + 109)*

Abb. 108: Übung 22, Ausgangsstellung Bauchlage.

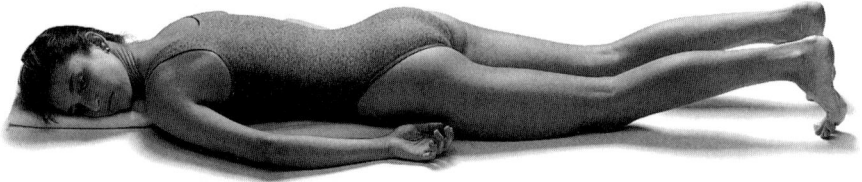

Abb. 109: Übung 22, Endstellung mit abgehobenen Kniescheiben.

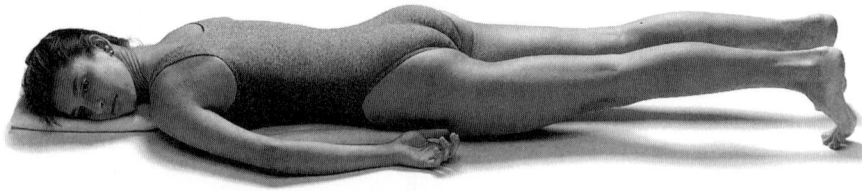

Analyse

Mit dem Entfernen der Kniescheiben von der Unterlage verschieben sich die Kniegelenke unter geringer positiver Hubarbeit des Quadrizeps nach oben. Der Muskel wirkt als Strecker. Am Ende ist das Bein zu einer »Brücke« geworden, deren eine Abstützung die Zehen sind und deren andere das Becken ist. Der Quadrizeps »verspannt« diesen Brückenbogen.

Die Verschiebung der Fersen bewirkt weniger eine Stellungsänderung im oberen Sprunggelenk und den Zehengelenken als viel mehr eine vermehrte Dehnung des M. gastrocnemius, durch die die Intensität der Quadrizepsaktivität gesteigert wird.

In den Hüftgelenken bewegt sich das Femur extensorisch, wodurch der M. rectus femoris proximal gedehnt wird.

Die Annäherung der Kniescheiben an den Boden erfolgt unter der Kontrolle des Quadrizeps bei negativer Hubarbeit.

Variante 22.1

Während sich die Kniescheiben vom Boden entfernen, macht das Becken eine extensorische Bewegung in den Hüftgelenken, indem sich das Steißbein nach ventral/kranial zwischen die Beine schiebt. Bei dieser Variante kommt die Extension in den Hüftgelenken durch eine Gegenbewegung beider Gelenkpartner zustande. Der M. rectus femoris wird über den jeweiligen Hüftgelenken vermehrt gedehnt.

Variante 22.2

Wenn es die Belastbarkeit der Kniegelenkstrukturen zuläßt, kann die Übung auch nur mit dem betroffenen Bein ausgeführt werden.

Ehe die Instruktion erfolgt, wird das unversehrte Bein vom Boden abgehoben.

Die Übung kann ohne/mit einem Bewegungsauftrag für das Becken verlangt werden.

Bedingung 3

– Die Strukturen des Kniegelenks dürfen ohne Einschränkungen belastet werden.

Übung 23

Lernziel

Den Quadrizeps unter zunehmender Belastung als »Brückenverspanner« einsetzen.

Ausgangsstellung

Bauchlage wie für Übung 22 beschrieben mit dem Unterschied, daß die Vorderarme unter dem Brustkorb aufgestützt sind, wobei der re/lk Ellbogen annähernd unter dem re/lk Schultergelenk steht. Die Hände sind verschränkt, so daß die Vorderarme ein gleichschenkliges Dreieck bilden.

Übungsablauf

Auftaktisch erfolgt die extensorische Bewegung des Beckens in den Hüftgelenken. Dann entfernt sich gleichzeitig die Ventralseite des Rumpfs sowie die re/lk Patella vom Boden, bis Brustbein, Bauchnabel, re/lk Spina iliaca ant. sup., re/lk Hüftgelenk und re/lk Patella annähernd den gleichen Abstand zur Unterlage haben. *(Abb. 110)*

Ist diese Position erreicht, wird sie einen Moment beibehalten, ehe sich das re/lk Hüftgelenk so weit es geht vom Boden entfernt. Körperlängsachse und Beinlängsachsen bilden ein Dreieck. *(Abb. 111)*

Wieder nähern sich die Hüftgelenke sowie alle genannten Körperpunkte in beschriebener Weise dem Boden, wobei kurz vor Erreichen des Schwebezustands das Becken seine extensorische Bewegung in den Hüftgelenken macht. Nach kurzfristigem Verweilen in der Endstellung entfernen sich die Hüftgelenke erneut vom Boden usw.

Abb. 110: Übung 23, Endstellung, die Ventralseite des Körpers berührt den Boden nicht.

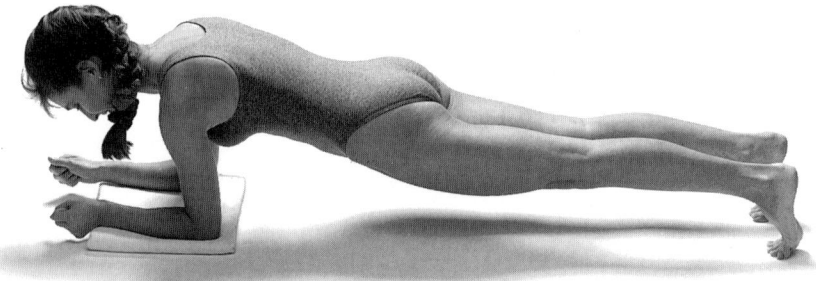

Abb. 111: Übung 23, Körperlängsachse und Beinlängsachse bilden ein Dreieck.

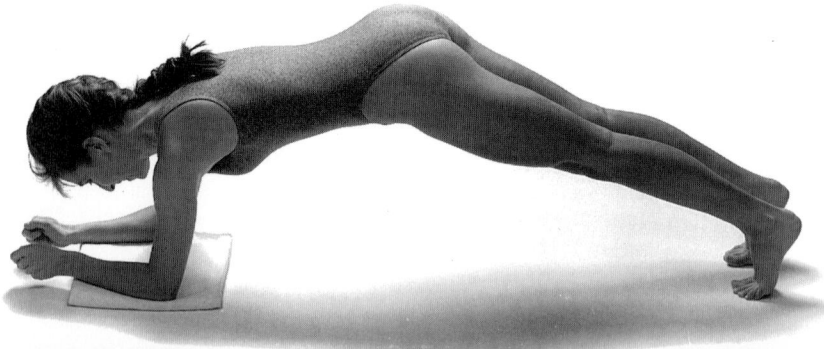

Instruktion des Patienten

»Ziehen Sie das Steißbein zwischen die Beine, ehe Sie mit den Kniescheiben den ganzen Körper wenig vom Boden entfernen, so daß Kniescheiben, Oberschenkel, Bauch und Brustkorb ungefähr den gleichen Abstand zur Unterlage haben. Bleiben Sie einen Moment so, nun schieben Sie das Gesäß nach oben, so weit Sie können und erholen sich von der Anstrengung.

Wenn Sie bereit sind, nähern Sie erneut Becken, Bauch, Brustkorb, Oberschenkel und Kniescheiben wie vorher dem Boden. Achtung, vergessen Sie nicht, das Steißbein zwischen die Beine zu ziehen. Bleiben Sie einen Augenblick so und schon strebt das Gesäß wieder zur Decke usw.«

Analyse

Wie in Übung 22 entsteht mit dem Abheben des Körpers vom Boden eine »Brücke«. Die Stützpfeiler werden aus den Zehen und den Armen gebildet. Der »Brückenbogen« wird von der ventral gelegenen Rumpfmuskulatur, den Flexoren der Hüftgelenke und dem Quadrizeps verspannt. Die Intensität der Muskelaktivität ist sehr hoch, da sowohl die Körperlängsachse als auch die Beinlängsachsen horizontal im Raum angeordnet sind und die Kontaktflächen des Körpers mit dem Boden klein sind.

Das Kopfgewicht belastet die Rückenstrecker.

Die extensorische Bewegung des Beckens in den Hüftgelenken bewirkt eine flexorische Verformung der Lendenwirbelsäule, wodurch die in der Endstellung auftretenden Scherkräfte weniger wirksam werden.

Mit der Verschiebung des Steißbeins nach oben entsteht in den Hüftgelenken eine Flexion. Die Körperlängsachse und die Beinlängsachsen verlassen die Horizontale, die Intensität der Muskelaktivität, durch welche der Brückenbogen verspannt wird, nimmt ab.

Hinweis

Diese Übung ist ungeeignet für Patienten, welche das Becken nach seiner extensorischen Bewegung in den Hüftgelenken nicht am Brustkorb verankern können. Da sich die Lordose der Lendenwirbelsäule ohne diese Fixierung verstärkt, werden Scherkräfte wirksam, und der Patient klagt über Rückenschmerzen. Auch das Unvermögen, die Zehengrundgelenke, namentlich jene der Großzehen, ausreichend extendieren zu können, läßt diese Übung nicht zu.

Variante 23.1

Ist die Endstellung erreicht, kann die re/lk Patella wechselweise dem Boden angenähert werden, ohne diesen zu berühren und wieder entfernt werden.

Variante 23.2

In der Endstellung angekommen, wird der ganze Körper wechselweise parallel zum Boden einmal über die Hände und dann über die Zehen verschoben, ohne die Extensionsstellung des Beckens in den Hüftgelenken zu verlieren.

Variante 23.3

In der Endstellung werden in raschem Wechsel die Zehen des re/lk Beins vom Boden abgehoben.

Variante 23.4

Ehe sich der Körper vom Boden entfernt, werden die Zehen des betroffenen Beins wenig nach medial verschoben, so daß sie annähernd die nach kaudal verlängerte Körperlängsachse treffen. Das unversehrte Bein wird vom Boden gelöst. Wenn sich nun der Körper hebt, gibt es im Bereich der Füße nur noch einen Stützpfeiler.

Unter den erschwerten Umständen können nun die Varianten 23.1 und 23.2 eingebaut werden.

Übung 24

Lernziel

Aus dem aufrechten Einbeinstand den Unterschenkel des unbelasteten Beins extensorisch im Kniegelenk gegen den Widerstand der Ischiokruralen und des Gastroknemius bei positiver Hubarbeit des Quadrizeps bewegen.

Ausgangsstellung

Aufrechter Einbeinstand bei deblockiertem Kniegelenk. Das versehrte Bein ist entlastet. Kreuzbein, Brustkorb, Kopf und Handflächen sind an eine Wand/Sprossenwand gelehnt.

Die Ferse des betroffenen Beins liegt bei deblockiertem Kniegelenk und mäßig flektiertem Hüftgelenk in den Händen des Therapeuten.

Übungsablauf

Mit der dorsalextensorischen Bewegung des Fußes bis etwa in die Nullstellung des oberen Sprunggelenks löst sich die Ferse aus den Therapeutenhänden. Der Unterschenkel bewegt sich extensorisch im Kniegelenk bis in die Endstellung und nimmt den Oberschenkel gleichsinnig weiterlaufend mit, so daß die Flexion im Hüftgelenk zunimmt.

Das Kniegelenk des Standbeins bleibt unverändert deblockiert. Die Körperlängsachse bleibt vertikal, das Kreuzbein behält seinen Kontakt zur Wand bei.

Wenn bei Endstreckung im Kniegelenk letztlich auch eine sagittotransversale Einstellung des Oberschenkels bei Nullstellung des Fußes im oberen Sprunggelenk angestrebt wird, so ist diese nicht zwingend, jedoch sollten die Möglichkeiten des Patienten ausgeschöpft werden.

Instruktion des Patienten

»Während sich der Fußrücken dem Schienbein nähert und sich die Ferse aus meinen Händen löst, entfernen sich Ferse und Kniekehle vom Boden, bis sie etwa den gleichen Abstand zu diesem haben. Es zieht mächtig hinten am Bein. Achtung, verlieren Sie weder mit dem Kreuzbein, noch dem Brustkorb oder Kopf den Kontakt zur Wand, auch das Gegenknie ändert nichts an seiner Stellung. Denken Sie daran, daß das über dem Boden schwebende Bein lang sein muß. Nun dürfen Sie die Ferse in meine Hände legen und das Gewicht des Beins mir überlassen.«

Analyse

Mit der dorsalextensorischen Bewegung des Fußes im oberen Sprunggelenk und der extensorischen Bewegung des Unterschenkels im Kniegelenk wird der Gastroknemius über beiden von ihm überbrückten Gelenken gedehnt, so daß sich ein Widerstand für den Quadrizeps bildet. Je nach Grad der Flexionsstellung des Oberschenkels im Hüftgelenk und der damit verbundenen mehr oder weniger starken Dehnung der Ischiokruralen kann die Intensität der Quadrizepsaktivität auch von proximal gesteigert werden.

Der Quadrizeps wie auch die Flexoren des Hüftgelenks leisten positive Hubarbeit. In der angestrebten Horizontalstellung der Längsachsen von Unter- und Oberschenkel ist die Belastung der genannten Muskulatur am größten.

Variante von Übung 24

Sind die möglichen Endstellungen in Knie- und Hüftgelenk erreicht, kann im Kniegelenk des Standbeins eine Endstreckung verlangt werden, wobei das schwebende Bein seinen Abstand zum Boden nicht verringern darf. Da der Oberschenkel des Standbeins eine extensorische Bewegung im Hüftgelenk macht und das Becken tendenziell gleichsinnig weiterlaufend mitnehmen möchte, wird die Ischiokruralbremse am Gegenbein stärker angezogen.

Mit dem flexorischen Nachgeben in Knie- und Hüftgelenk des Standbeins wird die Bremse etwas gelockert und der Patient kann aufgefordert werden, das schwebende Bein weiter vom Boden zu entfernen, diese Stellung zu halten, wenn sich Knie- und Hüftgelenk erneut strecken usw.

Übung 25

Lernziel

Aus dem Fersensitz auf einem Bein, die Ferse des anderen Beins bei annähernder Endstellung des Hüftgelenks in Flexion, des Kniegelenks in Extension, vom Boden lösen, dabei den Fuß dorsalextensorisch im oberen Sprunggelenk und den Unterschenkel extensorisch im Kniegelenk bis zur Schlußstreckung bewegen.

Ausgangsstellung

Fersensitz auf dem unversehrten Bein. Das betroffene Bein liegt vorn auf dem Boden. Seine Oberschenkellängsachse befindet sich in der Sagittalebene durch das Hüftgelenk. Die Kniescheibe schaut nach oben. Die Körperlängsachse ist vertikal. Die re/lk Faust ist neben dem re/lk Trochanter auf den Boden gestützt. Reicht die Armlänge nicht aus, muß sie durch Stützhanteln oder angemessen dicke Brettchen, Bücher o. ä. ausgeglichen werden. Löst der Druck des Körpergewichts auf den im oberen Sprunggelenk plantarflektierten Fuß einen Schmerz aus, ist es ratsam, das Gelenk mit einer Rolle zu unterlegen. *(Abb. 112)*

Übungsablauf

Die initiale dorsalextensorische Bewegung des Fußes im oberen Sprunggelenk läuft gleichsinnig auf den Unterschenkel weiter, der im Kniegelenk eine extensorische Bewegung bis in die Endstellung macht, die Ferse löst sich vom Boden.

Abb. 112: Übung 25, Ausgangsstellung Fersensitz re.

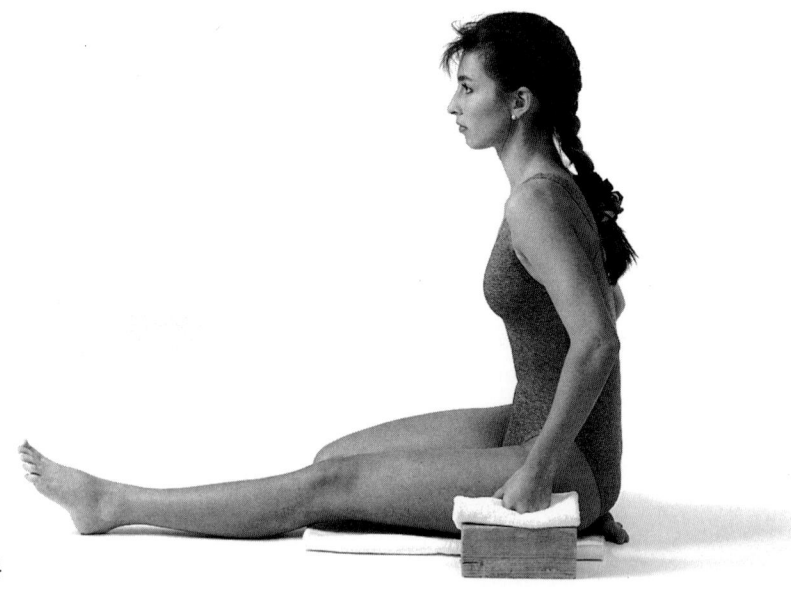

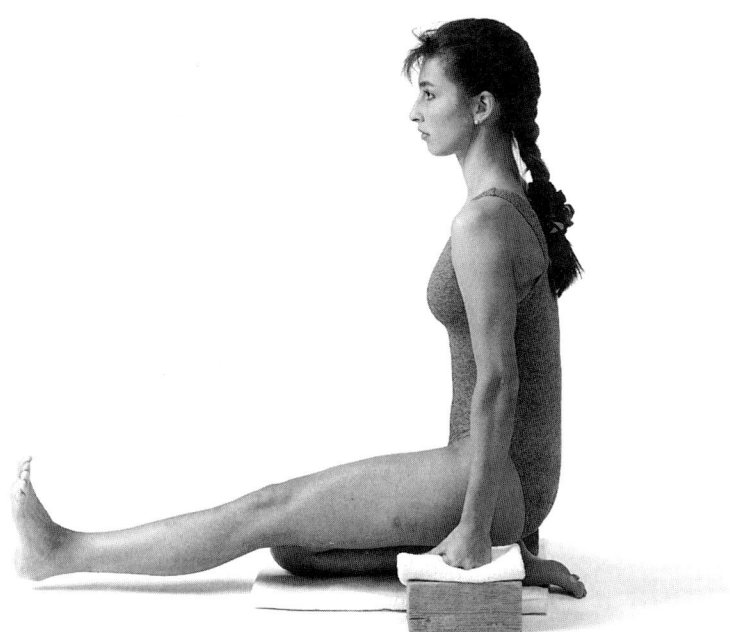

Abb. 113: Übung 25, Endstellung mit abgehobenem lk Bein.

Ist die Endstreckung im Kniegelenk erreicht, läuft die Bewegung auf den Oberschenkel weiter, so daß die Flexion im Hüftgelenk ein wenig zunimmt. *(Abb. 113)*
Während des ganzen Vorgangs behält das Becken seine Stellung in Hüftgelenken und Lendenwirbelsäule unverändert bei. Die Distanzverminderung zwischen Oberschenkel und gleichseitiger Spina iliaca ant. sup. kommt ausschließlich durch die Annäherung des Oberschenkels zustande.
Die Körperlängsachse bleibt erhalten. Die re/lk Faust drückt auf die Unterlage.

Instruktion des Patienten

»Drücken Sie mit den Händen auf die Unterlage, wenn sich jetzt der Fußrücken dem Schienbein nähert, sich die Ferse vom Boden löst bis es im Kniegelenk nicht mehr weiter geht und sich dann auch noch die Kniescheibe ein wenig dem Brustkorb nähert. Spüren Sie wie schwer das Bein ist? Lassen Sie es nun langsam zu Boden, erholen Sie sich einen Moment von der Anstrengung, ehe Sie erneut beginnen.«

Analyse

In der Ausgangsstellung hat das Kniegelenk nur noch eine sehr geringe Bewegungstoleranz für die Extension. Durch die nahezu endgradige Flexionsstellung

175

des Oberschenkels in seinem Hüftgelenk kommt der M. rectus femoris in den Bereich seiner aktiven Insuffizienz, so daß hauptsächlich die eingelenkigen Anteile des Quadrizeps, die Mm. vastus medialis, lateralis und intermedius die extensorische Bewegung des Unterschenkels gegen den Oberschenkel bewerkstelligen müssen.

Mit der endgradigen oder nahezu endgradigen Extension im Kniegelenk erreichen die Ischiokruralen die Grenze ihrer Dehnbarkeit, sie werden passiv insuffizient.

Die dorsalextensorische Bewegung des Fußes im oberen Sprunggelenk ist in bezug auf die extensorische Bewegung des Unterschenkels im Kniegelenk gleichsinnig weiterlaufend, wobei der Gastroknemius an beiden von ihm überbrückten Gelenken gedehnt wird.

Der Quadrizeps wirkt als Strecker am Kniegelenk. Er leistet positiven Hub gegen den Widerstand der gedehnten dorsalen Muskulatur des Beins.

Da die Flexoren des Hüftgelenks nahezu aus der Endstellung positive Hubarbeit leisten müssen, ist die Intensität ihrer Aktivität hoch.

Variante von Übung 25

Hat das Bein seine Endstellung erreicht, kann wechselweise eine dorsalextensorische/plantarflexorische Bewegung des Fußes im oberen Sprunggelenk verlangt werden. Damit verbunden kann das Kniegelenk extendiert/flektiert oder flektiert/extendiert werden.

Übung 26

Lernziel

Im Sitzen den frei hängenden Unterschenkel extensorisch/flexorisch im Kniegelenk bewegen.

Ausgangsstellung

Aufrechter Sitz wie für Übung 21 beschrieben mit dem Unterschied, daß beide Unterschenkel vertikal hängen und beide Füße keinen Kontakt zu einer Unterlage haben.

Liegt eine Einschränkung der Flexion des Kniegelenks vor, ist es ratsam, die Ferse auf eine entsprechend hohe Kiste oder das Bein des daneben sitzenden Therapeuten zu legen.

Übungsablauf

Während sich der Fuß plantarflexorisch im oberen Sprunggelenk bewegt, macht der Unterschenkel eine endgradige extensorische Bewegung im Kniegelenk. Die Gegenbewegung wird mit einer dorsalextensorischen Bewegung des Fußes im oberen Sprunggelenk eingeleitet bei gleichzeitiger flexorischer Bewegung des Unterschenkels im Kniegelenk bis in die Vertikale.

Instruktion des Patienten

»Der Fußrücken entfernt sich vom Schienbein, während die Ferse gleichzeitig vom Boden weg strebt bis der Unterschenkel in der Verlängerung des Oberschenkels liegt. Achtung, der Oberschenkel bleibt unverändert auf der Bank liegen, er verliert nicht den Kontakt mit dieser.

Nun geht es in die umgekehrte Richtung. Der Fußrücken nähert sich dem Unterschenkel und die Ferse dem Boden, bis sie unter dem Knie angekommen ist. Achtung, der Oberschenkel drückt nicht auf den Rand der Bank. Denken Sie an die Gegenbewegung und schon macht sich der Fuß lang und die Ferse entfernt sich vom Boden, usw.«

Analyse

In bezug auf die Fußbewegungen sind jene des Unterschenkels gegensinnig weiterlaufend. Bei der extensorischen Unterschenkelbewegung im Kniegelenk leistet der Quadrizeps positiven, bei der flexorischen Gegenbewegung negativen Hub.

Hinweis

Das Lernziel kann auch erreicht werden, wenn der Patient die für Übung 20 beschriebene Ausgangsstellung einnimmt.

Übung 27

Lernziele

Aus dem Zehenstand die Knie- und Hüftgelenke beugen.
Aus dem Zehenstand die Kniegelenke beugen und gleichzeitig die Hüftgelenke über die Nullstellung hinaus strecken.

Ausgangsstellung

Aufrechter Zehenstand auf beiden Beinen. Eine Hand berührt den Therapeuten leicht an der Schulter.

Übungsablauf

In Phase 1 schiebt sich die re/lk Kniescheibe wenig nach vorn/unten über die Zehen, das re/lk Hüftgelenk wenig nach hinten/unten und die Körperlängsachse neigt sich wenig nach vorn/unten. Anschließend schieben sich Knie- und Hüftgelenke wieder zurück an ihren Ausgangspunkt, die Körperlängsachse richtet sich bis in die Vertikale auf. *(Abb. 114)*

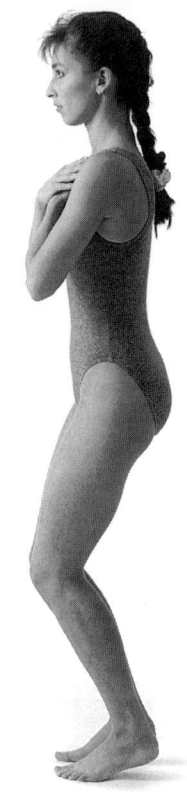 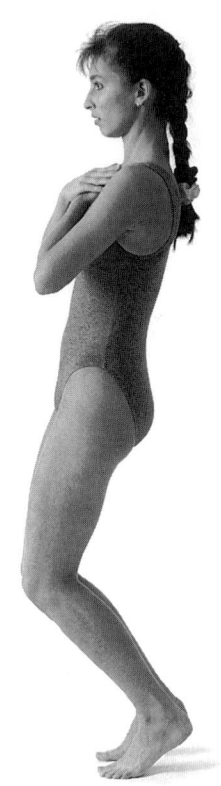

Abb. 114: Übung 27,
Endstellung Phase 1.

Abb. 115: Übung 27,
Endstellung Phase 2.

In Phase 2 schiebt sich die re/lk Kniescheibe nach vorn/unten über die Zehen und zwar ein wenig weiter als in Phase 1. Das re/lk Hüftgelenk folgt dem re/lk Kniegelenk nach vorn/unten, so daß die re/lk Oberschenkellängsachse nach hinten/unten geneigt ist. Die Körperlängsachse neigt sich ebenfalls nach hinten/unten, bis sie parallel zu den nach kranial verlängerten Längsachsen der Oberschenkel ist. Mit der anschließenden Aufrichtung der Körperlängsachse in die Vertikale verschieben sich Knie- und Hüftgelenke zurück an ihren Ausgangspunkt. Die Fersen senken sich, ehe der Zehenstand erneut eingenommen wird. (Abb. 115)

Instruktion des Patienten

»Während sich die Kniescheiben wenig nach vorn/unten über die Zehen schieben, bewegt sich das Steißbein nach hinten/unten, als suchten Sie einen Stuhl. Der Rumpf mit Kopf neigt sich wenig nach vorn unten, der Rücken bleibt lang und gerade. Nun richten Sie sich wieder auf, bis alles an seinem Platz ist.

Diesmal schieben sich die Kniescheiben wieder über die Zehen, vielleicht ein wenig weiter als vorhin, doch neigt sich der Rumpf jetzt nach hinten, bis der Knick in den Hüftgelenken verschwindet und Oberschenkel, Becken, Brustkorb und Kopf ein Brett bilden. Schon richtet sich der Rumpf mit dem Kopf wieder auf und auch die Knie gehen zurück an ihren Platz, bis Sie ganz gerade sind. Senken Sie die Fersen und ruhen Sie sich etwas aus.«

Analyse

Phase 1: Die Flexionsausschläge in Knie- und Hüftgelenken kommen zustande, indem sich die jeweils proximalen Partner bewegen bei gleichzeitiger Verschiebung der Drehpunkte Kniegelenke nach vorn/unten, der Drehpunkte Hüftgelenke nach hinten/unten. Die Körperabschnitte Brustkorb und Kopf folgen der Beckenbewegung, so daß die virtuelle Körperlängsachse erhalten bleibt.

Die flexorische Bewegung in den Kniegelenken steht unter der Kontrolle des Quadrizeps, der negative Hubarbeit leistet. Die flexorische Bewegung in den Hüftgelenken steht unter der Kontrolle ihrer Extensoren, die ebenfalls negative Hubarbeit leisten. Die Rückenstrecker sorgen durch statische Aktivität für die Erhaltung der virtuellen Körperlängsachse.

Mit der Aufrichtung zurück in die Ausgangsstellung wirkt der Quadrizeps als Strecker der Kniegelenke bei positiver Hubarbeit. Die Extensoren der Hüftgelenke wirken jetzt ebenfalls als Strecker und leisten positive Hubarbeit.

Phase 2: In bezug auf die Kniegelenke verhält es sich wie in Phase 1 beschrieben. Die Extension im Hüftgelenk kommt zustande durch eine Bewegung des Beckens bei gleichzeitiger Verschiebung der Drehpunkte Hüftgelenke nach vorn/unten. Der Bewegungsausschlag steht unter der Kontrolle der Flexoren der Hüftgelenke, die negative Hubarbeit leisten.

Die Bauch- und ventrale Halsmuskulatur sorgt für die Erhaltung der Körperlängsachse. Bei statischer Aktivität von hoher Intensität befestigt sie den Brustkorb am Becken bzw. den Kopf am Brustkorb. In der Endstellung wird der Hebel Oberschenkel um den Rumpf mit Kopf verlängert, so daß der Quadrizeps im Vergleich mit der Endstellung von Phase 1 erheblich mehr belastet ist. Der M. rectus femoris wird über beiden von ihm überbrückten Gelenken gedehnt.

Mit der Aufrichtung zurück in die Ausgangsstellung wirkt der Quadrizeps bei positiver Hubarbeit als Strecker des Kniegelenks, die Flexoren des Hüftgelenks als Beuger bei positiver Hubarbeit.

Variante von Übung 27

Die Übung kann auch im Zehenstand auf nur einem Bein bewerkstelligt werden.

Allgemeiner Hinweis

Da der Quadrizeps bei den selbstverständlichsten motorischen Verrichtungen des täglichen Lebens bald als Beuger, bald als Strecker des Kniegelenks wirkt, ist es sinnvoll solche Bewegungsabläufe in das Übungsprogramm aufzunehmen. So z. B.:

- Das Hinsitzen und Aufstehen, wobei verschiedene Sitzhöhen benutzt werden.
- Das Bücken und Aufrichten.
- Das Treppauf-Gehen und das Treppab-Gehen bei unterschiedlicher Stufenhöhe.

6.3 Hüftgelenk – Lendenwirbelsäule / Brustwirbelsäule – Kniegelenk – Gelenke des Fußes

Behandlungsziele

- Mobilisation der Hüftgelenke.
- Mobilisation der Lenden- und Brustwirbelsäule.
- Geschicklichkeitstraining der Hüftgelenk- und Rumpfmuskulatur.
- Stufenweises Training der Belastbarkeit bis zur Vollbelastung.

Bedingung 1

- Das Bein bleibt unbelastet.
- Das Hüftgelenk darf nicht mit dem Beingewicht belastet werden.
- Der Fuß darf keinen Kontakt zum Boden herstellen.

Übung 28

Lernziel

Wechselweise die Beine in einer Frontalebene hubfrei parallel verschieben und dabei reaktiv die Hüftgelenke abduktorisch / adduktorisch bewegen.

Ausgangsstellung

Rückenlage. Die Beine liegen so nebeneinander, daß der Abstand re/lk Kniegelenk und re/lk oberes Sprunggelenk dem Abstand re/lk Hüftgelenk entspricht. Die Kniescheiben schauen nach oben.

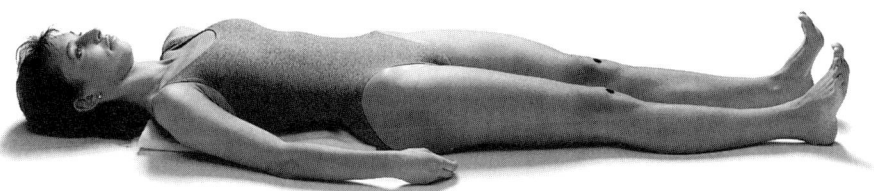

Abb. 116: Übung 28, Endstellung bei Abduktion im re Hüftgelenk.

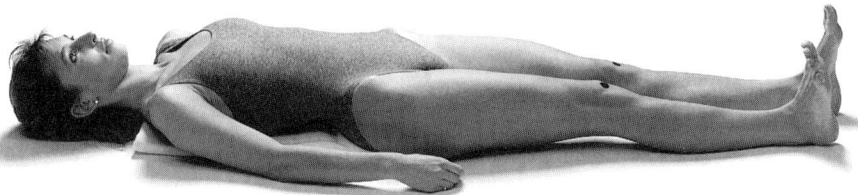

Abb. 117: Übung 28, Endstellung bei Adduktion im re Hüftgelenk.

Übungsablauf

Während sich der re/lk Fuß dorsalextensorisch im re/lk oberen Sprunggelenk bewegt, schiebt sich die vom Therapeuten berührte Ferse des betroffenen Beins sanft weg vom gleichseitigen Schultergelenk. *(Abb. 116)*
Die gegenseitige Ferse nähert sich reaktiv ihrem Schultergelenk. Der Abstand der Fersen vergrößert sich. Mit der Umkehr der Verschieberichtung der berührten Ferse wechselt auch das Gegenbein reaktiv seine Bewegungsrichtung. *(Abb. 117)*

Instruktion des Patienten

»Spüren Sie meinen Finger an Ihrer Ferse? Während sich beide Fußrücken ihrem Schienbein nähern, schieben Sie sanft meinen Finger weg. Das Bein wird ganz lang, die Ferse entfernt sich weit von der gleichseitigen Schulter. Achtung, beide Kniescheiben schauen stets nach oben.
Am Ende angekommen denken Sie an die Gegenbewegung und schon entfernt sich die Ferse von meinem Finger und nähert sich ihrer Schulter.
Schieben Sie ohne Hast die Fersen hin und her. Denken Sie an die Kniescheiben und die nach oben weisenden Zehenspitzen. Mein Finger ist jetzt an Ihrer Ferse überflüssig geworden.«

Analyse

Mit der dorsalextensorischen Bewegung beider Füße in den oberen Sprunggelenken entfernt sich die berührte Ferse vom gleichseitigen Schultergelenk. Das Bein nimmt das Becken mit. Das Hüftgelenk verschiebt sich nach distal. Der Winkel zwischen der Verbindungslinie der re/lk Spina iliaca ant. sup. und der Längsachse des Oberschenkels wird größer. Im gleichseitigen Hüftgelenk entsteht eine Abduktion.

Ein am Beckenkamm in der mittleren Frontalebene gelegener Punkt entfernt sich von einem entsprechenden am unteren Brustkorbrand. Der Abstand zwischen beiden Punkten wird größer. In der Ledenwirbelsäule entsteht eine Lateralflexion mit homolateraler Konvexität.

Die Kniescheibe schaut gleichbleibend nach oben. Der Oberschenkel verhält sich rotationsneutral in seinem Hüftgelenk.

Die dorsalextensorische Fußbewegung stimuliert gleichsinnig weiterlaufend den Quadrizeps, der das Kniegelenk in seiner Nullstellung extensorisch fixiert.

Während sich der gegenseitige Fuß dorsalextensorisch im oberen Sprunggelenk bewegt, nähert sich seine Ferse reaktiv dem gleichseitigen Schultergelenk.

Der Winkel zwischen der Verbindungslinie re/lk Spina iliaca ant. sup. und der Längsachse des Oberschenkels wird kleiner. Im Hüftgelenk entsteht eine Adduktion, es verschiebt sich dabei nach kranial.

Der entsprechende seitliche Punkt am Beckenkamm nähert sich einem solchen am unteren Brustkorbrand. Der Abstand der Punkte wird kleiner. In der Lendenwirbelsäule ist der lateralflexorische Bogen konkav.

Die gleichbleibend nach oben weisende Kniescheibe zeigt für den Oberschenkel Rotationsneutralität in seinem Hüftgelenk an. Die Bewegung des Fußes hat die für die Gegenseite beschriebene Auswirkung auf den Quadrizeps.

Der größte frontotransversale Brustkorbdurchmesser behält annähernd seine Parallelität zum größten frontotransversalen Kopfdurchmesser bei.

Die mit der Parallelverschiebung der Beine verbundenen Bewegungsausschläge in den Hüftgelenken und der Wirbelsäule sind hubfrei.

An der wechselnden Abstandsvergrößerung der Fersen kann das Ausmaß der Bewegungsausschläge in den Hüftgelenken und der Lendenwirbelsäule abgelesen werden.

Variante von Übung 28

Die Parallelverschiebung der Beine kann unter Einhalten der angegebenen Bedingungen im Tempo gesteigert werden. Die Bewegungsausschläge in den Hüftgelenken und der Lendenwirbelsäule werden dabei kleiner.

Die für die Bewegungen zuständige Muskulatur wird auf Geschicklichkeit trainiert.

Übung 29

Lernziel

Durch eine Gegenbewegung mit Becken und Oberschenkel wechselweise eine hubfreie Abduktion/Adduktion im Hüftgelenk ausführen.

Ausgangsstellung

Rückenlage wie für Übung 28 beschrieben mit dem Unterschied, daß der Fuß des unversehrten Beins gesäßnahe auf der Unterlage steht.

Übungsablauf

Gleichzeitig werden Becken und Oberschenkel bzw. Bein abduktorisch/adduktorisch im Hüftgelenk der versehrten Seite bewegt.

Instruktion des Patienten

»Berühren Sie beidseits seitlich einen Punkt am unteren Brustkorbrand und einen gegenüberliegenden am Beckenkamm mit Daumen und Zeigefinger. Der Abstand der Daumen- und Fingerspitze muß auf beiden Seiten gleich groß sein.

Ziehen Sie den Fußrücken des ausgestreckten Beins zum Schienbein, so daß die Zehenspitzen wie auch die Kniescheibe zur Decke schauen.

Während Sie jetzt auf der Seite mit dem aufgestellten Fuß den Beckenpunkt seinem Brustkorbpunkt nähern, entfernt sich die Ferse, auf der Unterlage gleitend, weg vom anderen Bein. Achtung, Kniescheibe und Zehenspitzen schauen unverwandt nach oben. *(Abb. 118)*

Am Ende angekommen verweilen Sie ein wenig und denken an die Gegenbewegung und schon schieben Sie den angenäherten Beckenpunkt wieder vom Brustkorb weg, der Abstand wird groß und gleichzeitig bewegt sich die Ferse des »langen« Beins in die entgegengesetzte Richtung über die Ausgangsstellung hinaus. Achtung, Kniescheibe und Zehenspitzen bleiben zur Decke gerichtet.« *(Abb. 119)*

Abb. 118: Übung 29, Abduktion im re Hüftgelenk von distal wobei sich homolateral das Becken vom Brustkorb entfernt hat.

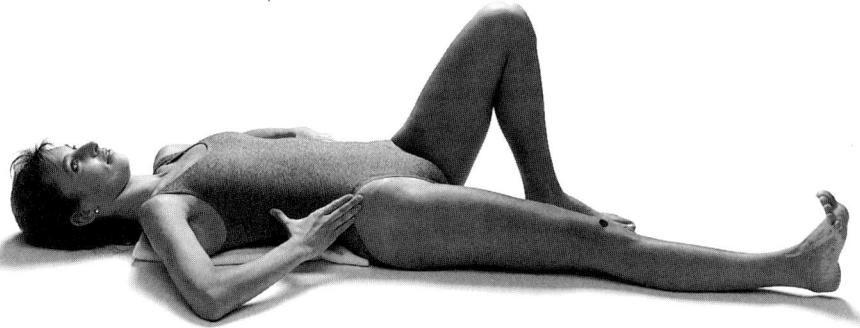

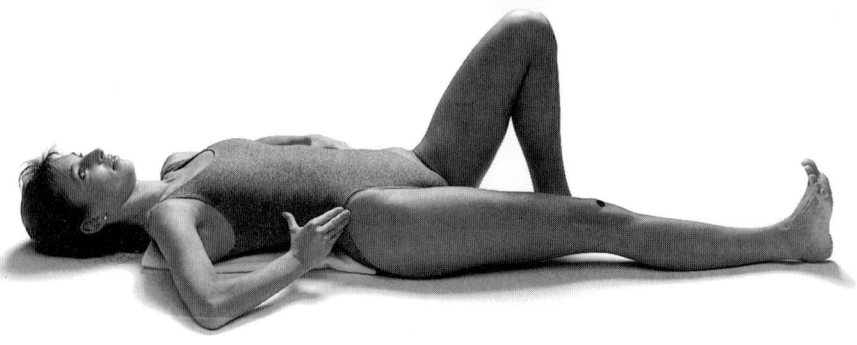

Abb. 119: Übung 29, Adduktion im re Hüftgelenk von distal wobei sich homolateral das Becken dem Brustkorb genähert hat.

Analyse

Die abduktorischen/adduktorischen Bewegungen von Becken und Bein im Hüftgelenk finden in einer Frontalebene statt und sind hubfrei.

Im gegenseitigen Hüftgelenk bewirken sie eine Außen- und Innenrotation und in der Lendenwirbelsäule eine lateralflexorische Verformung, die mit der Abduktion homolateral konvex und mit der Adduktion homolateral konkav ist.

Die bleibend nach oben gerichtete Kniescheibe gibt an, daß der Oberschenkel in seinem Hüftgelenk rotationsneutral ist.

Variante von Übung 29

Mit geringfügigen Veränderungen kann die Übung auch die hubfreie Außenrotation/Innenrotation des Hüftgelenks mit dem Becken zum Schwerpunkt haben.

In diesem Fall stellt man den Oberschenkel des versehrten Beins in der Rückenlage sagittotransversal oder annähernd sagittotransversal ein und lagert den Unterschenkel parallel zur Unterlage auf ein angemessen dickes Polster.

Die Beckenbewegung wird durch eine Parallelverschiebung des ausgestreckten unversehrten Beins wie in Übung 28 beschrieben in Gang gesetzt.

Hinweis

Will man die hubfreie Abduktion/Adduktion des Hüftgelenks vom distalen Gelenkpartner ausführen lassen, findet man Übungsanregungen in Abschnitt 5.1.4/Beispiel 1 sowie die in Abschnitt 5.1.5 angegebenen Beispiele für die Gegenbewegung und die Gegenaktivität.

Übung 30

Lernziel

Gleichzeitig mit Becken und Oberschenkel die Hüftgelenke wechselweise flektieren/extendieren.

Ausgangsstellung

Rückenlage wie für Übung 28 beschrieben.

Übungsablauf

Gleichzeitig bewegen sich die re/lk Spina iliaca ant. sup. und die in annähernd gleichem Abstand vom re/lk Hüftgelenk bezeichneten Punkte an re/lk Oberschenkel aufeinander zu.

Die Kniescheiben verschieben sich dabei wenig nach oben/ventral. *(Abb. 120)*

Anschließend entfernen sich die genannten Punkte voneinander und zwar über die Nullstellung der Hüftgelenke hinaus. Die Kniescheiben verschieben sich dabei nach unten/dorsal. *(Abb. 121)*

Instruktion des Patienten

»Berühren Sie mit Ihren Daumen die beiden am Becken vorspringenden Punkte und mit den Zeigefingern gegenüberliegend die Oberschenkel. Lassen Sie nun den Abstand zwischen den berührten Punkten kleiner werden. Die Beckenpunkte nähern sich den Oberschenkeln, während sich die Oberschenkelpunkte dem Becken nähern. Die Kniekehlen entfernen sich dabei ein wenig von der Unterlage. Halten Sie diese Stellung einen Moment.

Abb. 120: Übung 30, Flexion der Hüftgelenke mit Becken und Oberschenkeln.

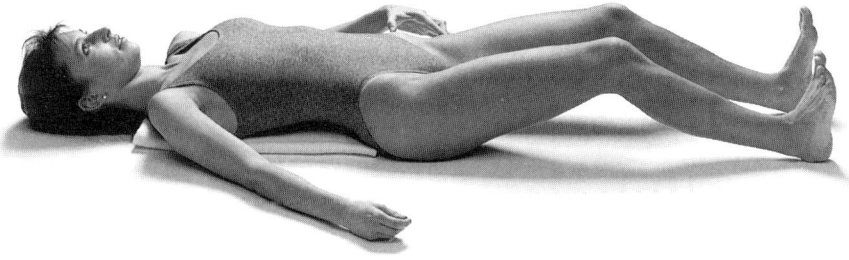

Abb. 121: Übung 30, Extension der Hüftgelenke mit Becken und Oberschenkeln.

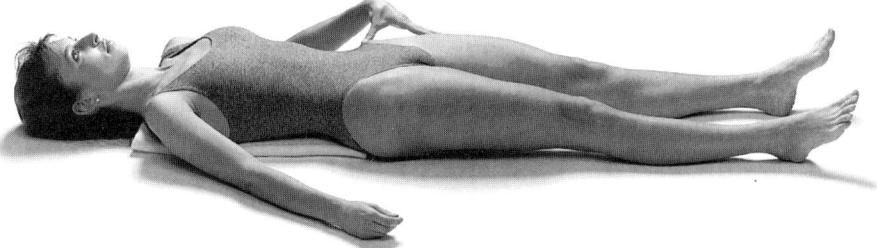

Denken Sie jetzt daran, daß Sie den Abstand zwischen den Punkten so groß wie möglich machen wollen und schon streben Becken und Oberschenkel auseinander. Das Steißbein schiebt sich zwischen die Beine. Die Kniekehlen nähern sich wieder der Unterlage. Halten Sie die Endstellung. Nun lösen Sie die Spannung und schon verkleinert sich der Abstand zwischen Becken und Oberschenkeln, die Knie geben nach.«

Hinweis

Es ist empfehlenswert die Bewegungen des Beckens und der Oberschenkel vorbereitend gesondert zu üben, ehe man die Kombination verlangt.

Analyse

Mit der Annäherung der an Becken und Oberschenkeln bezeichneten Punkte entsteht eine Flexion im re/lk Hüftgelenk und eine extensorische Verformung der Lendenwirbelsäule.

Die sich von der Unterlage lösenden Kniekehlen bewirken eine geringgradige Flexion in den Kniegelenken.

Mit der Bewegungsumkehr und der Abstandsvergrößerung der bezeichneten Punkte entsteht im re/lk Hüftgelenk eine endgradige Extension. Die Lendenwirbelsäule verformt sich flexorisch.

Mit der Annäherung der Kniekehlen an die Unterlage entsteht in den Kniegelenken eine Extension.

Die Bewegungsausschläge in den Hüftgelenken sind Gegenbewegungen in sagittalen Ebenen. Da das Becken- Beingewicht an die Unterlage abgegeben ist, sind sie hubarm.

Die Bewegungsausschläge des Beckens werden in beiden Richtungen von den flexorischen/extensorischen Bewegungstoleranzen der Lendenwirbelsäule begrenzt.

Mit der Annäherung der Distanzpunkte erbringen die Flexoren der Hüftgelenke positive, mit der Abstandsvergrößerung negative Hubarbeit. Die Endstreckung in den Hüftgelenken erfolgt durch dynamisch konzentrische Aktivität ihrer Extensoren.

Die Bewegungsausschläge in den Kniegelenken erfolgen unter dynamisch konzentrischer bzw. exzentrischer Aktivität der Flexoren bei geringer positiver und negativer Hubbelastung.

Variante von Übung 30

Sofern es die Gleitfähigkeit der Unterlage erlaubt, kann die flexorische Bewegung der Oberschenkel in den Hüftgelenken vergrößert werden, indem sich die Fersen dem Gesäß nähern. Die Füße bewegen sich dabei dorsalextensorisch in den oberen Sprunggelenken. Mit der extensorischen Bewegung der Oberschenkel in den Hüftgelenken entfernen sich die Fersen vom Gesäß, wobei sich die Füße plantarflexorisch in den oberen Sprunggelenken bewegen.

Übung 31

Lernziel

Aus der Rückenlage das Becken in den Hüftgelenken innenrotatorisch und über die Nullstellung hinaus außenrotatorisch bewegen.

Ausgangsstellung

Rückenlage wie für Übung 28 beschrieben mit dem Unterschied, daß der Fuß des unversehrten Beins gesäßnahe auf der Unterlage steht und der andere Fuß eine Nullstellung im oberen Sprunggelenk einnimmt.

Übungsablauf

Durch eine Drucksteigerung mit der Fußsohle gegen den Boden hebt sich die gleichseitige Beckenhälfte und bewegt sich innenrotatorisch im gegenseitigen Hüftgelenk. (Abb. 122)
Zurück in die Ausgangsstellung bewegt sich das Becken außenrotatorisch im gegenseitigen Hüftgelenk. Mit der Drucksteigerung des Beckens im Moment seiner Landung auf der Unterlage vergrößert sich seine außenrotatorische Bewegung im gegenseitigen Hüftgelenk über die Nullstellung hinaus. (Abb. 123)
Die Zehenspitzen sowie die Kniescheibe des betroffenen Beins weisen gleichbleibend nach oben.

Abb. 122: Übung 31, Innenrotation
im re Hüftgelenk vom Becken aus.

Abb. 123: Übung 31, Außenrotation
im re Hüftgelenk vom Becken aus.

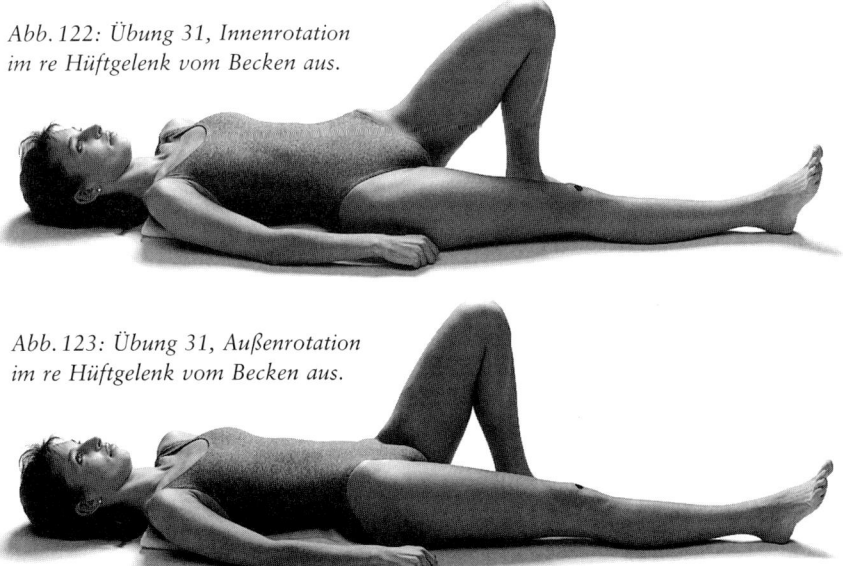

Instruktion des Patienten

»Die Zehenspitzen und die Kniescheibe des am Boden liegenden Beins schauen unverwandt nach oben, wenn Sie jetzt mit der Fußsohle des anderen Beins auf den Boden drücken. Sie spüren, daß sich das Becken auf der gleichen Seite abhebt.

Am höchsten Punkt angekommen, verweilen Sie ein wenig, ehe Sie das Becken gemächlich wieder zurück an seinen Ausgangspunkt lassen. Unten angekommen drücken Sie mit der Beckenhälfte gegen die Unterlage. Diesmal spüren Sie, daß sich die gegenseitige Beckenhälfte etwas abhebt.

Nehmen Sie den Druck weg, so daß alles wieder an seinem Platz liegt, lassen Sie den Fußrücken weg vom Schienbein. Entspannen Sie sich einen Augenblick, ehe von neuem der Druck unter der Fußsohle zunimmt.«

Analyse

Mit der Druckmehrung unter dem aufgestellten Fuß hebt sich die gleichseitige Beckenhälfte von der Unterlage ab und macht im gegenseitigen Hüftgelenk eine innenrotatorische Bewegung, sofern die Kniescheibe gleichbleibend nach oben weist.

Im gleichseitigen Hüftgelenk entsteht eine Außenrotation bei Verminderung der Flexion.

Die Transversalbewegung des Beckens läuft auf das kaudale Rotationsniveau der Wirbelsäule weiter, wo bei Druckmehrung z. B. unter der linken Fußsohle eine positive Rotation mit dem Becken entsteht.

Mit der Gegenbewegung des Beckens zurück zur Unterlage findet im gegenseitigen Hüftgelenk eine Außenrotation statt, die sich über die Nullstellung hinaus vergrößert, sobald der Druck unter dem Becken zunimmt. Wiederum muß die Kniescheibe zur Decke gerichtet bleiben.

Im gleichseitigen Hüftgelenk entsteht eine Innenrotation bei zunehmender Flexion.

Im kaudalen Rotationsniveau der Wirbelsäule entsteht eine negative Rotation mit dem Becken, wenn es die linke Beckenhälfte war, welche gegen die Unterlage gedrückt hat.

Übung 32

Lernziel

Das Becken hubfrei flexorisch/extensorisch in den Hüftgelenken bewegen.

Ausgangsstellung

Seitenlage. Das betroffene Bein liegt oben. Bei mäßiger Flexion in beiden Hüft- und Kniegelenken liegen die Beine parallel übereinander. Der Abstand der Kniegelenke wird durch entsprechendes Lagerungsmaterial dem Abstand der Hüftgelenke angeglichen.

Übungsablauf

Das Becken wird wechselweise flexorisch/extensorisch in den Hüftgelenken bewegt, eventuell zu Beginn mit Hilfe des Therapeuten.

Instruktion des Patienten

»Berühren Sie den oben liegenden prominenten Punkt am Becken. Nähern Sie diesen jetzt dem Oberschenkel. Denken Sie dabei auch an ihr Steißbein, das sich der Wirbelsäule annähert.
Nun entfernen Sie den Beckenpunkt vom Oberschenkel, während sich das Steißbein zwischen die Beine schiebt. Wiederholen Sie die Hin- und Herbewegungen ausgiebig jedoch ohne besondere Anstrengung.«

Analyse

Die hubfreien flexorischen/extensorischen Bewegungen des Beckens in den Hüftgelenken bewirken gleichzeitig eine extensorische/flexorische Verformung der Lendenwirbelsäule.

Variante 32.1

Die Beckenbewegungen können im Tempo gesteigert werden, wodurch ihre Ausschläge kleiner werden. Die Muskulatur wird dabei hauptsächlich auf Geschicklichkeit trainiert.
Gelegentlich gibt der Patient ein erwünschtes lokales Wärmegefühl im Bereich der paravertebralen lumbalen Rückenmuskulatur an.

Variante 32.2

Übernimmt der Therapeut das oben liegende Beingewicht und legt er eine Hand am Becken an, kann die Flexion/Extension des Hüftgelenks mit Hilfe des Therapeuten als hubfreie Gegenbewegung instruiert und ausgeführt werden. (Abb. 124 + 125)

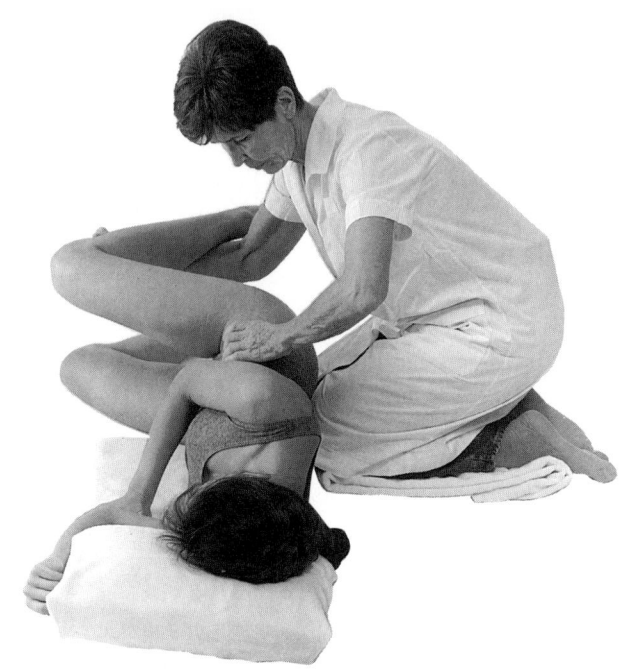

Abb. 124: Variante 32.2, Flexion im re Hüftgelenk mit beiden Gelenkpartnern unterstützt von der Therapeutin.

Abb. 125: Variante 32.2, Extension im re Hüftgelenk mit beiden Gelenkpartnern unterstützt von der Therapeutin.

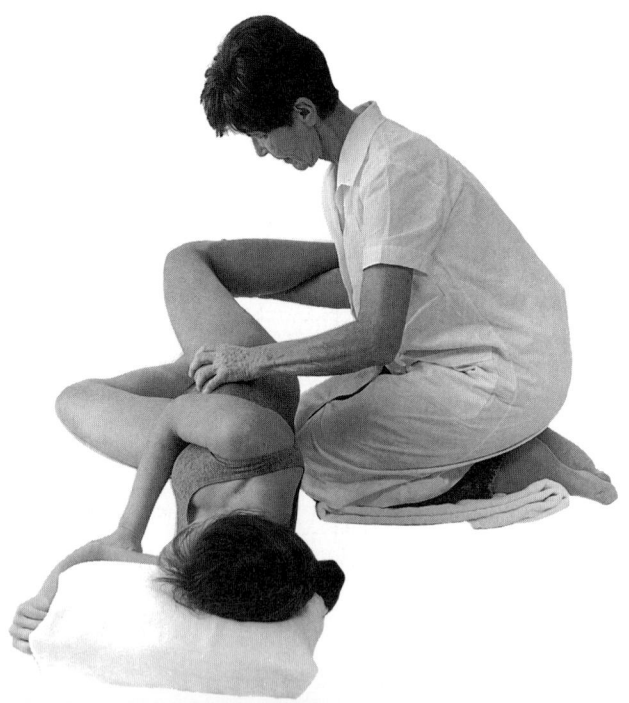

Variante 32.3

Ist die Lendenwirbelsäule in ihrer Beweglichkeit eingeschränkt, und sind die Bewegungen des Beckens im Hüftgelenk aus diesem Grund erschwert bis unmöglich, kann der Therapeut das Gewicht des oberen Beins abnehmen und wechselweise eine Transversalbewegung des Beckens nach vorn/unten mit einer extensorischen Bewegung des Oberschenkels im Hüftgelenk verbinden.

Mit der transversalen Gegenbewegung des Beckens nach hinten/unten wird eine flexorische Bewegung des Oberschenkels im Hüftgelenk verbunden, wobei das Kniegelenk ebenfalls flexorisch nachgibt.

Ist auch das kaudale Rotationsniveau der Wirbelsäule in seiner Beweglichkeit eingeschränkt, so daß die Transversalbewegungen des Beckens hier nicht stattfinden können, kann das Lernziel erreicht werden, indem sich der Patientenkörper gegen den Boden/die Bank dreht. Dabei bleiben die Verbindungslinie re/lk Spina iliaca ant. sup. und der größte frontotransversale Brustkorbdurchmesser parallel. Der Patient stützt sich mit seiner oberen Hand vorn auf der Unterlage auf und fängt seinen Körper bei der Drehbewegung nach vorn/unten ab. Die Gegenbewegung seines Körpers leitet er mit einem sanften Abdruck von der Unterlage ein. *(Abb. 126 + 127)*

Abb. 126: Variante 32.3, Flexion im re Hüftgelenk von distal bei gleichzeitiger Drehung von Becken und Brustkorb nach hinten/unten, unterstützt von der Therapeutin.

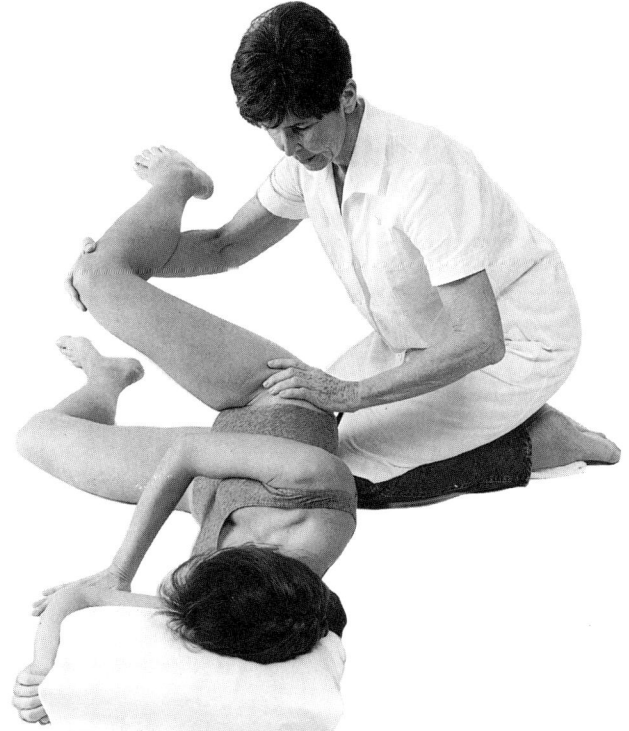

191

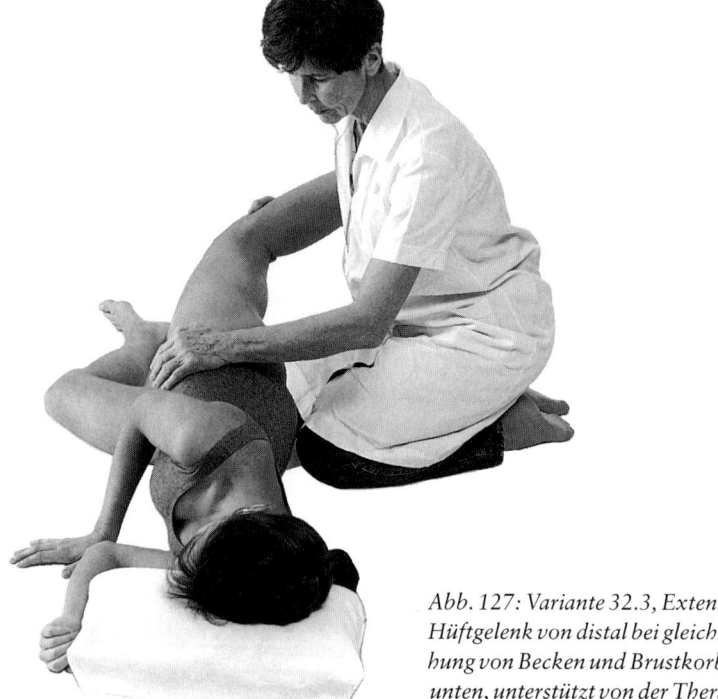

Abb. 127: Variante 32.3, Extension im re Hüftgelenk von distal bei gleichzeitiger Drehung von Becken und Brustkorb nach vorn/ unten, unterstützt von der Therapeutin.

Da der Therapeut das Beingewicht übernommen hat und die flexorischen/ extensorischen Bewegungen im Hüftgelenk unterstützt, ist die Hubbelastung für die Muskulatur unwesentlich. Die Schwierigkeit der manipulierten Bewegung liegt darin, den Oberschenkel in der Sagittalebene durch das Hüftgelenk zu bewegen und die flexorischen/extensorischen Komponenten des Hüftgelenks nicht mit abduktorischen/adduktorischen zu kombinieren.

Hinweis

Verschiebt man den Schwerpunkt der Übungen 15 mit Variante, 16 und 17 auf das Hüftgelenk findet man hier weitere Anregungen, die flexorischen/extensorischen Bewegungsausschläge des Hüftgelenks hubfrei zu üben.
Da bei all diesen Übungen das betroffene Bein unten liegt, sind sie nicht geeignet für Patienten mit frisch operierten Hüftgelenken.

Bedingung 2

– Der Fuß darf Kontakt zum Boden herstellen, und das Bein darf mit ca. 20 kg belastet werden.
– Das Hüftgelenk darf zunehmend mit dem Gewicht des Beins belastet werden.

Übung 33

Lernziel

Das Hüftgelenk von beiden Gelenkpartnern aus hubarm endgradig extendieren.

Ausgangsstellung

Nullstellung des aufrechten Standes. Der Fuß des betroffenen Beins hat Bodenkontakt. Der Patient stützt sich auf die Unterarmstöcke oder den Gehbarren.

Übungsablauf

Der Fuß des betroffenen Beins schiebt sich auftaktisch hinter die mittlere Frontalebene, so daß nur noch die Zehen Bodenkontakt haben.
Bei deblockiertem Kniegelenk nimmt der Oberschenkel eine Nullstellung im Hüftgelenk ein. *(Abb. 128)*
Sobald sich gleichzeitig die re/lk Spina iliaca ant. sup. und ein entsprechender Punkt am Oberschenkel des entlasteten Beins voneinander entfernen, verschiebt sich das Kniegelenk nach hinten/oben und nähert sich die Ferse dem Boden. *(Abb. 129)*

Abb. 128: Übung 33, Schrittstellung bei annähernder Nullstellung im lk Hüftgelenk.
Abb. 129: Übung 33, Extensionsstellung im lk Hüftgelenk mit beiden Gelenkpartnern.

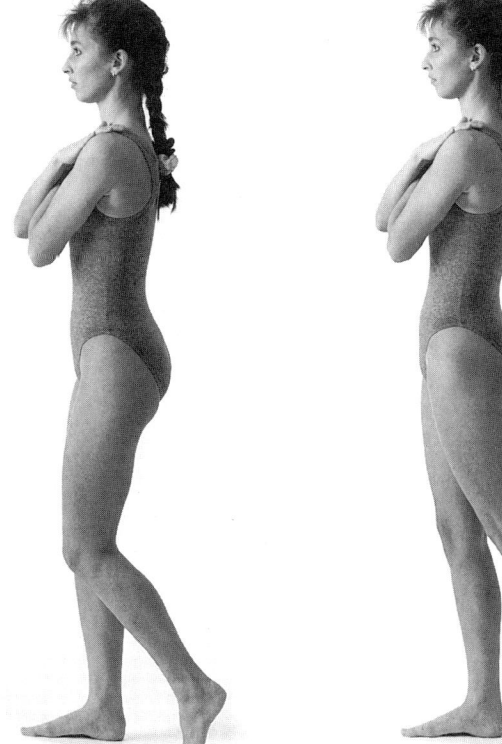

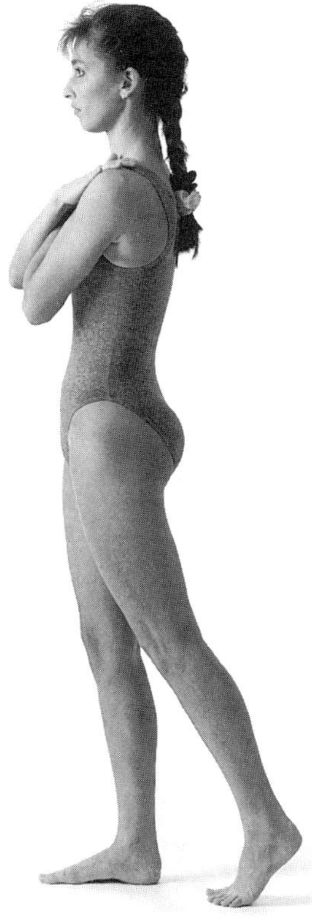

Mit dem sukzessiven Nachlassen der muskulären Aktivität gelangen Becken, Kniegelenk und Ferse wieder zurück in die Ausgangsstellung.

Instruktion des Patienten

»Schieben Sie Ihren entlasteten Fuß ein wenig nach hinten, so daß nur noch die Zehen Kontakt mit dem Boden haben.

Während sich die beiden prominenten Beckenpunkte dem Brustkorb nähern, strebt das Knie nach hinten und die Ferse zum Boden. Wenn es nicht mehr weiter gehen will, intensivieren Sie Ihre Anstrengung. Achtung, drücken Sie dabei nicht vermehrt mit den Zehen gegen den Boden.

Lösen Sie nun langsam die Spannung und lassen Sie alles zurück an den Ausgangspunkt.«

Hinweis

Es empfiehlt sich, die Bewegungen des Beckens und des Oberschenkels gesondert zu üben, ehe die Kombination verlangt wird. Dies ist selbst dann ratsam, wenn dem Patienten die Bewegungen in anderen Ausgangsstellungen vertraut sind.

Analyse

Die endgradige Extension im Hüftgelenk kommt durch eine Gegenbewegung von Becken und Oberschenkel zustande.

Die Lendenwirbelsäule verformt sich dabei flexorisch.

Das Kniegelenk verschiebt sich mit einer extensorischen Bewegung nach hinten/ oben und erreicht annähernd seine Nullstellung. Die Ferse nähert sich dem Boden, der Fuß bewegt sich flexorisch in den Zehengrundgelenken.

Bei geringer positiver Hubbelastung ist die Aktivität der Extensoren des Hüftgelenks und des Quadrizeps dynamisch konzentrisch. Der Wunsch, das Hüftgelenk über die Endstreckung hinaus zu extendieren, führt zu einer erheblichen Intensitätssteigerung der genannten Muskeln. Die Flexoren des Hüftgelenks sowie der Gastroknemius werden gedehnt.

Mit dem Nachlassen der Intensität stehen Becken und Oberschenkel unter der Kontrolle der Extensoren des Hüftgelenks und des Quadrizeps. Diese Muskeln arbeiten bei geringer negativer Hubbelastung dynamisch exzentrisch.

Variante von Übung 33

Werden die Zehen des entlasteten Beins in der Ausgangsstellung unter das Hüftgelenk gestellt, können diese mit der extensorischen Bewegung des Beckens im Hüftgelenk am Boden entlang nach hinten gleiten und den Oberschenkel mitnehmen. Mit dem Nachlassen der Aktivität der Extensoren des Hüft- und Kniegelenks schieben sich die Zehen wieder nach vorn unter das Hüftgelenk.

In der Ausgangs- und Endstellung nimmt der Oberschenkel statt der Nullstellung eine geringgradige Flexionsstellung im Hüftgelenk ein, wodurch sich das Ausmaß seines Bewegungsausschlags etwas vergrößert.

Übung 34

Lernziel
Gleichzeitig beide Partner des Hüftgelenks hubarm wechselweise abduktorisch/adduktorisch bewegen.

Ausgangsstellung
Nullstellung des aufrechten Standes wie für Übung 33 beschrieben mit dem Unterschied, daß beide Knie- und Hüftgelenke wenig flektiert sind und nur die Hand auf der voll belasteten Seite Kontakt mit einer Sprosse o. ä. hat.

Übungsablauf
Auf der unbelasteten Seite entfernt sich ein in der mittleren Frontalebene gelegener Punkt am Beckenkamm von einem entsprechenden Punkt am Brustkorb. Gleichzeitig entfernt sich der Fuß des entlasteten Beins in der mittleren Frontalebene, am Boden gleitend, vom gegenseitigen Fuß. Das Kniegelenk des unbelasteten Beins bewegt sich extensorisch bis etwa in die Nullstellung. *(Abb. 130)*

Abb. 130: Übung 34, Abduktion im lk Hüftgelenk von distal und proximal.

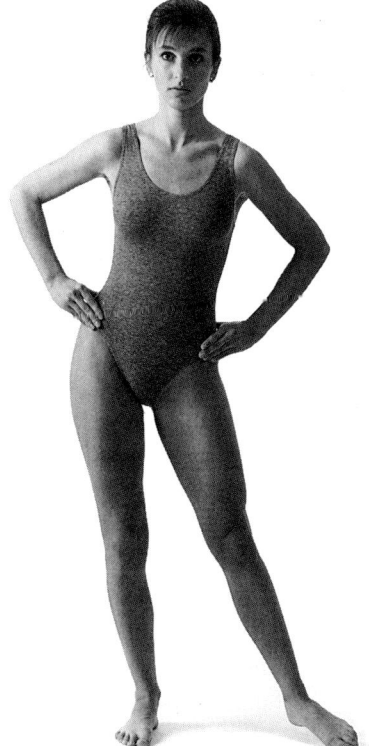

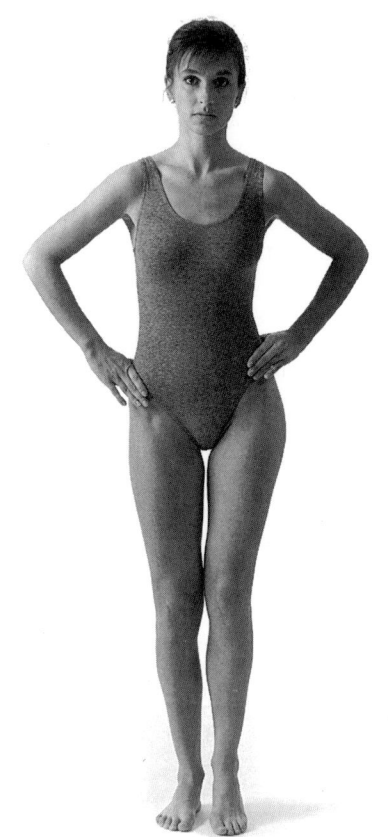

Abb. 131: Übung 34, Adduktion im lk Hüftgelenk von distal und proximal.

Mit der Gegenbewegung des entlasteten Fußes zurück zum belasteten behält das Kniegelenk seine Nullstellung bei. Gleichzeitig nähert sich der gleichseitige Beckenpunkt jenem am Brustkorb und bewegt sich über die Horizontale hinaus vom Boden weg. Das Kniegelenk des belasteten Beins behält seine deblockierte Stellung bei. *(Abb. 131)*

Instruktion des Patienten

»Berühren Sie auf der Seite des unbelasteten Beins einen seitlichen Punkt am Beckenkamm und einen genau darüber liegenden am Brustkorb. Merken Sie sich beide Punkte gut.

Nun entfernt sich der Beckenpunkt vom Brustkorb und der Fuß des entlasteten Beins entfernt sich am Boden gleitend vom anderen. Das Bein wird lang. Achtung, die Kniescheibe schaut stets nach vorn.

Am Ende angekommen, nähert sich der Beckenpunkt so weit es geht dem Brustkorb. Der entlastete Fuß gleitet am Boden zurück, er darf sogar den belasteten Fuß berühren. Das Bein bleibt schön lang und die Kniescheibe schaut wiederum unverwandt nach vorn.
Das Kniegelenk des belasteten Beins bleibt deblockiert.«

Analyse

Die Abduktion/Adduktion des entlasteten Hüftgelenks kommt durch eine Gegenbewegung von Becken und Oberschenkel bzw. Bein zustande.
In der Ausgangsstellung steht die Verbindungslinie re/lk Spina iliaca ant. sup. horizontal im Raum.
Durch die gleichzeitige Verschiebung von Becken und Bein in einer Frontalebene wird bei der Entfernung des Beckens vom Brustkorb und der Abstandsvergrößerung des entlasteten Fußes vom belasteten der Winkel zwischen der Verbindungslinie re/lk Spina iliaca ant. sup. und der Längsachse des Oberschenkels im entlasteten Hüftgelenk größer, im belasteten kleiner.
Mit der Bewegungsumkehr verhält es sich gerade umgekehrt, sofern der genannte Punkt am Becken einen größeren Abstand zum Boden hat als der entsprechende Punkt auf der Gegenseite.
Die Lendenwirbelsäule verformt sich lateralflexorisch, wobei der konkave Bogen auf der Seite der jeweiligen adduktorischen Bewegung des Beckens im Hüftgelenk ist.

Übung 35

Lernziel

Beide Gelenkpartner außenrotatorisch/innenrotatorisch im Hüftgelenk bewegen.

Ausgangsstellung

Nullstellung des aufrechten Standes wie für Übung 33 beschrieben.

Übungsablauf

Auftaktisch wird der Vorfuß des entlasteten Beins vom Boden gelöst, so daß nur noch die Ferse Kontakt mit diesem hat.
Auf der Seite des belasteten Beins bewegt sich die Spina iliaca ant. sup. nach hinten/lateral, ohne ihren Abstand zum Boden zu verändern. Gleichzeitig drehen sich die Kniescheibe und die Zehenspitzen des entlasteten Beins nach außen, weg vom gegenseitigen Bein.
Mit der Gegenbewegung des Beckens wenig über die Nullstellung hinaus nach vorn/medial, drehen sich die Kniescheibe und die Zehenspitzen des entlasteten

Beins nach medial zum Gegenbein. Wiederum darf die Spina iliaca ant. sup. ihren Abstand zum Boden nicht verändern.

Instruktion des Patienten

»Heben Sie den Vorfuß Ihres entlasteten Beins ein wenig vom Boden, so daß nur noch die Ferse Kontakt mit der Unterlage hat.
Nun drehen Sie den prominenten Beckenpunkt auf der belasteten Seite nach hinten. Sein Abstand zum Boden bleibt gleich groß.
Gleichzeitig drehen Sie die Kniescheibe und die Zehenspitzen des entlasteten Beins weg vom Gegenbein.
Jetzt geht alles gleichzeitig in die umgekehrte Richtung. Der Beckenpunkt bewegt sich nach vorn, sogar ein wenig über die Ausgangsstellung hinaus, die Kniescheibe und die Zehenspitzen des entlasteten Beins drehen sich nach innen und schauen das andere Bein an. Achtung, der Abstand des Beckenpunkts vom Boden darf sich nicht verändern, so wenig wie der Brustkorb der Drehbewegung des Beckens folgen darf.«

Analyse

Die Spina iliaca ant. sup. auf der belasteten Seite bewegt sich nach hinten/lateral, ohne ihren Abstand zum Boden zu verändern. Gleichzeitig dreht das entlastete Bein seine Kniescheibe und seine Zehenspitzen in die entgegengesetzte Richtung nach lateral. Im entlasteten Hüftgelenk entsteht durch die Gegenbewegung seiner Gelenkpartner eine Außenrotation.
Im unteren Sprunggelenk des belasteten Fußes kommt es zu einer inversorischen Bewegung, da das Bein der gleichseitigen Spina iliaca ant. sup. gleichsinnig weiterlaufend folgt.
Mit der Gegenbewegung von Becken und Bein in die jeweils umgekehrte Richtung, entsteht im entlasteten Hüftgelenk eine Innenrotation.
Im unteren Sprunggelenk des belasteten Fußes kommt es zu einer eversorischen Bewegung, da das Bein der gleichseitigen Spina iliaca ant. sup. gleichsinnig weiterlaufend folgt.
Die Rotationsausschläge von Becken und Oberschenkel im entlasteten Hüftgelenk erfolgen unter Hubfreiheit.
Unter der Bedingung, daß der größte frontotransversale Brustkorbdurchmesser während des Geschehens an Ort und Stelle stehen bleibt, haben die geringgradigen Transversalbewegungen des Beckens eine Auswirkung auf das kaudale Rotationsniveau der Wirbelsäule als negative/positive bzw. positive/negative Rotation.
Sind die Arme in Stützfunktion, wird die räumliche Fixierung des Brustkorbs erleichtert (s. Übung 6, Analyse, S. 129).

Variante von Übung 35

Die Spina iliaca ant. sup. der unbelasteten Seite verschiebt sich in gleichbleibendem Abstand zum Boden nach vorn/medial. Mit dem Fuß am Boden gleitend verschiebt sich das Bein geradlinig nach vorn. Die Kniescheibe schaut dabei unverwandt nach vorn, was erfordert, daß sich der Oberschenkel geringgradig außenrotatorisch in seinem Hüftgelenk bewegt, wie es in der Schwungphase des normalen Gehens vorkommt. *(Abb. 132)*

Mit der Rückwärtsbewegung der genannten Spina iliaca ant. sup. nach hinten/lateral, bei gleichbleibendem Abstand zum Boden, schiebt sich wiederum das Bein, am Boden gleitend, geradlinig nach hinten. Auch diesmal muß die Kniescheibe bleibend nach vorn weisen, was eine geringgradige innenrotatorische Bewegung des Oberschenkels in seinem Hüftgelenk verlangt. *(Abb. 133)*

Abb. 132: Übung 35 Variante, negative Rotation des Beckens gegen den Brustkorb wobei das re Bein dem Becken folgt.

Abb. 133: Übung 35 Variante, positive Rotation des Beckens gegen den Brustkorb wobei das re Bein dem Becken folgt.

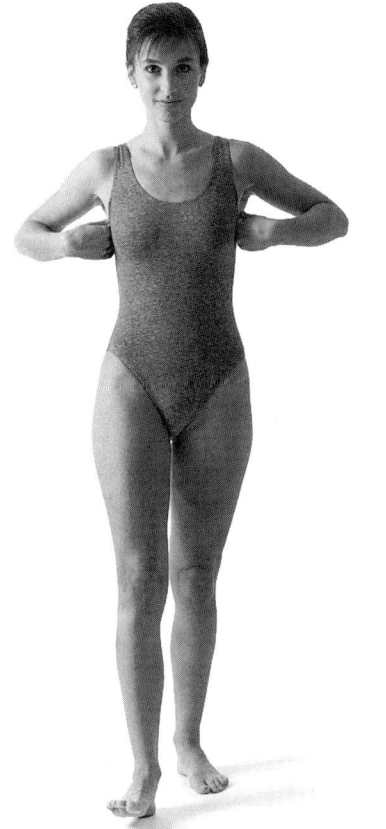
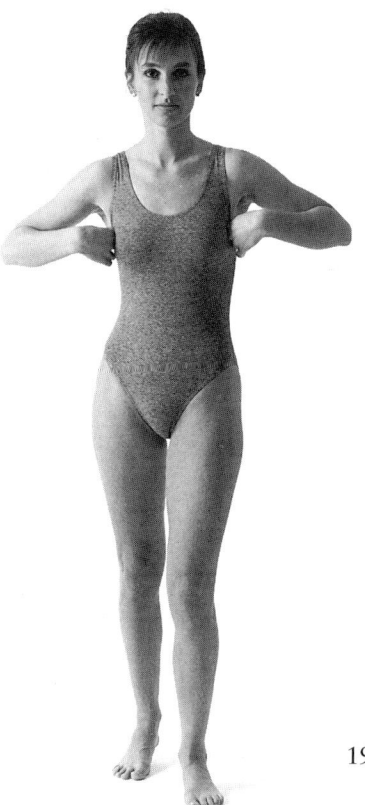

Die Transversalbewegung des Beckens wirkt sich im belasteten Hüftgelenk mit der Vorwärtsbewegung der gegenseitigen Spina iliaca ant. sup. als gangtypische Innenrotation und ihre Rückwärtsbewegung als Außenrotation aus. Bei räumlich fixiertem frontotransversalen Brustkorbdurchmesser wirken sich die Drehbewegungen des Beckens im kaudalen Rotationsniveau der Wirbelsäule als negative/positive bzw. positive/negative Rotation aus.

Bedingung 3

– Das Hüftgelenk darf ohne Einschränkungen bewegt und belastet werden.

Übung 36

Lernziel

Im aufrechten Stand bei deblockierten Kniegelenken reaktiv die Körperlängsachse durch Druckmehrung unter der re/lk Fußsohle wechselweise nach re/lk verschieben.

Ausgangsstellung

Nullstellung des aufrechten Standes.

Übungsablauf

Ohne die minimale Flexionsstellung im Kniegelenk aufzugeben drückt ein Fuß vermehrt auf den Boden. Reaktiv verschiebt sich der Körper darüber und wird der gegenseitige Fuß entlastet, so daß er den Kontakt mit dem Boden verliert. Die Körperlängsachse bleibt erhalten.

Sobald der entlastete Fuß den Kontakt zum Boden wiederherstellt und auf diesen drückt, verschiebt sich der Körper über die Nullstellung hinaus zur Gegenseite.

Instruktion des Patienten

»Bleiben Sie schön aufrecht und ändern Sie nichts an der Stellung des Kniegelenks, wenn Sie jetzt vermehrt mit dem Fuß des versehrten Beins auf den Boden drücken.

Sie spüren, daß sich der andere Fuß wenig vom Boden löst.

Nun darf dieser wieder den Boden berühren und so fest es geht drücken, und schon schwebt der gegenseitige Fuß über dem Boden. Achtung, das Knie bleibt deblockiert und Sie selbst schön aufrecht.

Verstärken Sie den Druck unter Ihren Fußsohlen wechselweise und lassen Sie den Körper hin und her gehen ohne Eile.«

Analyse

Mit der Drucksteigerung unter der Fußsohle verschiebt sich der Körper zur gleichen Seite. Das gegenseitige Bein wird entlastet und mitsamt dem Becken reaktiv am Oberschenkel des belasteten Beins muskulär verankert.

Auf der entlasteten Seite nähert sich ein Punkt am Beckenkamm, der annähernd in der mittleren Frontalebene liegt, einem entsprechenden Punkt am unteren Brustkorbrand. Der Winkel, den die Verbindungslinie re/lk Spina iliaca ant. sup. und die Längsachse des re/lk Oberschenkels bilden wird auf der belasteten Seite größer, auf der entlasteten Seite kleiner. Das Becken hat sich im Hüftgelenk des Standbeins bei positiver Hubarbeit seiner Abduktoren abduktorisch bewegt. Das Hüftgelenk des entlasteten Beins hat sich wenig nach kranial verschoben. Hier wirkt das hängende Bein allein durch sein Gewicht adduktorisch.

Die Lendenwirbelsäule verformt sich lateralflexorisch mit Konkavität auf der entlasteten Seite.

Die virtuellen Längsachsen der Körperabschnitte Brustkorb und Kopf bleiben während des Vorgangs vertikal und verschieben sich wechselweise parallel nach re/lk lateral bzw. lk/re lateral.

Wird die deblockierte Stellung des Kniegelenks auf der belasteten Seite jeweils beibehalten, führt die Drucksteigerung zu einer Kokontraktion der Extensoren und Flexoren des Kniegelenks, bei hoher Intensität ihrer statischen Aktivität.

Das obere Sprunggelenk wird durch eine Kokontraktion seiner Dorsalextensoren und Plantarflexoren ebenfalls stabilisiert.

Hinweis

Ist der größte frontotransversale Brustkorbdurchmesser im Verhältnis zum Abstand re/lk Trochanter erheblich kleiner, empfiehlt es sich, auftaktisch eine Transversalverschiebung des Brustkorbs mit Kopf über das künftig belastete Bein zu veranlassen, ehe die Drucksteigerung verlangt wird.

Soll der Wechsel des Drucks erfolgen, geht der Patient nur bis zur Nullstellung zurück, verschiebt auftaktisch seinen Brustkorb mit Kopf wie beschrieben und verstärkt erst dann den Druck unter der Fußsohle.

Variante 36.1

Mit der Abstandvergrößerung der Füße in der Ausgangsstellung kann die Lateralverschiebung der Körperlängsachse erweitert und die Intensität der Muskelaktivität vermindert werden. Verkleinert man den Abstand der Füße in der Ausgangsstellung, so daß sie sich medial berühren, vermindert man gleichzeitig den Verschiebespielraum für die Körperlängsachse.

Variante 36.2

Wird die Anzahl der Druckwechsel pro Minute bis zum individuellen Maximum gesteigert, nimmt die Intensität der Muskelaktivität zu. Die Seitverschiebung der Körperlängsachse reduziert sich dabei auf eine »Zitterbewegung«.

Variante 36.3

Die wechselweise Drucksteigerung kann auch im Zehenstand verlangt werden. Dabei ist besonders darauf zu achten, daß die Kniegelenke ihre deblockierte Stellung während der Belastung des Beins beibehalten, insbesondere wenn die Anzahl der Belastungswechsel pro Minute gesteigert wird.

Ohne Unterbrechung des »Trippelns« kann der Abstand der Zehen nach re/lk wie auch nach vorn/hinten vergrößert und wieder verkleinert werden. Es kann dabei auch vorwärts oder rückwärts gegangen werden.

Übung 37

Lernziel

Im Zehenstand, bei gleichbleibendem medialem Druckkontakt der re/lk Ferse gegeneinander, den Abstand der re/lk Zehengrundgelenke zum Boden wechselweise maximal vergrößern und bis zum Druckkontakt verkleinern.

Ausgangsstellung

Aufrechter Zehenstand. Die Fersen berühren sich medial. Die Kniescheiben weisen wenig nach re/lk lateral. Eine Hand berührt den Therapeuten, eine Wand u. ä.

Übungsablauf

In mäßigem Tempo lösen sich wechselweise die re/lk Zehen vom Boden und entfernen sich, so weit es die Dorsalextensionstoleranz im oberen Sprunggelenk zuläßt, von diesem.

Die Fersen drücken medial gegeneinander.

Das Kniegelenk des jeweils entlasteten Beins behält seine Nullstellung unverändert bei. *(Abb. 134)*

Mit der plantarflexorischen Bewegung des entlasteten Fußes im oberen Sprunggelenk stellt dieser mit den Zehen den Kontakt zum Boden wieder her und übernimmt sofort das ganze Körpergewicht. Damit verbunden lösen sich die Zehen des gegenseitigen Fußes vom Boden, der sich nun wieder wie beschrieben bewegt. (Klein-Vogelbach, 1986)

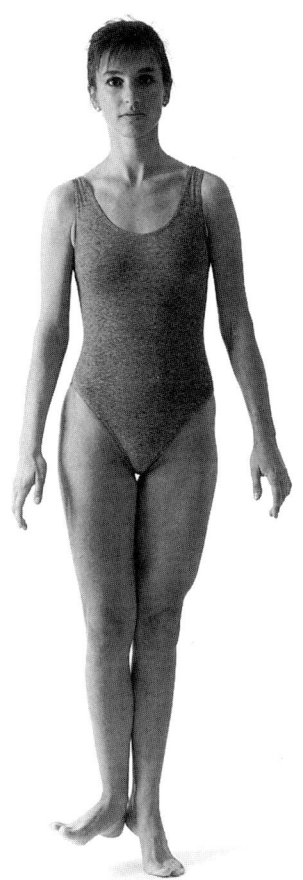

Abb. 134: Übung 37, Endstellung bei dorsalextendiertem re Fuß.

Instruktion des Patienten

»Die Fersen berühren sich mit ihren Innenseiten und drücken spürbar gegeneinander, wenn jetzt ein Bein das ganze Gewicht übernimmt. Die gegenseitigen Zehen entfernen sich mitsamt dem Fuß so weit es geht vom Boden. Denken Sie an den Fersenkontakt. Achtung, das Kniegelenk des entlasteten Beins darf nicht nachgeben, die Ferse darf sich nicht weiter vom Boden entfernen.

Nun senken sich die Zehen wieder auf den Boden, übernehmen das Körpergewicht und schon lösen sich die gegenseitigen Zehen vom Boden und entfernen sich wiederum mitsamt dem Fuß so weit wie möglich von diesem. Achtung, der Fersenkontakt bleibt erhalten und das Kniegelenk verändert seine Stellung nicht.«

Analyse

Durch den Druckkontakt der Fersen an ihren Medialseiten ist die Neutralstellung der Oberschenkel in den Hüftgelenken bezüglich Flexion/Extension mit einer geringgradigen Adduktion und Außenrotation kombiniert. Die Kniescheiben sind wenig nach re/lk lateral gedreht. Die Kniegelenke befinden sich in Nullstellung.

Die Füße sind in den oberen Sprunggelenken plantarflexorisch und in den Zehengrundgelenken extensorisch eingestellt.

Mit der Gewichtverschiebung über die Zehen eines Fußes werden die gegenseitigen entlastet. Die Fußsohle vergrößert ihren Abstand zum Boden indem sich der Fuß dorsalextensorisch im oberen Sprunggelenk bewegt. Die extensorische Zehenbewegung bis in die Grundgelenke reicht nur wenig über die Nullstellung hinaus.

Der Gastroknemius wird durch die Fußbewegung gedehnt, was zu einem unerwünschten flexorischen Nachgeben des Kniegelenks führt, sofern nicht der Quadrizeps durch Intensitätssteigerung seiner Aktivität die Rolle des Beugeverhinderers wahrnimmt.

Wenn Angaben über Aktivitäten der Hüftgelenkmuskulatur eher vage sind, so kann doch durch Palpation eine deutliche Aktivierung der Adduktoren und des Glutaeus maximus festgestellt werden. Der Gesäßmuskel wird hier nicht nur als Strecker sondern auch als Außenrotator des Hüftgelenks gefordert.

Im Moment der Einbeinbelastung müssen die Abduktoren das gegenseitige Becken- Beingewicht am Oberschenkel befestigen, unterstützt von der kontralateralen Rumpfmuskulatur, die das Becken bei geringer Annäherung am Brustkorb verankert.

Damit verbunden verformt sich die Lendenwirbelsäule lateralflexorisch mit Konkavität auf der entlasteten Seite.

Die Körperlängsachse verschiebt und neigt sich ein wenig zur Seite des jeweils belasteten Beins. Ihre Stabilität wird durch extensorische/lateralflexorische/rotatorische Muskelaktivitäten gewährleistet.

Übung 38

Lernziel

Im aufrechten Stand, bei zunehmender Intensität der Muskelaktivität, das Becken abduktorisch/adduktorisch in den Hüftgelenken bewegen.

Ausgangsstellung

Aufrechter Stand. Das unversehrte Bein ist entlastet. Seine Zehen stellen unter dem Hüftgelenk den Kontakt mit dem Boden her. Hüft- und Kniegelenk sind mäßig flektiert.

Übungsablauf

Das Kniegelenk des entlasteten Beins verschiebt sich nach hinten/oben. Der Abstand der Ferse zum Boden wird etwas größer. Die gleichseitige Beckenhälfte nähert sich dem Brustkorb. *(Abb. 135)*

Mit dem flexorischen Nachgeben des Kniegelenks entfernt sich das Becken vom Brustkorb bis sein Abstand von diesem größer ist als auf der Gegenseite. *(Abb. 136)*

Instruktion des Patienten

»Die Kniescheibe entfernt sich jetzt vom Boden, sie verschiebt sich nach oben und auch nach hinten, das Bein wird lang. Das Becken nähert sich dem Brustkorb.

Abb. 135: Übung 38, Adduktion im re Hüftgelenk durch Verschieben des Gelenks nach kranial/medial.

Abb. 136: Übung 38, Abduktion im re Hüftgelenk durch Verschieben des Gelenks nach kaudal/medial.

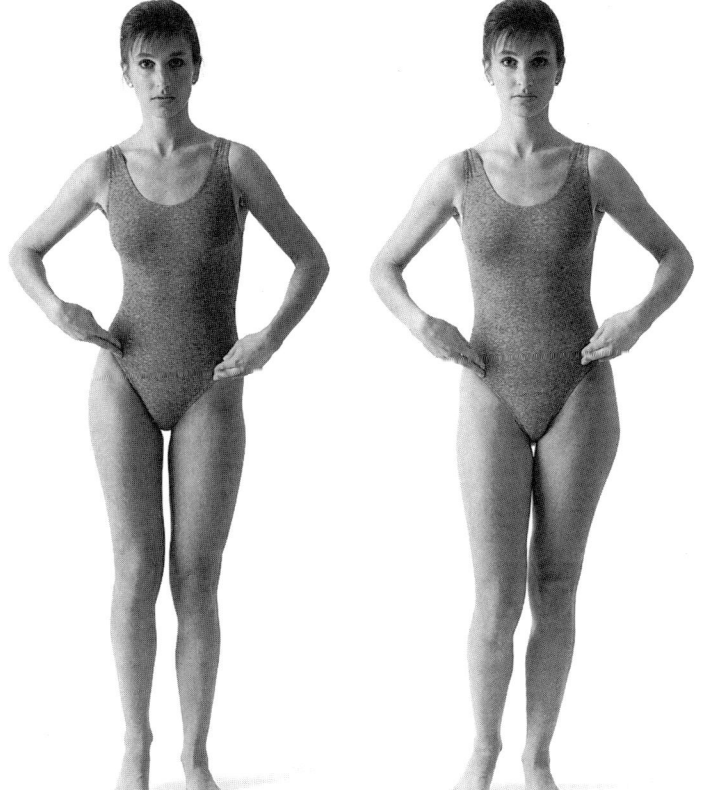

Bleiben Sie einen Moment so, denken Sie an die Ausgangsstellung und schon gibt das Kniegelenk nach, und Sie lassen die Kniescheibe näher zum Boden, sogar über die Ausgangsstellung hinaus. Das Becken entfernt sich vom Brustkorb und schon geht alles wieder in die umgekehrte Richtung und strebt nach oben.«

Analyse

Mit der extensorischen Bewegung des Kniegelenks verschiebt sich dieses sowie die gleichseitige Beckenhälfte nach kranial. Ein Punkt am Beckenkamm, etwa in der mittleren Frontalebene gelegen, nähert sich einem entsprechenden Punkt am unteren Brustkorbrand. Die Winkel, welche die Verbindungslinie re/lk Spina iliaca ant. sup. mit der Längsachse des re/lk Oberschenkels bildet, verändern sich. Im belasteten Hüftgelenk wird der Winkel größer, dort entsteht eine Abduktion, im entlasteten Hüftgelenk wird er kleiner, was eine Adduktion anzeigt.

Die Lendenwirbelsäule verformt sich lateralflexorisch mit Konkavität auf der entlasteten Seite.

Die Abduktoren des belasteten Hüftgelenks und die kontralaterale Rumpfmuskulatur leisten positive Hubarbeit. Da das entlastete Bein einen Teil seines Gewichts an den Boden abgegeben hat, geschieht die Bewegung unter Hubarmut.

Bei der Gegenbewegung läßt die genannte Muskulatur das Becken- Beingewicht unter negativer Hubbelastung nach unten. Dabei entsteht im gleichseitigen Hüftgelenk eine Abduktion und im belasteten eine Adduktion. Die Konkavität der lateralflexorisch verformten Lendenwirbelsäule weist zur belasteten Seite.

Die extensorische und flexorische Bewegung des Kniegelenks steht jeweils unter der Kontrolle des Quadrizeps.

Variante 38.1

Dem Lernziel entsprechend kann die Intensität der Abduktorenaktivität am belasteten Hüftgelenk gesteigert werden, wenn der Patient mit seinen Zehen den Boden nur noch berührt. Legt der Therapeut seine Fingerspitzen unter die Zehen des Patienten, kann er jede Druckmehrung wahrnehmen und sofort melden.

Eine weitere Steigerung der muskulären Belastung wird erreicht, wenn das entlastete Bein schließlich den Bodenkontakt vollständig aufgibt.

Der Patient stellt sich dazu so auf eine Treppenstufe, daß die funktionelle Längsachse des belasteten Fußes annähernd parallel zum Stufenrand ausgerichtet ist.

Das unbelastete Bein kann jetzt ungehindert in einer Frontalebene wechselweise nach oben und unten verschoben werden.

Die Abduktoren des belasteten Hüftgelenks sind unter dieser Bedingung einerseits mit dem darüber lastenden kranialen Gewicht belastet und müssen außerdem das Becken- Beingewicht abwechselnd heben und bremsend nach unten lassen.

Diese für das belastete Bein sehr anstrengende Übung sollte nach einigen Wiederholungen unterbrochen werden, um der Muskulatur eine Pause zu gönnen.

Bei dieser Übungsanordnung ist besonders darauf zu achten, daß das Kniegelenk des belasteten Beins in seiner Null- oder einer deblockierten Stellung stabilisiert bleibt.

Variante 38.2

Die Frontalbewegungen des Beckens im Hüftgelenk des belasteten Beins können mit Transversalbewegungen kombiniert werden. Außer den abduktorischen/adduktorischen macht das Becken zusätzlich innenrotatorische/außenrotatorische Bewegungen im genannten Hüftgelenk.

Das entlastete Bein kann dabei dem Becken folgend am Boden gleiten oder den Kontakt mit dem Boden vollständig aufgeben.

Übung 39

Lernziel

Im aufrechten Stand durch Transversalbewegungen des Beckens wechselweise eine positive/negative Rotation im kaudalen Rotationsniveau der Wirbelsäule hervorrufen und reaktiv eine gegenläufige Schwungbewegung der Arme auslösen.

Ausgangsstellung

Nullstellung des aufrechten Standes mit dem Unterschied, daß die Kniegelenke wenig flektiert sind.

Übungsablauf

Das Becken wird gegen den größten frontotransversalen Brustkorbdurchmesser wechselweise positiv/negativ um die Körperlängsachse gedreht. Die Kniescheiben folgen der Beckenbewegung in die gleiche Richtung.

Bei etwa 100 Drehbewegungen pro Minute beginnt der Brustkorb in die Gegenrichtung zu drehen, jedoch macht er kleinere Ausschläge als das Becken. Die Arme folgen dem Brustkorb in die gleiche Richtung. In bezug auf das Becken und die Kniescheiben bewegen sie sich gegenläufig. *(Abb. 137)*

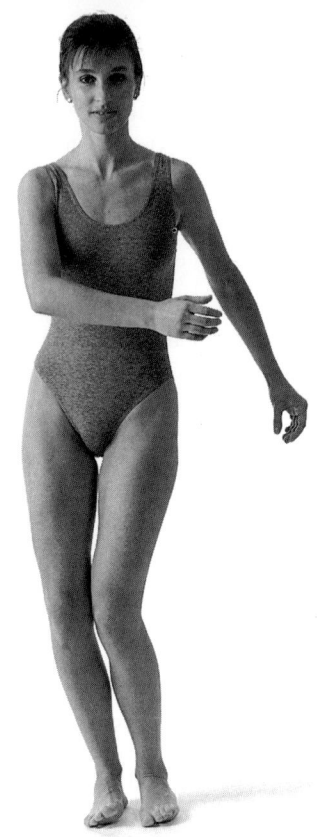

Abb. 137: Übung 39, positive Rotation des Beckens bei Gegendrehung von Brustkorb und Armen.

Instruktion des Patienten

»Lassen Sie Ihr Becken gegen den Brustkorb hin und her drehen. Die beiden prominenten Beckenpunkte haben dabei stets den gleichen Abstand zum Boden. Ich helfe Ihnen ein wenig.

Nun lassen Sie die Knie dem Becken folgen und schon schwingen die Arme um den Körper und zwar in die entgegengesetzte Richtung. Achtung, die Beckenpunkte halten ihren Abstand zum Boden und die Füße lösen sich nicht ab.«

Analyse

Sobald die Anzahl der Drehbewegungen des Beckens erreicht ist, bei der die Gegenbewegungen von Brustkorb und Armen einsetzen, wird auch das kraniale Rotationsniveau der Wirbelsäule einbezogen. Der Kopf bleibt am Ort, der Blick ist unverwandt nach vorn gerichtet. Die Stellung des Kopfs wird durch muskuläre Gegenaktivitäten gewährleistet, welche verhindern, daß der frontotransversale Kopfdurchmesser in bezug auf jenen des Brustkorbs in die entgegengesetzte Richtung dreht.

Die Bewegungen des Beckens und der Kniescheiben in transversalen Ebenen wirken sich auf die Füße aus. So wird bei Drehrichtung nach links der mediale Rand des linken Fußes und der laterale Rand des rechten Fußes entlastet und wenig vom Boden gelöst, während gleichzeitig im unteren Sprunggelenk des linken Fußes eine Inversion, in jenem des rechten Fußes eine Eversion entsteht. Mit der Gegendrehung verhält sich alles umgekehrt.

Die Körperlängsachse bleibt während des gesamten Bewegungsablaufs erhalten.

Variante 39.1

Sind die Drehbewegungen des Beckens mit den Beinen und des Brustkorbs mit den Armen in erwünschter Weise in Gang gekommen, erhält der Patient den Auftrag, ohne Unterbrechung der Drehbewegung des Beckens die Kniescheiben wechselweise nach vorn/hinten zu verschieben.

Die Beine bewegen sich dann in sagittalen Ebenen, wobei mit der Vorwärtsbewegung die jeweilige Ferse den Bodenkontakt verliert und das Bein entlastet wird.

Im Hüftgelenk des jeweils stärker belasteten Beins wirkt sich die Drehbewegung des Beckens als Innenrotation aus. Das Nach-vorn-richten der Kniescheibe auf der entlasteten Seite erfordert eine außenrotatorische Bewegung des Oberschenkels im Hüftgelenk.

Mit der Vor- Rückbewegung der Beine stellen sich reaktiv auch die Arme in sagittale Ebenen ein und schwingen gegengleich und wechselweise nach hinten/vorn. Die Drehbewegungen des Brustkorbs werden so klein, daß sein größter frontotransversaler Durchmesser nahezu senkrecht zur Bewegungsrichtung der Arme stehen bleibt.

Ein häufiger Fehler ist, daß mit der Sagittalbewegung der Beine das Becken anfängt sich in einer Frontalebene zu verschieben, so daß die re/lk Spina iliaca ant. sup. ihren Abstand zum Boden wechselweise verkleinert und wieder vergrößert. Dieses unerwünschte Verhalten korrigiert der Therapeut verbal, wie auch durch Steuerung der richtigen Beckenbewegung mit seinen Händen.

Variante 39.2

In der Nullstellung des aufrechten Standes wird auftaktisch die Körperlängs-achse wenig nach lateral verschoben, so daß ein Bein entlastet wird, ohne den Kontakt zum Boden aufzugeben.

Der Arm auf der entlasteten Seite macht eine kurze Schlagbewegung in der Sagittalebene nach hinten. Das Ellenbogengelenk ist dabei in einer Flexionsstel-lung von ca. 45° stabilisiert, so daß die abgebremste beschleunigte Armbewe-gung ausschließlich aus dem Schultergelenk kommt.

Die Antwort des Körpers ist eine Drehbewegung der gleichseitigen Beckenhälfte nach vorn. Diese wirkt sich im Hüftgelenk des belasteten Beins als Innenrotation aus.

Das entlastete Bein folgt der Beckenbewegung nach vorn. In Hüft- und Kniege-lenk entsteht eine Flexion. Die Ferse löst sich vom Boden ab. *(Abb. 138 + 139)*
Nach einigen Wiederholungen wird die Übung mit der Gegenseite ausgeführt.

Abb. 138 + 139: Variante 39.2, positive Rotation des Beckens bei beschleunigter Sagittal-bewegung des lk. Arms. Von vorn und von der Seite.

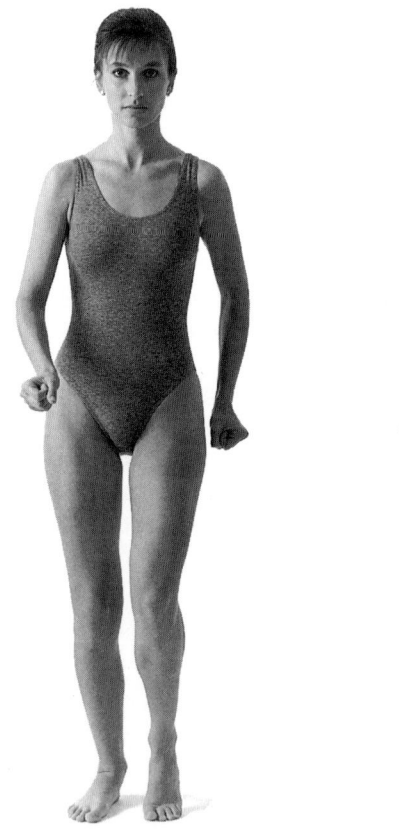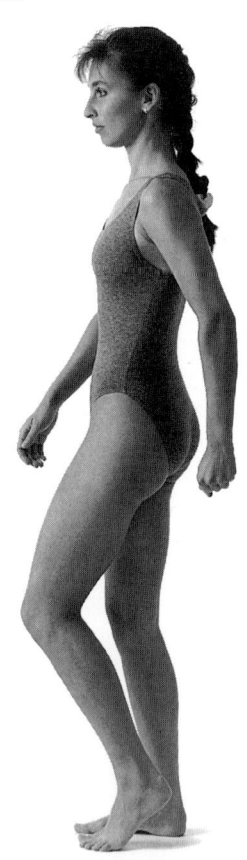

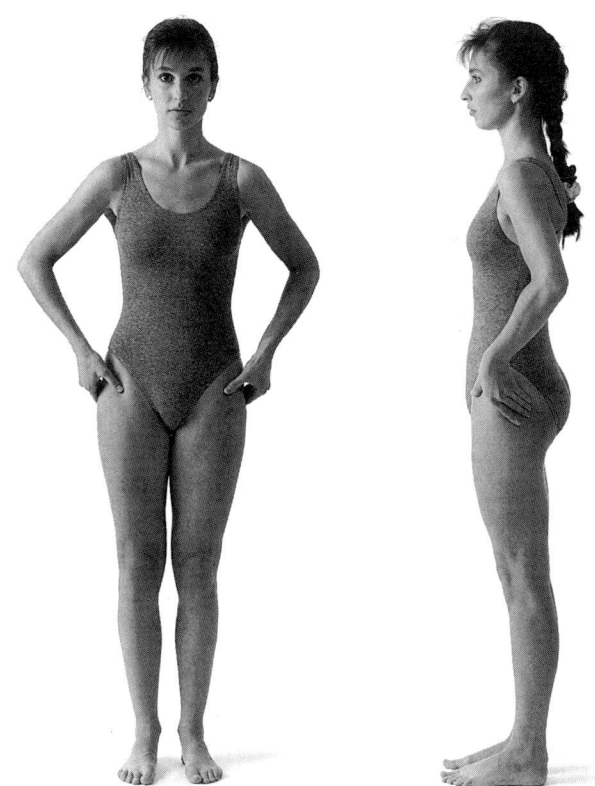

Abb. 140 + 141: Übung 40, Extension in den Hüftgelenken von distal. Von vorn und von der Seite.

Übung 40

Lernziel

Im aufrechten Stand die Oberschenkel wechselweise extensorisch/flexorisch in den Hüftgelenken bewegen.

Ausgangsstellung

Nullstellung des aufrechten Standes mit dem Unterschied, daß die Kniegelenke deblockiert sind und der Patient beidseits die Daumenspitzen auf den re/lk Femurkopf und die Spitzen von Zeige- und Mittelfinger auf den re/lk Trochanter legt.

Übungsablauf

Bei vertikaler Körperlängsachse und unveränderter Beckenstellung verschieben sich beide Kniegelenke nach hinten und bewegen sich über die Nullstellung hinaus extensorisch. *(Abb. 140 + 141)*

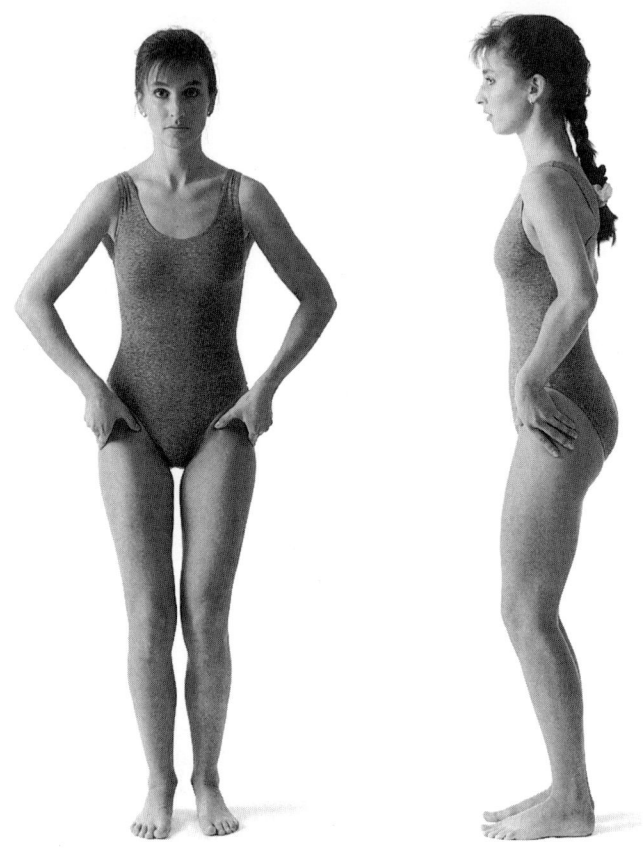

Abb. 142 + 143: Übung 40, Flexion in den Hüftgelenken von distal. Von vorn und von der Seite.

Mit dem flexorischen Nachgeben der Kniegelenke gehen sie wieder nach vorn in die Ausgangsstellung. *(Abb. 142 + 143)*

Instruktion des Patienten

»Wenn Sie jetzt mit den Daumenspitzen in die Leistenbeuge drücken gibt das Gewebe nach, es ist weich. Unter den Zeige- und Mittelfingern spüren Sie seitliche Knochenvorsprünge an den Oberschenkeln, wenn Sie die Finger nach vorn/hinten darüber gleiten lassen.

Becken, Brustkorb und Kopf bleiben unverändert gerade übereinander, wenn Sie jetzt die Knie nach hinten schieben so weit es geht. Spüren Sie, daß es unter den

Daumen hart wird? Lassen Sie die Knie nun wieder nach vorn in ihre Ausgangsstellung. Unter den Daumen sollte es jetzt wieder weich werden.«

Analyse

Mit ihrer Rückwärtsverschiebung entsteht in beiden Kniegelenken eine endgradige Extension. Gleichzeitig bewegen sich die Oberschenkel über die Nullstellung hinaus extensorisch in den Hüftgelenken und ein wenig innenrotatorisch, wahrnehmbar an der Drehbewegung des re/lk Trochanters wenig nach vorn. Die Unterschenkel bewegen sich mit der Rückverschiebung der Kniegelenke plantarflexorisch in den oberen Sprunggelenken. Das Becken verändert seine Stellung in den Hüftgelenken und der Lendenwirbelsäule nicht. Die Körperlängsachse bleibt erhalten. Mit dem flexorischen Nachgeben in den Kniegelenken verschieben sich diese nach vorn wieder zurück in die Ausgangsstellung. Dabei bewegen sich die Oberschenkel flexorisch und ein wenig außenrotatorisch in den Hüftgelenken, was wiederum an der Drehbewegung des re/lk Trochanters nach hinten wahrgenommen werden kann. Auch in dieser Phase der Übung ändert sich nichts an der Beckenstellung und an der Stellung der Körperlängsachse. Die Unterschenkel bewegen sich dorsalextensorisch in den oberen Sprunggelenken über die Nullstellung hinaus.

Übung 41

Lernziel

Im aufrechten Stand mit beiden Partnern gleichzeitig die Hüftgelenke extensorisch bewegen.

Ausgangsstellung

Nullstellung des aufrechten Standes mit dem Unterschied, daß die Kniegelenke wenig flektiert sind.

Übungsablauf

Gleichzeitig entfernen sich die re/lk Spina iliaca ant. sup. und gegenüberliegende Punkte am re/lk Oberschenkel voneinander. Die Kniegelenke bewegen sich extensorisch und verschieben sich nach hinten/wenig oben. *(Abb. 144)*
Durch Nachlassen der Muskelaktivität nähern sich die genannten Punkte wieder an, die Kniegelenke gehen nach vorn in ihre Ausgangsstellung. (Klein-Vogelbach, 1986) *(Abb. 145)*

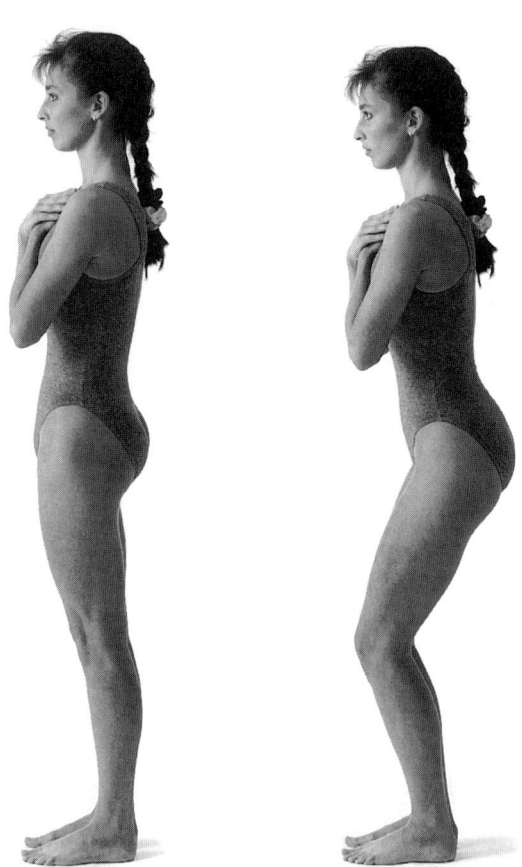

Abb. 144: Übung 41, Extension in den Hüftgelenken von distal und proximal.
Abb. 145: Übung 41, Flexion in den Hüftgelenken von distal und proximal.

Instruktion des Patienten

»Nehmen Sie den Druck unter ihren Füßen wahr. Er sollte unter den Fersen und den Vorfüßen ungefähr gleich stark sein. Das soll so bleiben, wenn sich jetzt die beiden prominenten Beckenpunkte von den Oberschenkeln entfernen und sich die Kniegelenke nach hinten verschieben. Achtung, der Abstand zwischen Ihrem unteren Brustbein und dem Bauchnabel darf sich nicht verändern. Steigern Sie Ihre Anstrengung, die Beckenpunkte von den Oberschenkeln zu entfernen und gleichzeitig die Kniegelenke nach hinten zu schieben, auch wenn sie das Gefühl haben, am Ende angekommen zu sein.

Nun dürfen Sie die Spannung langsam lösen, so daß sich das Becken und die Kniegelenke wieder in ihre Ausgangsstellung zurück begeben können.«

Analyse

Durch die Gegenbewegung von Becken und Oberschenkeln entsteht in den Hüftgelenken eine endgradige Extension bei gleichzeitiger Extension in den Kniegelenken. Diese erreicht in der Regel nur die Nullstellung, sofern keine Gleichgewichtsreaktionen in Form von Gewichtverschiebungen nach hinten/vorn zugelassen werden. Bleibt der Abstand Processus xiphoideus – Bauchnabel unverändert erhalten und nimmt der Druck unter den Fersen nicht zu, kann die Intensität der Extensorenaktivität an Hüft- und Kniegelenken maximal gesteigert werden.

Mit der extensorischen Bewegung des Beckens in den Hüftgelenken verformt sich die Lendenwirbelsäule flexorisch. Die Brustwirbelsäule behält ihre Nullstellung bei durch eine Gegenaktivität ihrer Extensoren, die verhindern, daß die flexorische Bewegung der Lendenwirbelsäule nach kranial weiterläuft.

Mit der Rückwärtsverschiebung der Kniegelenke bewegen sich die Unterschenkel plantarflexorisch in den oberen Sprunggelenken.

Mit dem Nachlassen der Muskelaktivität bewegen sich das Becken und die Kniegelenke unter der Kontrolle der Extensoren der Hüft- und Kniegelenke wieder zurück in die Ausgangsstellung.

Übung 42

Lernziel

Im aufrechten Stand die Vor-/Rückfüße wechselweise reaktiv belasten.

Ausgangsstellung

Nullstellung des aufrechten Standes.

Übungsablauf

Durch eine geringe Verschiebung des re/lk Trochanters nach vorn lösen sich die Fersen reaktiv vom Boden. Die Kniegelenke geben flexorisch nach. Die Arme schwingen nach hinten. Mit der Umkehr der Bewegungsrichtung lösen sich reaktiv die Vorfüße vom Boden und bewegen sich die Kniegelenke extensorisch. Die Arme schwingen nach vorn. Der jeweilige Richtungswechsel erfolgt nahtlos und ohne Hast. *(Abb. 146 + 147)*

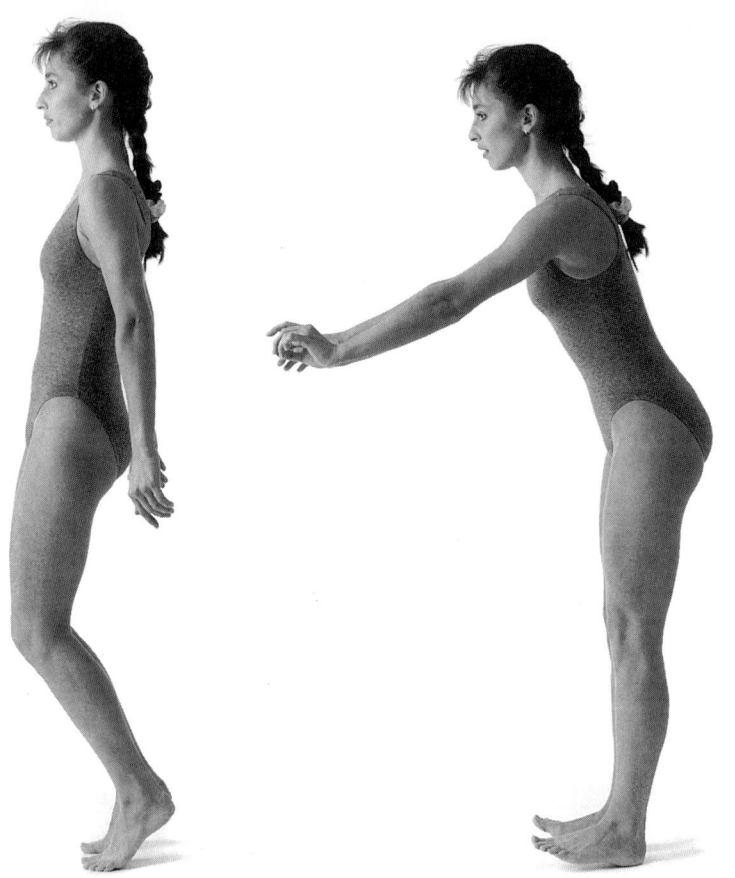

Abb. 146: *Übung 42, Vorfußbelastung*
durch Verschieben des re/lk
Trochanters nach vorn.

Abb. 147: *Übung 42, Fersenbelastung*
durch Verschieben des re/lk
Trochanters nach hinten.

Instruktion des Patienten

»Sie spüren seitlich an beiden Oberschenkeln unterhalb des Beckens Knochenvorsprünge. Lassen Sie diese ohne Anstrengung abwechselnd nach vorn und
hinten pendeln. Dabei lösen sich einmal die Fersen und einmal die Vorfüße vom
Boden. Die Kniegelenke geben nach. Die Arme schwingen dabei nach hinten und
vorn, genau umgekehrt wie die Punkte an den Oberschenkeln. Achtung, heben
Sie die Fersen nicht absichtlich vom Boden, sondern lassen Sie es geschehen.«

Hinweis

Ist eine der Hin- und Herbewegungen des re/lk Trochanters besonders klein, weil
sie dem Patienten schwer fällt, kann die bestimmte Richtung durch ein entspre-

chendes akustisches Signal betont und in das Bewußtsein des Patienten gebracht werden.

Analyse

Mit der Vor- und Rückbewegung des re/lk Trochanters wird der Fuß- Bodenkontakt jeweils kleiner. Bei der Vorwärtsbewegung lösen sich reaktiv die Fersen vom Boden. Der re/lk Fuß bewegt sich extensorisch in den re/lk Zehengrundgelenken. Im re/lk oberen Sprunggelenk entsteht eine Plantarflexion. Die Wadenmuskulatur muß den jeweiligen Fuß am Unterschenkel verankern.

Das re/lk Kniegelenk verschiebt sich nach vorn, es überholt den re/lk Trochanter und gibt flexorisch nach. Der re/lk Quadrizeps muß einerseits die Flexion in den Kniegelenken zulassen, andererseits aber auch begrenzen.

Die re/lk Spina iliaca ant. sup. entfernt sich vom re/lk Oberschenkel, was eine extensorische Bewegung des Beckens in den Hüftgelenken anzeigt. Die Flexoren der Hüftgelenke werden gedehnt, der M. rectus femoris sogar über beiden von ihm überbrückten Gelenken. Die Lendenwirbelsäule verformt sich flexorisch, gelegentlich wird die untere Brustwirbelsäule gleichsinnig weiterlaufend von diesem Flexionsimpuls erfaßt. Das Brustbein und der Kopf bleiben annähernd an Ort und Stelle stehen.

Der re/lk Arm schwingt in sagittalen Ebenen nach hinten und bewegt sich extensorisch im re/lk Schultergelenk.

Mit der Gegenbewegung löst sich der re/lk Vorfuß vom Boden. Im oberen Sprunggelenk entsteht eine Dorsalextension bei positiver Hubarbeit der Dorsalextensoren.

Das re/lk Kniegelenk verschiebt sich nach hinten unter das re/lk Hüftgelenk, es bewegt sich extensorisch.

Die re/lk Spina iliaca ant. sup. nähert sich dem re/lk Oberschenkel, das Becken bewegt sich flexorisch in den Hüftgelenken. Die Lendenwirbelsäule und eventuell auch die untere Brustwirbelsäule verformen sich extensorisch.

Der re/lk Arm schwingt über die Nullstellung hinaus nach vorn. Brustbein und Kopf bleiben wiederum annähernd an Ort und Stelle stehen.

In bezug auf die Bewegungsrichtung des re/lk Trochanters bewegt sich die re/lk Spina iliaca ant. sup. jeweils gegenläufig. Dadurch wird ein Teilgewicht aus der Bewegungsrichtung gebracht. Wir haben es hier mit einer Gleichgewichtsreaktion zu tun, die einen Schritt verhindert.

Variante von Übung 42

Mit der Vorwärtsbewegung kann der re/lk Fuß wechselweise vollständig vom Boden gelöst werden. In diesem Fall verschiebt sich der re/lk Trochanter nach vorn/links bzw. nach vorn/rechts. Bei der Rückwärtsbewegung stellt der abgehobene Fuß den Kontakt mit dem Boden wieder her und übernimmt das Körpergewicht mit der neuerlichen Vorwärtsbewegung.

Übung 43

Lernziel

Aus dem aufrechten Stand die Körperlängsachse nach vorn rechts/links parallel verschieben und reaktiv einen Schritt auslösen.

Ausgangsstellung

Nullstellung des aufrechten Standes.

Übungsablauf

Die Körperlängsachse wird schräg nach vorn über das versehrte Bein verschoben, so daß das gegenseitige Bein entlastet wird und den drohenden Sturz durch einen Schritt nach vorn verhindern kann.

Instruktion des Patienten

»Behalten Sie den Abstand zwischen dem unteren Punkt am Brustbein und dem Bauchnabel bei, wenn Sie jetzt den prominenten seitlichen Punkt am Oberschenkel Ihres versehrten Beins nach vorn neigen und alles was darüber ist unverändert mitnehmen, so daß das andere Bein einen Schritt machen muß.
Drücken Sie sich mit dem vorderen Fuß vom Boden ab und stellen Sie ihn wieder zurück an seinen Ausgangspunkt.«

Hinweis

Das erwünschte Verhalten der Körperlängsachse und des Standbeins entspricht der Belastungsphase beim Gehen, in der das Gegenbein reaktiv zum Schwungbein wird.
Fällt dem Patienten die korrekte Belastung sowie die Bewegungskoordination des betroffenen Beins schwer, kann der Therapeut helfend eingreifen und diese Phase einige Male manuell unterstützen.
Dazu stellt er sich neben das künftige Standbein und umgreift mit einer Hand den Oberschenkel von dorsal unterhalb des Tuber ischii. Mit der anderen Hand umschließt er von ventral den Tibiakopf unterhalb der Patella. Mit der Vor-

wärtsbewegung des Trochanters unterstützt die am Oberschenkel gelegene Hand den bogenförmigen Weg seiner Bewegung nach oben/vorn/unten. Die Hand an der Tibia sorgt dafür, daß die Kniescheibe nicht nach medial ausweicht und daß der Trochanter das Fibulaköpfchen überholen kann.

Analyse

Bleibt die Körperlängsachse erhalten und wird sie mit der Neigung des Trochanters nach vorn/unten parallel verschoben, gerät der Schwerpunkt über die Unterstützungsfläche hinaus. Der Körper reagiert zur Erhaltung seines Gleichgewichts mit einem Schritt nach vorn.

Der am Boden aufsetzende Fuß landet etwa in der auf den Boden projizierten Symmetrieebene des Körpers, so daß sich die Spurbreite annähernd auf Null reduziert.

Ein Abdruck vom Boden leitet den Schwung nach hinten, zurück in die Ausgangsstellung ein.

Das belastete Bein verhält sich wie in der Belastungsphase beim Gehen und weist alle beschriebenen Merkmale auf (s. S. 57).

Variante von Übung 43

Hat der reaktive Schritt nach vorn stattgefunden, kann der Fuß nach seinem Abdruck vom Boden über die Nullstellung hinaus einen Schritt nach hinten machen und damit verbunden den Vorfuß des Standbeins ablösen. In seinem Knie- und Hüftgelenk entsteht eine geringgradige Flexion, wie sie das Bein beim initialen Fersenkontakt in der Belastungsphase aufweist.

Die Spurbreite des einmal vorn und einmal hinten aufsetzenden Fußes ist stets annähernd Null.

Übung 44

Lernziel

In der Schrittstellung des aufrechten Standes die Ferse des vorderen und den Vorfuß des hinteren Beins wechselweise belasten.

Ausgangsstellung

Aufrechter Stand. Schrittstellung. Der vordere Fuß hat Bodenkontakt mit der Ferse, der hintere mit dem Vorfuß. Die Knie- und Hüftgelenke sind wenig flektiert. Die Kniescheiben sind nach vorn gerichtet. *(Abb. 148)*

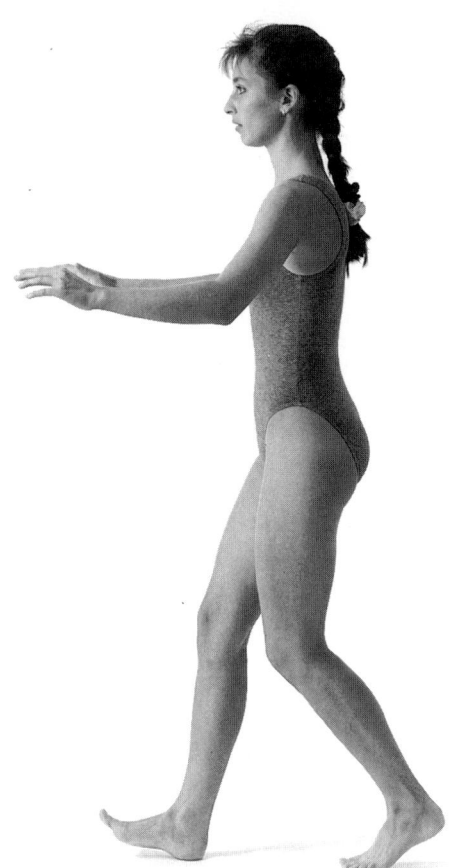

Abb. 148: Übung 44, Schrittstellung bei Fersenbelastung vorn und Zehenbelastung hinten.

Übungsablauf

In raschem Wechsel wird die Ferse des vorderen Fußes und der Vorfuß des hinteren Fußes belastet. Das jeweils belastete Kniegelenk gibt seine Flexionsstellung nicht auf. Die Körperlängsachse ist und bleibt vertikal.

Instruktion des Patienten

»Sie bleiben schön gerade und behalten die Schrittstellung unverändert bei, wenn Sie jetzt, so rasch Sie können, auf Ferse und Vorfuß hin und her trippeln. Sie dürfen anhalten, die Füße wechseln und schon trippeln Sie wieder an Ort und Stelle.«

Analyse

Die Belastung des vorderen Fußes auf der Ferse entspricht dem Moment des initialen Fersenkontakts in der Belastungsphase beim Gehen.

Der Fuß nimmt im oberen Sprunggelenk annähernd eine Nullstellung ein. Die Zehen sind bis in die Grundgelenke wenig über die Nullstellung hinaus extendiert. Durch statische Aktivität der Dorsalextensoren des Fußes und der Extensoren der Zehen ist der gleichbleibende Abstand der Zehengrundgelenke vom Boden gesichert.

Das flektierte Kniegelenk steht unter der Kontrolle des Quadrizeps, der durch statische Aktivität als Beugeverhinderer wirkt.

Der hintere Fuß nimmt in den Zehengrundgelenken eine Extensionsstellung und im oberen Sprunggelenk eine Plantarflexionsstellung ein, welche durch statische Aktivität der Plantarflexoren des oberen Sprunggelenks gesichert wird.

Das flektierte Kniegelenk steht unter der Kontrolle des Quadrizeps, der bei statischer Aktivität als Beugeverhinderer wirkt.

Beide Hüftgelenke werden durch flexorische/extensorische/abduktorische/adduktorische/innenrotatorische/außenrotatorische Muskelaktivitäten stabilisiert. Die Körperlängsachse wird in ihrer Nullstellung stabilisiert.

Variante von Übung 44

Ohne Unterbrechung des Trippelns kann der Wechsel der Füße erfolgen, indem sie sich gleichzeitig aufeinander zu bewegen, sich überholen und wieder voneinander entfernen.

Der Wechsel von der Ferse auf den Vorfuß bzw. vom Vorfuß auf die Ferse erfolgt, wenn die Ferse des jeweiligen Fußes unter seinem Hüftgelenk angekommen ist.

Übung 45

Lernziele

Bei stabilisiertem Hüftgelenk feinschlägige flexorische/extensorische Bewegungen des Unterschenkels im Kniegelenk ausführen.

Bei stabilisiertem Kniegelenk feinschlägige flexorische/extensorische Bewegungen des Oberschenkels im Hüftgelenk ausführen.

Ausgangsstellung

Aufrechter Einbeinstand. Der Fuß des entlasteten Beins berührt den Boden gerade noch nicht, es ist in Knie- und Hüftgelenk wenig flektiert. Eine Hand des Patienten berührt den Therapeuten, eine Wand u. ä.

Übungsablauf

Der Unterschenkel macht kleine flexorische/extensorische Hin- und Herbewegungen im Kniegelenk, deren Anzahl pro Minute steigt, bis schließlich nur noch ein Zittern wahrnehmbar ist. Währenddessen behält das Hüftgelenk seine Flexionsstellung und das obere Sprunggelenk seine Nullstellung bei.

Nach einer kleinen Pause macht der Oberschenkel kleine flexorische/extensorische Hin- und Herbewegungen im Hüftgelenk, welche ebenfalls zahlreicher und kleiner werden, bis auch sie nur noch ein Zittern sind. Im Knie- und oberen Sprunggelenk ändert sich nichts.

Instruktion des Patienten

»Versuchen Sie kleine, rasche Hin- und Herbewegungen mit dem Unterschenkel im Kniegelenk zu machen. Sie werden zunehmend rascher und kleiner, bis schließlich ein Zittern entsteht.

Ruhen Sie einen Moment aus.

Nun versuchen Sie dasselbe mit dem Oberschenkel im Hüftgelenk zu machen. Das Knie- und das Fußgelenk bleiben unbewegt während der immer rascher und kleiner werdenden Bewegungen des Beins, die ebenfalls in einem Zittern gipfeln dürfen.«

Analyse

Die kleinen raschen Bewegungen des Unterschenkels gegen den Oberschenkel kommen durch differenzierte Aktivitäten der Strecker und Beuger des Kniegelenks zustande.

So wirkt der Quadrizeps als Strecker des Kniegelenks, der von den Ischiokruralen gebremst wird. Diese wirken als Beuger des Kniegelenks, die durch den Quadrizeps gebremst werden. Je rascher und feinschlägiger die Bewegungen werden, um so differenzierter muß die genannte Muskulatur reagieren und ihre Aufgabe als Beweger und Bremser nahezu gleichzeitig wahrnehmen. Reduzieren sich die Hin- und Herbewegungen des Unterschenkels tatsächlich auf ein Zittern, kann dieses als dynamische Stabilisation des Kniegelenks interpretiert werden. Bei hoher Intensität ihrer Aktivität wird die Muskulatur auf Geschicklichkeit trainiert.

Die hohe Frequenz der Minibewegungen des Unterschenkels gegen den Oberschenkel kann nur erreicht werden, wenn gleichzeitig das Hüftgelenk wie auch das obere Sprunggelenk stabilisiert werden, so daß in beiden Bewegungsniveaus annähernd Ruhe herrscht.

Bewegt sich der Oberschenkel bis zum Zittern flexorisch/extensorisch im Hüftgelenk, gilt was oben gesagt wurde. Diesmal wird das Kniegelenk in seiner geringgradigen Flexionsstellung und das obere Sprunggelenk in seiner Nullstellung stabilisiert. Die kranial angrenzenden Bewegungsniveaus der Wirbelsäule werden durch statische Aktivität der Rückenstrecker und der ventralen Rumpfmuskulatur ebenfalls in ihrer Nullstellung stabilisiert.

Übung 46

Lernziel

Durch beschleunigtes Vorneigen der Körperlängsachse aus dem Sitz in den aufrechten Vorfußstand gelangen.

Ausgangsstellung

Aufrechter Sitz auf einer Behandlungsbank oder einer ähnlich hohen Sitzgelegenheit.
Die Füße haben Bodenkontakt. Der Abstand re/lk Kniegelenk und re/lk oberes Sprunggelenk entspricht dem Abstand re/lk Hüftgelenk. Der re/lk Vorfuß steht unter dem re/lk Kniegelenk. Die Körperlängsachse ist vertikal. Die Oberarme sind parallel zur Körperlängsachse eingestellt. Die Vorderarme bilden mit den Oberarmen rechte Winkel, sie sind untereinander parallel.

Übungsablauf

Die Körperlängsachse neigt sich wenig nach hinten, wobei die Füße den Bodenkontakt verlieren und sich die Oberschenkel bei annähernd gleichbleibender Flexionsstellung in den Hüftgelenken von der Unterlage lösen. *(Abb. 149)*

Abb. 149: Übung 46, Rückneigung der Körperlängsachse unter Aufgabe des Fuß-Bodenkontakts.

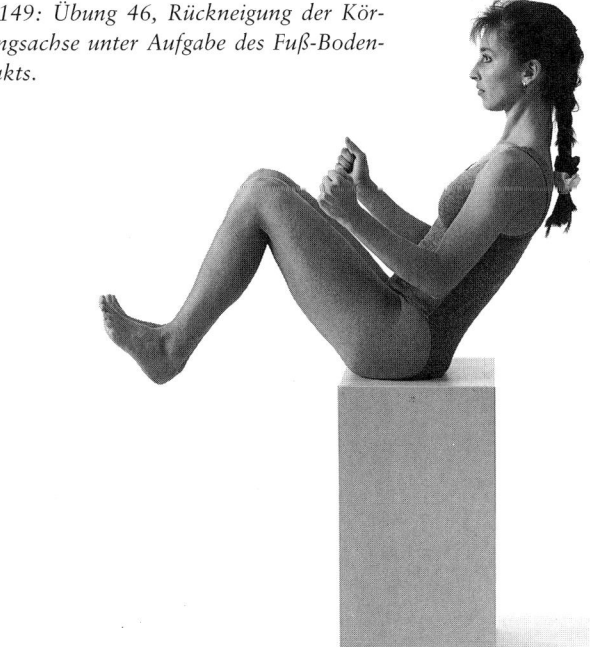

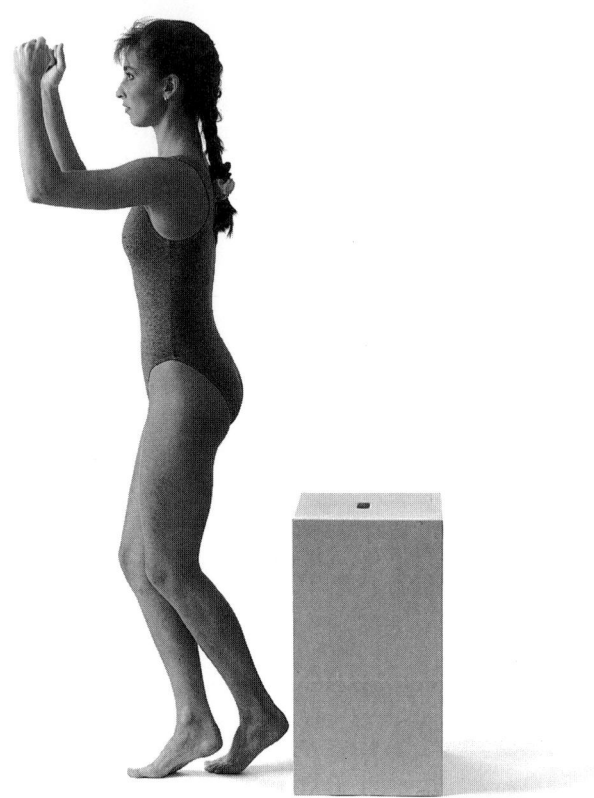

Abb. 150: Übung 46, aufrechter Stand mit gekreuzten Füßen (Armstellung wurde aus fototechnischen Gründen verändert).

Mit der beschleunigten Vorneigung der Körperlängsachse bis etwa in die Nullstellung erreichen die Vorfüße den Boden. In diesem Moment verschiebt sich das Gesäß nach vorn/oben, unterstützt von einer beschleunigten extensorischen Bewegung der Vorderarme in den Ellbogengelenken, so daß sich der Körper aufrichtet und im Zehenstand endet. *(Abb. 150)*
Verschiebt sich das Gesäß nach hinten/unten bei gleichzeitiger geringer Neigung der Körperlängsachse nach vorn und einer flexorischen Bewegung der Vorderarme in den Ellbogengelenken wird der Kontakt mit der Sitzgelegenheit wieder hergestellt.

Instruktion des Patienten

»Stellen Sie sich vor, Becken, Brustkorb und Kopf seien unbeweglich miteinander verbunden. Wenn Sie sich nun zurücklehnen, verändert sich an Ihrer Haltung nichts. Die Füße verlieren den Kontakt mit dem Boden und auch die Oberschen-

kel heben von der Unterlage ab. Nun neigen Sie sich vor, bis Sie unter den Vorfüßen den Boden spüren und schon schlagen beide Hände nach hinten/unten und das Gesäß verschiebt sich nach vorn/oben. Verharren Sie einen Moment im Zehenstand.

Nun geben die Kniegelenke nach, das Gesäß schiebt sich nach hinten/unten und landet auf der Bank und die Hände gehen wieder zurück in ihre Ausgangsstellung.«

Analyse

Mit der Rückneigung der stabilisierten Körperlängsachse wird die Flexionsstellung der Oberschenkel in den Hüftgelenken beibehalten, so daß sie den Kontakt mit der Unterlage verlieren und sich die Füße vom Boden lösen.

Hat die Körperlängsachse bei ihrer beschleunigten Vorwärtsbewegung etwa die Vertikale erreicht, sind die Vorfüße wieder am Boden gelandet, so daß sich das Becken nach vorn/oben verschieben und von der Sitzgelegenheit lösen kann.

Mit der Aufrichtung des Körpers zum Zehenstand findet eine Extension in Knie- und Hüftgelenken statt. Sobald die Körperlängsachse im Sitzen die Vertikale erreicht hat, verschiebt sie sich nach vorn/oben.

Die Bewegung der Vorderarme nach hinten/unten wirkt aus der beabsichtigten Bewegungsrichtung des Körpers und daher bremsend auf den Bewegungsablauf, so daß nicht notwendigerweise ein Schritt nach vorn gemacht werden muß.

Die Intensität der Quadrizepsaktivität als Strecker beim Aufrichten und als Beuger beim Hinsitzen kann durch die Höhe der Sitzgelegenheit variiert werden. Sitzt der Patient z. B. auf einem nicht verstellbaren Hocker von üblicher Höhe, ist die positive wie auch die negative Hubarbeit des Muskels wesentlich größer, als wenn die Übung von einer Behandlungsbank aus gemacht wird.

Variante von Übung 46

Während der auftaktischen Rückneigung der Körperlängsachse können die Unterschenkel gekreuzt werden, so daß im Moment der Belastung jeweils ein Fuß vor dem andern steht.

Wechselweise kann auch nur ein Fuß belastet werden. Dieser trifft dann annähernd in der auf den Boden projizierten Symmetrieebene des Körpers auf.

7 Verletzungsfolgen und ihre Behandlung

Die häufigsten Verletzungsfolgen an den Beinen und dem Becken, welche funktionell behandelt werden, sind die Frakturen. So ist es naheliegend, daß die angebotenen Behandlungsvorschläge in erster Linie auf die Besonderheiten von Brüchen abgestimmt sind. Die Behandlungsziele orientieren sich an den funktionellen Aufgaben der Körperabschnitte Beine und Becken, die unabhängig von der Ursache der Störung stets die gleichen bleiben. Aus diesem Grund können die vorliegenden Behandlungsvorschläge auch dem Zustand der Belastbarkeit entsprechend bei akuten Erkrankungen im Becken- Beinbereich genutzt werden wie auch für die Behandlung ähnlicher Störungen, die sich im Verlauf eines chronischen Leidens entwickelt haben.

Allgemeines

Die Entscheidung, ob eine Fraktur konservativ oder operativ behandelt werden soll, richtet sich grundsätzlich nach der Lokalisation und dem Schweregrad des Befundes. In der Regel wird heute bei intraartikulären und gelenknahen Brüchen der operativen Intervention der Vorzug gegeben.

Auch Schaftbrüche, durch Muskelzüge disloziert, auf zwei Etagen, mit Trümmerzonen sowie offene Frakturen sind Operationsindikationen.

Da die anatomische Rekonstruktion sämtlicher geschädigter Gewebsstrukturen sowie eine bewegungsstabile Osteosynthese angestrebt werden, darf in den meisten Fällen mit einer völligen Wiederherstellung gerechnet werden.

Aus der Sicht des behandelnden Therapeuten bietet die solchermaßen operierte Fraktur gegenüber der konservativ behandelten den unschätzbaren Vorteil, daß das betroffene Gelenk bzw. die distal und proximal von der Fraktur gelegenen Gelenke bereits vor der Heilung zum frühestmöglichen Zeitpunkt bewegt werden können und dürfen. Die Muskulatur muß daher weder ihre Dehnbarkeit noch ihre Kontraktionsfähigkeit einbüßen, so daß Beweglichkeitsverluste auf Grund von Kontrakturen der Weichteile vermieden werden können.

Die sofortige Aktivierung der Muskulatur setzt außerdem die »Muskelpumpe« in Gang, was der Resorption von Weichteilschwellungen, durch Ödeme und Hämatome verursacht, förderlich ist. Wird mit der notwendigen Subtilität und Akribie vorgegangen, kann unter Berücksichtigung der gebotenen Beschränkungen sofort an der Differenzierung des Bewegungsverhaltens gearbeitet werden, wobei die Muskulatur mit Behandlungsbeginn auf Geschicklichkeit trainiert wird.

Wenn trotz allem in Kauf genommen werden muß, daß die belastungsgewohnte Muskulatur während der Entlastungszeit atrophiert, so verliert die auf Geschicklichkeit trainierte Muskulatur jedoch nicht ihre Reaktionsbereitschaft. Unabhängig von der Lokalisation der Verletzung am Bein, atrophiert während der Entlastung nicht nur die Muskulatur am Unter- und Oberschenkel, sondern auch jene am Gesäß. Sie muß daher jeweils in das Übungsprogramm einbezogen werden.

Der Verlust an Ausdauer und Kraft kann unter dieser Voraussetzung mit zunehmender Belastung rasch wettgemacht werden. Durch die behutsame Frühmobilisation der entlasteten Gelenke entsteht ein physiologischer Druck auf den Gelenkknorpel, durch den die Diffusion gefördert und die Heilung des eventuell geschädigten Knorpels begünstigt wird.

Ein weiteres Ziel der mit gebotener Sorgfalt ausgeführten Frühmobilisation selbst geschädigter Gelenke ist es, ihre Beweglichkeit zu **erhalten**, so daß der Einsatz massiver Maßnahmen zur Beweglichkeitsverbesserung nach der Heilung meist überflüssig ist.

Da bei bewegungsstabiler Osteosynthese die Bettruhe nur solange dauert, bis gesichert ist, daß die Weichteilschwellungen abklingen und die Operationsnaht reizlos bleibt, kann bereits wenige Tage nach der Operation mit dem entlasteten Gehtraining an Stöcken begonnen werden.

Das erlaubt dem Patienten sehr rasch weitgehende Selbständigkeit und Mobilität und trägt dazu bei, daß richtig ausgeführt, die für das Gehen wichtige Muskulatur mehrmals täglich aktiviert und ihre Reaktionsbereitschaft geübt werden kann.

Wegen der Bedeutung des Gehens, selbst des entlasteten Gehens an Stöcken, sollte der behandelnde Therapeut den Patienten diesbezüglich weder sich selbst noch anderen überlassen, sondern die Instruktion und Überwachung des Gehens als wichtigen Teil seiner Behandlung betrachten.

Es lohnt sich schon deshalb dafür Zeit zu investieren, weil sich bereits in dieser Phase Hinkmechanismen entwickeln, die zu verhindern weitaus einfacher ist, als solche zu beseitigen, die sich bereits in das Bewegungsverhalten integriert haben und zur Gewohnheit geworden sind.

Aus diesem Grund ist es auch richtig, die Behandlung eines am Bein verletzten

Patienten erst dann abzuschließen, wenn er unter voller Belastung hinkfrei gehen kann oder sich sein Hinken wenigstens auf ein dem Befund angemessenes unumgängliches Mindestmaß beschränkt.

Die Dauer des Behandlungsabschnitts, der im Moment der Vollbelastung beginnt und mit dem befriedigenden Gehverhalten des Patienten endet, entspricht etwa der Entlastungszeit.

So ist es realistisch z.B. nach Talus- und Kalkaneusfrakturen wie auch nach offenen und Zwei-Etagen-Brüchen 2–3 Monate für das Gehtraining anzusetzen.

Über Sinn und Unsinn der nach wie vor für die Frühphase der Behandlung postulierten »allgemeinen Kräftigung des Patienten« sollte gründlich nachgedacht werden.

Meist sind damit Widerstandsübungen für die unversehrten Extremitäten und den Rumpf gemeint. Durch die erhoffte Zunahme an Kraft soll dem Patienten das entlastete Gehen an Stöcken erleichtert werden.

Da von wenigen Ausnahmen abgesehen die Patienten nach kürzester Zeit das Bett verlassen, häufig schon am 1. postoperativen Tag, kann wohl niemand im Ernst annehmen, daß ein für das entlastete Gehen an Stöcken erwünschter Kräftezuwachs der Muskulatur in so kurzer Zeit zu gewinnen wäre. Kommt noch hinzu, daß frisch operierte wie auch ältere Menschen gar nicht in dem Maße angestrengt werden können, wie es dem hoch gesteckten Ziel gemäß wäre.

Patienten, die wegen eines Polytraumas längere Liegezeiten zu erwarten haben und bei denen ein Übungsprogramm zur Erhaltung oder Verbesserung der Kraft von Anfang an gerechtfertigt wäre, müssen wegen ihrer Verletzungen auf eine Behandlung mit derartiger Zielsetzung verzichten.

Es ist daher sinnvoll, die ohnehin knapp bemessene Behandlungszeit für ein mehrmals täglich wiederholtes gezieltes und differenziertes Übungsprogramm zu nutzen und durch das entlastete Gehtraining an Stöcken die Belastbarkeit des Patienten zunehmend zu steigern.

Muß zur Pneumonieprophylaxe oder aus anderen Gründen eine Atmungsbehandlung durchgeführt werden, ist auch diese nur wirksam, wenn dafür ausreichend Zeit eingeräumt wird.

Behandlungsphasen

Instabilität der Fraktur

Anders als an der oberen Extremität wird eine instabile Fraktur am Bein bis zur Heilung ruhig gestellt. So folgt z.B. bei konservativer Behandlung auf die Reposition und Fixation die Ruhigstellung.

Eine physiotherapeutische Behandlung beschränkt sich in solchen Fällen zunächst auf die Instruktion des meist unbelasteten Gehens an Stöcken, sobald der Patient mit einem Gips u. ä. versorgt das Bett verlasen darf.

Bewegungsstabilität der Fraktur

Bewegungsstabilität bedeutet, daß das distal von der Fraktur gelegene Teilgewicht des Beins gehoben, gehalten und bremsend nach unten gelassen werden darf, und daß die Bewegungstoleranzen der Gelenke ohne Gewalt ausgeschöpft werden dürfen, sofern der Operateur nichts anderes bestimmt hat.

Bei **konservativ** behandelten Frakturen ist die Bewegungsstabilität erreicht, wenn die Fraktur geheilt ist und der Gips entfernt werden kann.

Die **operierten** Frakturen sind in der Regel sofort bewegungsstabil.

Wird am 1. postoperativen Tag mit der Bewegungstherapie begonnen, muß daran gedacht werden, daß der Bewegungsumfang im betroffenen oder angrenzenden Gelenk normalerweise wegen der Hämatome und Ödeme eingeschränkt ist und erst mit dem Abklingen der Schwellung zunehmen kann.

Eine mehrmals am Tage kurzfristig wiederholte Aktivierung der Muskulatur begünstigt die Resorption und trägt dazu bei, daß der für ca. 48 Stunden eingelegte Drain nicht vorzeitig verstopft.

Bewegungsstabilität heißt in der Regel, daß das Bein bereits wenige Tage nach der Operation bei Sohlenkontakt mit einem Gewicht bis zu 15 kg belastet werden darf.

Geht aus der ärztlichen Überweisung hervor, daß die Fraktur nur **bedingt bewegungsstabil** ist, sollte bei sorgfältiger Lagerung zunächst nur unter Hubfreiheit oder zumindest Hubarmut bewegt werden. Außerdem muß vermieden werden, daß die Muskulatur, welche die Fraktur überbrückt die Grenze ihrer Dehnbarkeit erreicht.

Belastungsstabilität der Fraktur

Belastungsstabilität ist gewöhnlich erreicht, wenn die Fraktur geheilt ist und das Bein ohne Einschränkungen bewegt und belastet werden darf.

Ausnahmen von dieser Regel sind z. B. konservativ behandelte eingekeilte Abduktionsfrakturen am Schenkelhals und mit einem Marknagel versorgte Schaftbrüche der Tibia und des Femur. Solche Frakturen dürfen häufig bereits vor der Konsolidierung zunehmend bis voll belastet werden.

Bei der funktionellen Behandlung muß daran gedacht werden, daß die Übergänge von einer Phase in die andere fließend sind und daß die Ziele innerhalb einer Phase nur sukzessive erreicht werden können.

So darf nicht erwartet werden, daß z. B. mit der erlaubten Vollbelastung diese auch sofort in wünschenswerter Weise gelingt. Mit den veränderten Bedingungen für die Behandlung setzt ein neuer Lernprozeß ein, dem eine individuell unterschiedliche zeitliche Dauer eingeräumt werden muß.

Hämatome – Ödeme

Bei jeder Verletzung des Knochens und der ihn umgebenden Strukturen wie auch im Gefolge von Operationen entstehen Blutungen und Ödeme, die sich in die Weichteile ergießen bzw. sich dort bilden und Schwellungen verursachen.
Nach Operationen wird ein Drain eingelegt, der für den Abfluß der Körperflüssigkeit sorgen soll.
Zur Verminderung von Schwellungen und um Nachblutungen einzudämmen haben sich Kaltanwendungen als unterstützende Maßnahme gut bewährt.
Insbesondere nach Operationen im Bereich des Hüftgelenks gehören vielerorts Eispackungen zur Standardbehandlung.
Auch bei einem Kniegelenkerguß kann ein Eiswickel oder eine Eisabreibung nützlich sein, vor allem wenn sich gleichzeitig die Oberschenkel- und Unterschenkelmuskulatur wechselweise ohne Bewegung anspannt und wieder löst.
Liegen Schwellungen distal am Unterschenkel im Knöchel- Fersenbereich und auf dem Fußrücken vor, können diese durch wiederholtes Eintauchen in Eiswasser aktuell vermindert werden. Die Kälte wird besser vertragen, wenn der Patient während des kurzfristigen Verweilens im Eiswasser seine Zehen flexorisch/extensorisch und den Fuß dorsalextensorisch/plantarflexorisch im oberen Sprunggelenk bewegt.
Gibt es in dem genannten Bereich Operationsnähte, muß mit den Eiswasserbädern gewartet werden, bis die Wundheilung gesichert ist.
Solche Eiswasserbäder haben sich auch zur Linderung des Belastungsschmerzes als nützlich erwiesen, der gewöhnlich mit Beginn der Vollbelastung auftritt (s. Belastungsschmerz, S. 232).

Röntgenbild

Ehe mit der ersten Behandlung begonnen wird, in welchem Stadium die Fraktur auch sein mag, sollten die Röntgenbilder betrachtet werden.
Die sichtbare Darstellung des Frakturtyps, seiner Lokalisation, des Schweregrads der Verletzung sowie des eventuell aufgewendeten Osteosynthesematerials vermag es besser als alles andere, den Therapeuten zu besonnenem Handeln zu veranlassen.
Wohl wissend, daß die Interpretation von Röntgenbildern eine Kunst ist, gelingt es bei einiger Übung zunehmend besser, gelockerte Schrauben, Besonderheiten am Frakturspalt, Kallusbildung, einen Erguß im Kniegelenk u. a. m. zu erkennen, so daß z. B. geklagte Schmerzen zutreffender gedeutet werden können und sofort angemessen gehandelt werden kann.

Bei Unsicherheiten in der Beurteilung von Röntgenbildern, insbesondere im Zusammenhang mit klinischen Zeichen, ist es klüger über einen begründeten Verdacht mit dem behandelnden Arzt zu sprechen, als abzuwarten, bis eventuell etwas Unerwünschtes entstanden ist, das hätte vermieden werden können. Solange der Patient behandelt wird, sollte man die in Abständen angefertigten Kontrollaufnahmen ansehen, vor allem wenn die Heilung nicht reibungslos verläuft.

Schmerz

Da Patienten mit Frakturen im allgemeinen nicht über Schmerzen klagen, müssen derartige Äußerungen um so ernster genommen werden. Dabei kann unterschieden werden zwischen einem Ruheschmerz, einem Bewegungsschmerz und einem Belastungsschmerz.

Ruheschmerz

Der bewegungs- und lageunabhängige, meist dauerhafte Ruheschmerz kann die Folge einer Druckstelle im Gipsverband sein. Wird nicht sofort Abhilfe geschaffen, kann sich eine Algodystrophie entwickeln.

Eine andere bleibende Druckschädigung ist das Tibialis anterior-Syndrom. Es ist die Folge einer Mangeldurchblutung des Muskels, die entstehen kann, wenn der Unterschenkel z. B. in einem engen Verband anschwillt und dieser nicht rechtzeitig entfernt wird. Auf den traumatologischen Abteilungen der Krankenhäuser gilt daher vielerorts die Weisung an das Pflegepersonal, den mit einem zirkulären Verband oder Gipsverband am Unterschenkel versorgten Patienten stündlich aufzufordern, die Zehen zu bewegen. Stellen sich starke Schmerzen ein oder nimmt das Bewegungsvermögen ab, muß sofort der Arzt benachrichtigt werden.

Auch Thrombosen sind mit Schmerzen verbunden. Treten sie am Unterschenkel auf, ist dieser wie auch der Fuß geschwollen und überwärmt. Ein lokaler Druck an der Wade verstärkt den Schmerz.

Bewegungsschmerz

Durch Bewegung ausgelöste Schmerzen können ihre Ursache in einem Hämatom haben. Besonders alarmierend sind sie, wenn sie an der Bruchstelle auftreten. Möglicherweise ist daran eine gelockerte Schraube oder anderes Osteosynthesematerial schuld, was bereits das Röntgenbild erkennen läßt.

Eine weniger harmlose Ursache kann eine Instabilität der Fraktur sein. Liegt zusätzlich eine lokale Schwellung mit Rötung und Überwärmung vor, muß an eine Infektion gedacht werden.

Belastungsschmerz

In der Regel treten mit der Vollbelastung Schmerzen an der Ferse und/oder am Vorfuß auf. Sie sind die Folge einer normalerweise während der Entlastung entstehenden Entkalkung des Knochens, es ist daher gelegentlich auch vom »Entlastungsschmerz« die Rede.

Bei dosierter Bewegung und Belastung verschwindet der Schmerz nach und nach (s. Hämatome – Ödeme, S. 230).

Bei länger dauernder Entlastung bedarf es größerer Geduld bis der Patient sein Bein schmerzfrei belasten kann.

Treten Schmerzen bei der Belastung an der Bruchstelle auf, ist Vorsicht geboten, da es sich um eine Instabilität ohne/mit beginnender Infektion handeln kann.

Solange der Patient in der Klinik unter der Obhut des Pflegepersonals und des Arztes ist, teilt der behandelnde Therapeut die Verantwortung mit anderen.

Mit Beginn der ambulanten Behandlung ist jedoch er es, der den Patienten häufig sieht und somit verpflichtet, an Komplikationen zu denken und auf alarmierende Zeichen im Interesse des Patienten angemessen und konsequent zu reagieren.

7.1 Frakturen und Luxationen

7.1.1 Vorfuß

– Zehen
– Mittelfußknochen
– Kleine Fußwurzelknochen

Ärztliche Behandlung

Zehen: Frakturen der Phalangen heilen meist störungsfrei ohne besondere Behandlung.

Ist die Großzehe betroffen, wird für 2–3 Wochen ein Verband angelegt. Der Patient darf voll belastet gehen.

Liegt die Fraktur im Großzehengrundgelenk wird gelegentlich **operiert**, um die Voraussetzungen für ein unbehindertes Gehen zu schaffen.

Metatarsalia: Frakturen am Mittelfuß sind häufig die Folge von Überfahrenwerden oder Sturz eines schweren Gegenstands auf den Fuß. Damit verbunden entstehen Quetschungen. Liegen keine Dislokationen vor, wird **konservativ** behandelt. Dislozierte Brüche wie auch Abrißfrakturen des Sehnenansatzes des M. peroneus brevis an der Basis des V. Mittelfußknochens wie auch Frakturen an Metatarsale I werden **operativ** versorgt.

Eine Besonderheit sind die »Ermüdungsbrüche«, welche die Diaphyse der meistbelasteten Metatarsalia II, III und IV betreffen. Diese werden gewöhnlich **konservativ** behandelt.

Kleine Fußwurzelknochen: Frakturen am Navikulare, Kuboid, Kuneiforme I, II, III haben einen ähnlichen Entstehungsmechanismus wie die Metatarsalfrakturen.

Gelegentlich treten sie im Zusammenhang mit Luxationen der Gelenke Lisfranc und Chopart auf.

Solche Verletzungen werden meist **konservativ** behandelt. Ausnahmen sind Luxationsfrakturen, welche ohne Osteosynthese nicht stabilisiert werden können.

Als Spätfolge werden Arthrosen mit Versteifung der genannten Gelenke genannt.

Anregungen zur funktionellen Behandlung

In vielen Fällen haben Patienten mit den aufgelisteten Frakturen eine funktionelle Behandlung nötig. Dazu gehören vor allem die operierten und solche bei denen wegen Überängstlichkeit oder aus anderen Gründen funktionelle Störungen zu erwarten sind. Voraussetzung für die Durchführung einer solchen Behandlung ist die Bewegungsstabilität.

Vorgehen nach operativer und bei konservativer Behandlung

Behandlungsphase: Bewegungsstabilität

Behandlungsziele:

- Förderung der Resorption von Ödemen.
- Mobilisation der Zehengelenke, des unteren und oberen Sprunggelenks.
- Geschicklichkeitstraining der Fuß- und Unterschenkelmuskulatur.
- Entlastetes Gehtraining, Treppengehen.

Bedingungen:

- Die Muskulatur darf positive und negative Hubarbeit leisten.
- Der Fuß darf Bodenkontakt herstellen.
- Entlastung beim Gehen gemäß ärztlicher Weisung.

Funktionelle Behandlung:

- Eiswasserbäder (s. Hämatome – Ödeme, S. 230).
- Übungsbeispiele: Übung 1–9 mit Varianten, S. 114.
- Entlastetes Gehen an Stöcken, Treppengehen (s. Gehen an Stöcken, S. 83).

Behandlungsphase: Belastungsstabilität

Behandlungsziele:

- Belastungssteigerung bis zur Vollbelastung.
- Gehtraining ohne Stöcke.

Bedingung:

- Der Fuß darf ohne Einschränkungen bewegt und belastet werden.

Funktionelle Behandlung:

- Eiswasserbäder (s. Hämatome – Ödeme, S. 230).
- Übungsbeispiele: Übung 10–13 mit Varianten/36 mit Varianten/37, S. 137/ 200.
- Gehtraining unter Vollbelastung (s. Gehstörungen – Hinken, S. 77).

7.1.2 Unteres und oberes Sprunggelenk

- Kalkaneus
- Talus
- Lateraler/medialer Malleolus
- Distales Tibiaende

Ärztliche Behandlung

Kalkaneusfrakturen entstehen meist durch Sturz aus großer Höhe auf die Füße, wodurch vielfach sogar beide betroffen sein können. Die erhebliche Gewalteinwirkung führt gewöhnlich zu intraartikulären Mehrfragmentfrakturen. Damit verbunden kann der Tuber-Gelenkwinkel verkleinert, aufgehoben oder negativ sein. Die Ferse ist in solchen Fällen verbreitert und die Statik des Fußes verändert, was ihm die Bezeichnung »traumatischer Plattfuß« eingetragen hat. (Abb. 151)

Diese Frakturen werden sowohl **konservativ** als auch **operativ** behandelt bei einer Entlastungszeit von 3 Monaten und länger.

Mit Einlagen oder Spezialschuhen mit Abrollhilfen wird dem Patienten das belastete Gehen erleichtert.

Tritt als Spätfolge eine subtalare Arthrose ein, können die dadurch entstandenen Beschwerden mit einer subtalaren Arthrodese gelindert werden.

Die selteneren isolierten Abrißfrakturen des Tuber calcanei sind extraartikulär. Sind sie disloziert, werden sie **operativ** reponiert und fixiert.

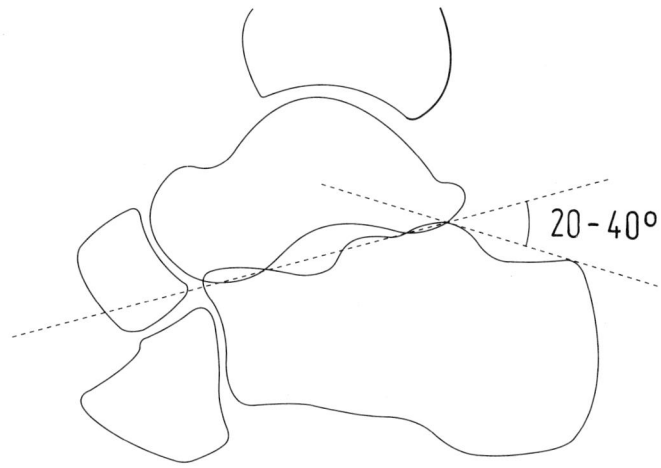

Abb. 151: Tuber-Gelenkwinkel.

Talusfrakturen: Neben undislozierten Frakturen des Kollums gibt es Trümmerbrüche ohne / mit Luxationen, so daß je nach Befund **konservativ** oder **operativ** behandelt wird.

Das besondere Problem bei diesen Brüchen ist die Gefahr der Nekrose, daher beträgt die Entlastungszeit 3 Monate und mehr.

Malleolarfrakturen zählen zu den häufigsten Brüchen. Sie sind fast immer vergesellschaftet mit Bandverletzungen. Als eines der meist belasteten Gelenke reagiert das obere Sprunggelenk empfindlich auf mechanische Veränderungen.

Von besonderer gelenkmechanischer Bedeutung ist der laterale Malleolus. Er dient der Talusrolle als Leitstab. Verschiebt sich dieser, kommt es zu Subluxationen des Talus.

Der äußere Knöchel bildet mit der tibiofibularen Bandverbindung eine funktionelle Einheit, die im Moment des Fersenaufpralls beim Gehen etwa das halbe Körpergewicht an Scherkraft auffangen muß. Die Einteilung der Frakturen in drei Grundtypen bezieht sich auf die Beteiligung des Außenknöchels.

Typ A: Fibulafraktur unterhalb der Syndesmose. Sie entsteht durch Inversion des Fußes.

Stufe a: Isolierte Verletzung des äußeren Knöchelbands oder Abrißfraktur.

Stufe b: a + Abscherfraktur des medialen Malleolus (vertikale Bruchlinie).

Stufe c: a + b + medialer Abbruch der hinteren Tibiakante.

Typ B: Fibulafraktur auf Höhe der Syndesmose. Sie entsteht durch Eversion des Fußes und Außenrotation des Unterschenkels.

Stufe a: Schrägfraktur des lateralen Malleolus von hinten/oben nach vorn/unten.

Stufe b: a + Abrißfraktur des medialen Malleolus (quere Bruchlinie) oder Bandruptur.

Stufe c: a + b + lateraler Abbruch der hinteren Tibiakante auch als Volkmann-Dreieck bekannt.

Typ C: Fibulafraktur oberhalb der Syndesmose. Sie entsteht durch Eversion des Fußes und Außenrotation des Unterschenkels. Bei diesem Frakturtyp ist die vordere und hintere Syndesmose verletzt sowie die Membrana interossea bis auf Höhe der Fraktur.

Liegt die Fibulafraktur sehr weit proximal z. B. unterhalb des Fibulaköpfchens, nennt man dies den Typ Maisonneuve.

Eine häufige Begleitverletzung dieser Frakturen ist die Absprengung von Knorpel oder Knorpel-Knochen an der Talusrolle oder an der Gelenkfläche der Fibula, die sogenannte »flake fracture«. Als freier Gelenkkörper kann ein solches Absprengsel Störungen verursachen.

Die Behandlung ist in der Regel **operativ** mit dem Ziel der anatomischen Rekonstruktion und der Reparation des geschädigten Bandapparats.

Unmittelbar postoperativ erhalten die Patienten eine U-Schiene. Der Unterschenkel wird hoch gelagert.

Nach Abklingen der Weichteilschwellungen wird je nach Schweregrad der Verletzung, dem Alter und den sozialen Verhältnissen des Patienten sowie seiner Geschicklichkeit im Umgang mit den Stöcken eventuell ein zirkulärer Gips angelegt.

Gewöhnlich darf 4–6 Wochen nach der Operation mit der Vollbelastung begonnen werden.

Undislozierte Frakturen werden **konservativ** behandelt und im Gipsverband ruhig gestellt.

Pilonfrakturen sind intraartikuläre Trümmerbrüche des distalen Tibiaendes. Sie entstehen durch massive Stauchung, bei der auch der laterale und/oder mediale Malleolus brechen kann. Die Behandlung ist **operativ**. Bei der anatomischen Rekonstruktion der Gelenkfläche werden imprimierte Knochenteile gehoben und mit Spongiosa unterfüttert.

Wegen der Knorpeldefekte und zur Vermeidung einer Arthrose als Spätfolge darf mit der Vollbelastung meist erst 10–18 Wochen nach der Operation begonnen werden.

Anregungen zur funktionellen Behandlung

Da die funktionelle Behandlung bei Kalkaneusfrakturen häufig am 1. Tag nach dem Unfall beginnt, ist die Bewegungsstabilität nicht gesichert. Es empfiehlt sich daher, darauf zu achten, daß die Dehnbarkeitsgrenze der Wadenmuskulatur nicht erreicht wird.

Bei ausgeprägter Veränderung des Tuber-Gelenkwinkels muß mit einer bleibenden Insuffizienz der Wadenmuskulatur gerechnet werden, wenn die Rekonstruktion des Winkels nicht operativ vorgenommen wurde.

Bei der Frühbehandlung der Pilonfrakturen dürfen die dorsalextensorischen/plantarflexorischen Bewegungen des Fußes in den ersten 3–4 Wochen nach der Operation nur in dem Umfang ausgeführt werden, welcher dem Patienten schmerzfrei möglich ist.

Für alle genannten Frakturen gilt, daß Endstellungen der Gelenke nicht erzwungen werden dürfen, weder in bezug auf die Dorsalextension/Plantarflexion im oberen Sprunggelenk, noch auf die Inversion/Eversion im unteren Sprunggelenk.

Wegen der besonderen Bedeutung des M. tibialis anterior für das Gehen sollte diesem Muskel mit Behandlungsbeginn besondere Aufmerksamkeit geschenkt werden.

Vorgehen nach operativer und bei konservativer Behandlung

Behandlungsphase: Bewegungsstabilität/bedingte Bewegungsstabilität

Behandlungsziele:

– Förderung der Resorption von Hämatomen und Ödemen.
– Mobilisation der Zehengrundgelenke und des unteren und oberen Sprunggelenks.
– Geschicklichkeitstraining der Fuß-, Unterschenkel-, Oberschenkel- und Gesäßmuskulatur.
– Entlastetes, eventuell unbelastetes Gehen an Stöcken, Treppengehen.

Bedingungen:

– Die endgradige Bewegung der Gelenke darf nicht erzwungen werden.
– Die Muskulatur darf positive und negative Hubarbeit leisten.
– Der Fuß darf Kontakt zur Unterlage herstellen.
– Entlastetes/unbelastetes Gehen gemäß ärztlicher Weisung.

Funktionelle Behandlung:

- Eisanwendungen (s. Hämatome – Ödeme, S. 230).
- Übungsbeispiele: Übung 1 und 2 wenn nötig aus der Rückenlage/3–9/14/ Variante von 17/18/20.1, S. 114/145/162.

Behandlungsphase: Belastungsstabilität

Behandlungsziele:

- Belastungssteigerung bis zur Vollbelastung.
- Gehtraining ohne Stöcke.

Funktionelle Behandlung:

- Eiswasserbäder vor, eventuell auch nach der Behandlung (s. Hämatome-Ödeme, S. 230).
- Übungsbeispiele: Übung 10 mit Varianten/11–13/36 mit Varianten/37/38 und 39 mit Varianten/40/42 mit Varianten/44/45/46 mit Variante, S. 137/200.
- Gehtraining unter Vollbelastung (s. Gehstörungen – Hinken, S. 77).

7.1.3 Unterschenkelschaft

Ärztliche Behandlung

Die Unterschenkelschaftbrüche betreffen entweder Tibia und Fibula oder nur die Tibia. Isolierte Frakturen der Fibula bedürfen in der Regel keiner besonderen Behandlung, sieht man vom Typus Maisonneuve ab (s. Malleolarfrakturen, S. 235).

Unvollständige und stabile Frakturen werden **konservativ** behandelt und im Gipsverband ruhig gestellt. Alle übrigen werden **operativ** versorgt, wobei Osteosynthesen nur an der Tibia vorgenommen werden.

Der Vielfalt der Bruchformen entsprechend werden reine Verschraubungen, Plattenosteosynthesen wie auch Marknagelungen vorgenommen. In der Regel darf sofort mit Sohlenkontakt bis zu 15 kg Belastung an Stöcken gegangen werden.

Die Belastungssteigerung richtet sich nach dem Frakturtypus und der operativen Versorgung. Sie liegt im Bereich der 6.–12. Woche.

Wurde eine Querfraktur im mittleren Schaftdrittel der Tibia mit einem Verriegelungsnagel stabilisiert, darf gewöhnlich bereits in der 2. postoperativen Woche zunehmend belastet werden.

Eine Besonderheit sind offene Frakturen der Tibia. Je nach Schweregrad der Verletzung werden diese mit einem Fixateur externe versorgt und müssen gewöhnlich lange entlastet werden.

Anregungen zur funktionellen Behandlung

Funktionelle Störungen der Unterschenkelschaftbrüche äußern sich unabhängig von ihrer Lokalisation hauptsächlich an den Sprunggelenken.

Die dorsalextensorischen/plantarflexorischen sowie die inversorischen/eversorischen Bewegungen des Fußes sind in der Regel offensichtlicher beeinträchtigt als bei Malleolarfrakturen. Die der Tibia anliegenden langen Zehenstrecker mit M. tibialis anterior sowie die dorsal gelegene Wadenmuskulatur überbrücken die Fraktur und sind daher sehr direkt von den traumatischen Ereignissen betroffen.

Es bedarf besonderer Sorgfalt aber auch Geduld, um die Funktionen der genannten Muskulatur zu erarbeiten. Störend sind dabei die meist erheblichen Schwellungen der Weichteile sowie schmerzhafte Hämatome.

Fixateur externe: Ist der Patient mit einem Fixateur externe versorgt, gelingt es gewöhnlich nicht, eine freie Beweglichkeit namentlich der Großzehe und des Fußes im oberen Sprunggelenk zu erreichen, da das Fixationsmaterial die Kontraktionsfähigkeit der Muskulatur beeinträchtigt. Es hat sich jedoch erwiesen, daß sich die Muskulatur nach Entfernen des Metalls erholt und daß auch die Gelenke meist wieder frei beweglich werden.

Darf ein solcher Patient mit dem Apparat unbelastet an Stöcken gehen, muß man ihm erlauben, sein Bein »vor sich her zu tragen«, da das Überholmanöver mit dem anderen Bein in der simulierten Belastungsphase Verletzungs- und Sturzgefahr birgt.

Marknagel: Tibiafrakturen im mittleren Schaftdrittel, mit einem Verriegelungsnagel versorgt, haben gewöhnlich Probleme mit den Fußbewegungen.

Wurde das Lig. patellae gespalten, können vorübergehende Insuffizienzen des Quadrizeps seine dynamisch konzentrischen und exzentrischen Aktivitäten sowohl bei entlasteten wie auch belasteten Bewegungen beeinträchtigen. Auch die Flexion des Kniegelenks ist in solchen Fällen behindert. In der Regel verschwinden derartige Störungen nach einigen Wochen.

Vorgehen nach operativer und bei konservativer Behandlung

Funktionelle Behandlung:

Sowohl für die Phase der **Bewegungsstabilität** wie auch der **Belastungsstabilität** gilt grundsätzlich das für die funktionelle Behandlung von Verletzungen am oberen und unteren Sprunggelenk empfohlene Vorgehen (s. S. 237).

7.1.4 Kniegelenk

- Proximales Tibiaende
- Distales Femurende
- Patella

Ärztliche Behandlung

Tibiakopffrakturen sind intraartikuläre Brüche. Da Stauchungsmechanismen die Ursache sind, entstehen meist Impressionen der Gelenkfläche.

Eine häufige Variante ist der »Nußknackermechanismus«, bei dem durch gewaltsame Valgisation des Oberschenkels der laterale Kondylus abbricht und häufig gleichzeitig das mediale Seitenband geschädigt wird.

Je nach Richtung und Intensität der Gewalt können beide Kondylen abbrechen oder es entstehen Trümmerbrüche, die bis in den Tibiaschaft reichen.

Frakturen der Eminentia intercondylaris entsprechen einer Abrißfraktur der Kreuzbänder. Ein Ausriß der Tuberositas tibiae entspricht einer Abrißfraktur des Lig. patellae.

Auch die Menisci können in Mitleidenschaft gezogen werden.

Solche Frakturen werden **operiert**, da es nur so gelingen kann, das Gelenkplateau und die Achsenverhältnisse wiederherzustellen und die Fragmente des Tibiakopfs am Schaft zu fixieren.

Die ersten 3–6 Wochen nach der Operation darf gewöhnlich mit Sohlenkontakt an Stöcken gegangen werden. Nach 10–14 Wochen darf meist zunehmend bis voll belastet werden.

Kondylenbrüche des Femurs entstehen durch direkten Stoß gegen das gebeugte Knie oder indirekt durch Sturz auf die Füße bei gestreckten Kniegelenken. Bei diesen intraartikulären Frakturen brechen entweder beide Kondylen auseinander oder es wird nur einer abgeschert, wobei meist die Kapsel reißt. Nur die **operative** Behandlung läßt befriedigende Ergebnisse erwarten. Häufig darf sofort mit Sohlenkontakt gegangen und nach 12–16 Wochen zunehmend bis voll belastet werden.

Suprakondyläre Femurfrakturen sind kniegelenknahe Biegungs- oder Drehbrüche mit schräger oder querer Bruchlinie, bei denen sich das proximale Fragment stets nach ventral verschiebt und häufig den oberen Rezessus sowie die Gelenkkapsel und den Quadrizeps verletzt.

Diese Brüche werden **operiert**. Meist darf sofort mit Sohlenkontakt gegangen werden. Nach 12–16 Wochen wird zunehmend bis voll belastet.

Da sowohl bei den Kondylenbrüchen als auch bei den suprakondylären Frakturen die Kapsel narbig heilt und schrumpft und auch der muskuläre Gleitraum des

Quadrizeps verwachsen kann, kommt es häufig trotz gelungener anatomischer Rekonstruktion der Gelenkflächen und der Achsenverhältnisse zu Beweglichkeitsverlusten im Kniegelenk auf Grund von Kontrakturen der Weichteile.

Patellafrakturen entstehen durch Sturz oder Schlag auf die Kniescheibe bei flektiertem Kniegelenk.

Meist entstehen Querfrakturen doch sind auch Mehrfragment- oder Trümmerbrüche möglich.

Ist bei einer Querfraktur die Streckaponeurose intakt, wird **konservativ** behandelt. Ist diese unterbrochen, wird die Fraktur **operativ** mit einer sogenannten **dynamischen Osteosynthese**, der **Zuggurtung** versorgt.

Liegt eine Trümmerfraktur vor, die zu einer Patellektomie zwingt, können keine einwandfreien funktionellen Resultate auf Dauer erwartet werden, da der Quadrizeps Insuffizienzen aufweist, die sich vor allem am belasteten Bein auswirken.

Es darf sofort mit Sohlenkontakt gegangen werden. Nach ca. 4 Wochen ist eine Teilbelastung von 20–30 kg erlaubt und nach 6–8 Wochen darf unter Vollbelastung gegangen werden.

Patellaluxationen entstehen meist am belasteten Bein, wenn der Oberschenkel bei gebeugtem Kniegelenk eine Außenrotation macht. Die Dislokation erfolgt stets nach lateral. Gewöhnlich reponiert sich die Kniescheibe von selbst.

Begleitverletzungen sind die Zerreißung medialer Gelenkkapselanteile sowie Impressionen an der medialen Facette der Gelenkfläche der Patella und am lateralen Femurkondylus. Auch der mediale Meniscus kann geschädigt werden.

Solche Verletzungen werden häufig primär **konservativ** behandelt und gegebenenfalls zu einem späteren Zeitpunkt **operiert,** wenn eine Chondropathia patellae entsteht, Reluxationen auftreten oder dispositionelle Faktoren nachgewiesen worden sind.

Anregungen zur funktionellen Behandlung

Das gemeinsame Problem der genannten Frakturen ist der Kniegelenkerguß wie auch die mehr oder weniger ausgeprägte Schädigung des Streckapparats am Kniegelenk. Aus diesem Grund empfiehlt es sich, extensorische/flexorische Bewegungen im Kniegelenk in den ersten 3–4 Wochen unter der Bedingung der Hubfreiheit oder zumindest Hubarmut wie auch auf der Bewegungsschiene zu veranlassen.

Tibiakopffrakturen: In den ersten 3–4 Wochen darf das Kniegelenk nur in dem Maße gebeugt und gestreckt werden, wie es dem Patienten ohne Anstrengung gelingt. Ausnahmsweise gibt der Operateur Grenzen für den Bewegungsumfang in Winkelgraden an.

Kondylenbrüche und suprakondyläre Frakturen am Femur: In den ersten Tagen nach der Operation liegt das Bein auf einer Hess-Schiene. Das Knie- und das Hüftgelenk sind ca. 90° flektiert. Statische Aktivitäten des Quadrizeps sind in dieser Ausgangsstellung nahezu unmöglich. Auch extensorische Bewegungen des Unterschenkels im Kniegelenk gelingen nicht ohne manuelle Unterstützung durch den Therapeuten, hingegen können sie von proximal bewerkstelligt werden, wobei auf die Mitwirkung des Quadrizeps verzichtet werden kann: Der Patient legt den re/lk Oberarm beidseits dem Brustkorb an und stellt den re/li Vorderarm vertikal in den Raum. Der Fuß des unversehrten Beins steht gesäßnahe auf der Unterlage. Bei gleichzeitigem Druck mit beiden Oberarmen und dem Fuß gegen das Bett heben sich Gesäß und Oberschenkel von ihrer Unterlage ab. Im Kniegelenk entsteht eine extensorische Bewegung vom Femur aus, von der allerdings keine Endstreckung erwartet werden darf.

Patellafraktur: Es ist daran zu denken, daß es die flexorischen Bewegungen des Kniegelenks sind, durch welche Druckkräfte entstehen, die gegen die Zugkräfte des Quadrizeps die Adaptation der Fragmente begünstigen und das schon bei kleinen Bewegungsausschlägen.

Vorgehen nach operativer und bei konservativer Behandlung

Behandlungsphase: Bewegungsstabilität

Behandlungsziele:

- Förderung der Resorption von Ödemen und Hämatomen sowie des Kniegelenkergußes.
- Mobilisation der Gelenke des Fußes und des Hüftgelenks.
- Zunehmende Beweglichkeitsverbesserung des Kniegelenks.
- Geschicklichkeitstraining der Fuß-, Unterschenkel-, Oberschenkel- und Hüftmuskulatur.
- Entlastetes Gehtraining, Treppengehen.

Bedingungen:

- Allmähliche Steigerung der Hubbelastung der Oberschenkel- und Hüftmuskulatur (hubfreies/hubarmes Bewegen in den ersten 3–4 Wochen).
- Entlastung beim Gehen gemäß ärztlicher Weisung.

Funktionelle Behandlung:

- Eisbehandlung (s. Hämatome – Ödeme, S. 230).
- Übungsbeispiele: Übung 1–4 mit Varianten/14 und 15 mit Varianten/16/17

mit Variante/18/19 mit Variante/20 unter Abnahme des Unterschenkelgewichts, mit Varianten/21 mit Variante/26/28 mit Variante/30/33 mit Va-
riante/45, S. 114/145/176/221.
– Entlastetes Gehen an Stöcken, Treppengehen (s. Gehen an Stöcken, S. 83).

Behandlungsphase: Belastungsstabilität

Behandlungsziele:

– Belastungssteigerung bis zur Vollbelastung.
– Gehtraining ohne Stöcke.

Bedingung:

– Das Kniegelenk darf ohne Einschränkungen bewegt und belastet werden.

Funktionelle Behandlung:

– Eisbehandlung (s. Hämatome – Ödeme, S. 230).
– Übungsbeispiele: Übung 13/22 mit Varianten/23 mit Varianten/25 mit Va-
rianten/27/36 mit Varianten/37/38 mit Varianten/39 mit Varianten/40/41/
42 mit Varianten/43 mit Variante/44/45/46 mit Variante, S. 142/168/200.
– Gehtraining unter Vollbelastung (s. Gehstörungen – Hinken, S. 77).

7.1.5 Oberschenkelschaft
Ärztliche Behandlung

Die Schaftbrüche des Oberschenkels entstehen durch kombinierte Biegungs-,
Dreh- und Stauchungsmechanismen wie auch durch direkte Gewalteinwirkung.
So kommt es zu den unterschiedlichsten Bruchformen und Schweregraden der
Verletzung.

Wegen der dislozierenden Wirkung der Muskulatur auf die Fragmente werden
solche Frakturen in der Regel **operativ** behandelt.

Querfrakturen im mittleren Drittel des Schafts eignen sich für die Versorgung
mit einem Marknagel, während die übrigen mit Plattenosteosynthesen stabilisiert werden.

Von Ausnahmen abgesehen, dürfen die Patienten sofort mit Sohlenkontakt
gehen. Liegt ein Marknagel vor, darf nach 3–4 Wochen zunehmend belastet
werden, die übrigen je nach Schweregrad der Fraktur nach 6–10 oder
12–16 Wochen.

Anregungen zur funktionellen Behandlung

Bei den Schaftfrakturen des Oberschenkels ist der Quadrizeps gewöhnlich mehr oder weniger mitbetroffen, häufig sogar verletzt. Es kann zu Adhäsionen im Gleitraum des Muskels kommen, welche die Streckung des Kniegelenks aber vor allem auch seine Beugung erheblich einschränken.

Eine derartige Störung kündigt sich meist schon in den ersten Wochen nach der Operation an, doch kann sie auch bei äußerst sorgfältiger Behandlung in der Regel nicht vermieden werden.

Ohne oder mit Adhäsion des Quadrizeps macht der Patient spontan keine extensorischen Bewegungen mit dem Oberschenkel im Hüftgelenk über die Nullstellung hinaus. Bereits beim entlasteten Gehen fällt auf, daß der Oberschenkel eine geringgradige Flexionsstellung im Hüftgelenk beibehält und daß aus dem »Kniegelenk gegangen« wird. Darf voll belastet werden, wird die Extension des Hüftgelenks in der Belastungsphase durch ein vorzeitiges Ablösen der Ferse verbunden mit einer Flexion im Kniegelenk umgangen.

Vorgehen nach operativer und bei konservativer Behandlung

Funktionelle Behandlung:

In der Phase der **Bewegungsstabilität** wie auch der **Belastungsstabilität** kann grundsätzlich vorgegangen werden wie für die Verletzungen im Bereich des Kniegelenks empfohlen (s. S. 241).

7.1.6 Proximales Femurende

- Subtrochantere Femurfrakturen
- Pertrochantere Femurfrakturen
- Schenkelhalsfrakturen

Ärztliche Behandlung

Subtrochantere Femurfrakturen sind gewöhnlich Schrägbrüche, die mehrere Fragmente aufweisen können. Sie werden in der Regel **operativ** behandelt. Meist darf sofort mit Sohlenkontakt gegangen werden. Nach ca. 4 Wochen darf mit mehr als 15 kg belastet und nach ca. 12 Wochen mit der Vollbelastung begonnen werden.

Pertrochantere Femurfrakturen sind Verletzungen, die vorwiegend ältere oder alte Menschen betreffen.

Die hüftgelenknahen Brüche zwischen den Trochanteren werden gewöhnlich **operativ** versorgt. Die bewegungsstabile Osteosynthese mit Winkelplatte, dynamischer Hüftschraube, Endernagelung etc. ermöglicht, daß der Patient nach kürzester Zeit das Bett verlassen kann und mit Sohlenkontakt gehen darf. Nach ca. 4 Wochen folgt die Teilbelastung mit mehr als 15 kg und nach 12 Wochen darf mit der Vollbelastung begonnen werden.

Schenkelhalsfrakturen sind ebenfalls typische Verletzungen des älteren und alten Menschen. Liegt eine eingekeilte Abduktionsfraktur vor, wird **konservativ** behandelt. Schon nach wenigen Tagen darf das Bein belastet werden.

Die lateralen Schenkelhalsfrakturen werden mit einer Osteosynthese stabilisiert, sie dürfen sofort mit Sohlenkontakt gehen, jedoch erst nach ca. 6 Wochen zunehmend bis voll belasten.

Auch die intermediären und medialen Brüche werden **operativ** behandelt. Wegen der Gefahr der Kopfnekrose wird insbesondere bei den älteren Jahrgängen eine Totalprothese eingebaut. Diese erlaubt eine sofortige Teilbelastung von 20–30 kg und nach 4–8 Wochen Vollbelastung.

Jüngere Patienten, die mit einer dynamischen Hüftschraube versorgt wurden, müssen bis ca. 12 Wochen entlasten.

Anregungen zur funktionellen Behandlung

Bei den genannten Frakturen ist in den ersten postoperativen Tagen der Bewegungsschmerz bei Flexion des Kniegelenks das gemeinsame Problem. Durch sorgfältiges behutsames Üben dieser Komponente kann sie sehr bald schmerzfrei ausgeführt werden. Wird der Patient in den ersten postoperativen Tagen aus der Rückenlage im Bett behandelt, ist es nicht nötig auf der Endgradigkeit des Bewegungsausschlags zu bestehen, da dabei das Hüftgelenk entweder über Gebühr gebeugt werden muß oder der meist schwerfällige Patient im Bett verschoben werden muß, damit sein Unterschenkel freie Bahn hat.

Hat der Patient das Bett verlassen und sitzt er in einem Rollstuhl oder Sessel, ist aus diesem Grund darauf zu achten, daß der Unterschenkel des betroffenen Beins nicht hoch gelagert ist.

Da insbesondere bei älteren Menschen die Gehfähigkeit im Vordergrund der Behandlung steht, ist deren Schwerpunkt das teilbelastete Gehen an Stöcken oder anderen Gehhilfen und das Treppengehen. Dabei wird sogar in Kauf genommen, daß das Bein mit mehr als dem erlaubten Gewicht belastet wird.

Vorgehen nach operativer und bei konservativer Behandlung

Behandlungsphase: Bewegungsstabilität

Behandlungsziele:

- Mobilisation des Knie- und Hüftgelenks und der Lendenwirbelsäule.
- Geschicklichkeitstraining der Hüft- und Rumpfmuskulatur sowie der Oberschenkelmuskulatur.

– Entlastetes Gehtraining, Treppengehen.

Bedingungen:

– Die Bewegungen im Hüftgelenk müssen unter Hubfreiheit bzw. Hubarmut erfolgen.
– Entlastung beim Gehen gemäß ärztlicher Weisung.

Funktionelle Behandlung:

– Eisbehandlung (s. Hämatome – Ödeme, S. 230).
– Übungsbeispiele: Übung 1–4 mit Varianten an die Rückenlage angepaßt/14 mit Variante/17/28–31/32 mit Varianten/33 mit Variante/34/35 mit Variante, S. 114/145/187.
– Entlastetes Gehen an Stöcken, Treppengehen (s. Gehen an Stöcken, S. 83).

Behandlungsphase: Belastungsstabilität

Behandlungsziele:

– Belastungssteigerung bis zur Vollbelastung.
– Gehtraining ohne Stöcke.

Bedingung:

– Das Hüftgelenk darf ohne Einschränkungen bewegt und belastet werden.

Funktionelle Behandlung:

– Eisbehandlung (s. Hämatome – Ödeme, S. 230).
– Übungsbeispiele: Übung 12/13/27/36 mit Varianten/38 mit Variante/39 mit Varianten/40/41/42 mit Variante/43 mit Variante/44 mit Variante/45, S. 141/177/200
– Gehtraining unter Vollbelastung (s. Gehstörungen – Hinken, S. 77).

7.1.7 Becken

– Pfanne des Hüftgelenks
– Beckenring

Ärztliche Behandlung

Brüche der Hüftgelenkpfanne sind intraartikuläre Frakturen. Wirkt die durch Stoß oder Sturz auf das Trochantermassiv erzeugte Kraft in Richtung der Längsachse des Schenkelhalses, wird der Kopf in die Pfanne getrieben, es entsteht ein **Pfannengrundbruch**, der häufig mit einer lateralen Schambeinfraktur kombiniert ist. Je nach Grad der Zerstörung wird **konservativ** oder **operativ** behandelt.

Solche Patienten müssen häufig das Bein 4–6 Monate entlasten.

Ein anderer Frakturtyp im Bereich der Hüftgelenkpfanne ist der Abbruch des **hinteren Pfannenrandes**, der durch einen Stoß in Längsrichtung des Femurs bei gebeugtem Hüft- und Kniegelenk zustande kommt. Da bei Autounfällen der Stoß gegen das Armaturenbrett häufig die Ursache einer solchen Verletzung ist, wird sie auch mit „Dash-board-Fraktur" bezeichnet.

Ist das abgebrochene Fragment nicht disloziert, wird **konservativ** behandelt, ist es disloziert, wird **operiert**.

Eine gelegentlich auftretende Begleitverletzung ist die Läsion des N. ischiadicus.

Frakturen am Beckenring treten in großer Vielfalt bezüglich ihres Schweregrads auf. Dieser reicht von der isolierten Fraktur eines Schambeinastes bis zu Trümmerbrüchen mit schwersten Deformierungen des Beckens, wie sie bei Rangierunfällen vorkommen, wenn jemand zwischen die Puffer gerät. In solchen Fällen kann es auch zu Verletzungen der Blase wie auch anderer innerer Organe kommen.

Eine besondere Form der Beckenringbrüche ist die **Malgaigne-Fraktur**. Sie entsteht durch Sturz auf das Gesäß oder Schlag von unten gegen dieses und weist ventral und dorsal je eine vertikale Bruchlinie auf der gleichen Beckenhälfte auf. Vorn sind Schambein und Sitzbein getroffen, hinten läuft die Bruchlinie entweder lateral vom Iliosakralgelenk durch das Darmbein oder medial davon durch das Kreuzbein. Auch eine Sprengung des Iliosakralgelenks kann vorkommen.

Dem Entstehungsmechanismus entsprechend kann der abgetrennte Beckenteil nach kranial verschoben sein. Gelingt es nicht, diesen innerhalb der ersten 3–4 Wochen zu reponieren, ist die Fraktur wegen der guten Heiltendenz des Beckenknochens gewöhnlich fixiert mit einer bleibenden Asymmetrie des Beckens.

Die ärztliche Behandlung der Beckenringbrüche richtet sich nach dem Einzelfall. Sie kann sowohl **konservativ** als auch **operativ** sein. Entsprechend unterschiedlich ist auch der Moment der Bewegungsstabilität wie auch jener der Belastungsstabilität.

Symphysenrupturen werden **konservativ** behandelt, sofern nicht eine erhebliche Verschiebung nach kranial/kaudal vorliegt oder eine deutliche Diastase entstanden ist. In solchen Fällen wird **operiert** und eine bewegungsstabile Osteosynthese angestrebt.

Anregungen zur funktionellen Behandlung

Da bei **Pfannengrund-** wie auch **Pfannenrandbrüchen** das Hüftgelenk direkt betroffen ist, gilt für die funktionelle Behandlung grundsätzlich das für die Frakturen am proximalen Femurende vorgeschlagene Vorgehen und zwar sowohl für die Phase der Bewegungsstabilität wie auch der Belastungsstabilität (s. S. 245).

Malgaigne-Frakturen, bei denen der abgebrochene Teil des Beckens nicht oder nur unvollständig reponiert werden konnte, weisen eine relative Beinverkürzung auf, welche durch eine angemessene Erhöhung des gleichseitigen Schuhs ausgeglichen werden muß. Beim Sitzen sollte ein Gegenstand unter die betroffene Gesäßhälfte gelegt werden, wie z. B. eine Zeitung, eine Taschenagenda, die Handschuhe u. ä., um Schmerzen am Ileosakralgelenk und/oder an der Lendenwirbelsäule zu vermeiden.

Ein Kriterium für die Dicke der Schuherhöhung wie auch des für das Sitzen notwendigen Gegenstands ist im aufrechten Stand und Sitz die Nullstellung der Wirbelsäule in bezug auf die re/lk konkave Lateralflexion. Ein anderes sind die Aussagen des Patienten.

Insbesondere was die Sohlenerhöhung angeht ist es ratsam, den Patienten eine Zeitlang mit Schuhen gehen zu lassen, die unterschiedlich dicke Sohlen haben, ehe man eine definitive Entscheidung trifft.

Patienten mit **Symphysenrupturen,** welche **konservativ** behandelt wurden, sollten beim Aufstehen einen festen, 12–15 cm breiten Gurt tragen, der über die Hüftgelenke geht und den Beckenring zusammenhält. Steht kein Gurt von der empfohlenen Breite zur Verfügung, kann mit elastischen Binden improvisiert werden.

Das »Korsett« gibt dem Patienten ein Gefühl von Halt und erleichtert ihm das Gehen. Namentlich bei den ersten Gehversuchen fühlt er sich wie auf einer Rutschbahn, da die Kontrollfunktion der Adduktoren beeinträchtigt ist.

Obwohl meist sofortige Vollbelastung erlaubt ist, gibt der Patient in den ersten Tagen gelegentlich Schmerzen in der Belastungsphase an. In solchen Fällen kann Abhilfe geschaffen werden, wenn an zwei Unterarmstöcken im Durchschwung gegangen wird, so daß stets beide Füße gleichzeitig vom Boden abheben und landen. Die Störung ist meist nach einigen Tagen behoben. Dann kann entweder für kurze Zeit zum Kreuzgang übergegangen oder ganz auf die Stöcke verzichtet werden.

Patienten mit **operierten Symphysenrupturen** dürfen nach 10–14 Tagen unter Teilbelastung im Kreuzgang gehen und nach 4–6 Wochen voll belasten.

Vorgehen nach operativer und bei konservativer Behandlung

Behandlungsphase: Bewegungsstabilität

Behandlungsziele:

– Geschicklichkeitstraining der Gesäß-, Hüft- und Oberschenkelmuskulatur.
– Gehtraining, Treppengehen.

Bedingungen:

– Die Bewegungen des Hüftgelenks sollten unter Hubfreiheit bzw. Hubarmut erfolgen.
– Entlastung beim Gehen gemäß ärztlicher Weisung.

Funktionelle Behandlung:

– Übungsbeispiele: Übung 1 Anpassung/3/4/14/17/28–31/33 mit Variante/34/ 35 mit Variante, S. 116/145/180.
– Entlastetes Gehen an Stöcken, Treppengehen (s. Gehen an Stöcken, S. 83).

Behandlungsphase: Belastungsstabilität

Behandlungsziele:

– Belastungssteigerung bis zur Vollbelastung.
– Gehtraining ohne Stöcke.

Bedingungen:

– Bein und Becken dürfen ohne Einschränkungen im Hüftgelenk und in der Wirbelsäule bewegt und voll belastet werden.

Funktionelle Behandlung:

– Übungsbeispiele: Übung 10 mit Varianten/11–13/27/36/37/38 mit Varianten/39 mit Varianten/40/41/42 mit Variante/43/44/46 mit Variante, S. 137/ 177/200.
  Gehtraining unter Vollbelastung (s. Gehstörungen – Hinken, S. 77).

7.2 Distorsionen

Distorsion oder Verstauchung eines Gelenks bedeutet, daß die Kapsel und die Bänder übermäßig gedehnt wurden.
Bleibt die Kontinuität erhalten, ist von einer Zerrung die Rede, ist diese unterbrochen, liegt eine Bandruptur oder ein knöcherner Ausriß meist mit Kapselbeteiligung vor.
Äußere Zeichen sind Schwellungen und Hämatome in der Umgebung des betroffenen Gelenks. Der Patient klagt über Schmerzen.

Röntgenbilder im Seitenvergleich mit gehaltener Aufnahme dienen der eingehenden Abklärung des Befundes.

Zerrungen werden bei guter Prognose **konservativ** behandelt. Durch Hochlagern und Kaltanwendungen bei Ruhigstellung klingen die Schwellungen und Schmerzen nach einiger Zeit ab.

Als besonders günstig haben sich Klebverbände, sogenannte Tapes erwiesen, wenn sie unmittelbar nach dem Trauma angelegt werden können. Sie verhindern monströse Schwellungen.

Zerrissene Bänder werden **operativ** behandelt. Ihre Festigkeit ist nach 4–6 Wochen zu erwarten.

An der unteren Extremität kommen Distorsionen hauptsächlich am Kniegelenk, am oberen und unteren Sprunggelenk vor, doch kann jedes andere Gelenk am Fuß ebenfalls betroffen sein.

7.2.1 Fuß

– Unteres und oberes Sprunggelenk

Ärztliche Behandlung

Ist nach einer Distorsion des Fußes bei erhaltener Kontinuität der Bänder eine deutliche Lockerung nachweisbar, wird der Patient für 4–6 Wochen mit einem Gehgips versorgt.

Liegt eine Zerreißung eines oder mehrerer Bänder der Sprunggelenke vor, wird in der Regel primär **operiert**. Auch diese Patienten bekommen anschließend für ca. 4 Wochen einen Gehgips.

Anregungen zur funktionellen Behandlung

Anders als bei den Frakturen fallen bei den Bandverletzungen ohne knöcherne Beteiligung die Phasen der Bewegungsstabilität und der Belastungsstabilität nach der Gipsabnahme zusammen. Im allgemeinen hat das geschädigte Band nach 4–6 Wochen eine Festigkeit erreicht, welche Bewegungen unter Vollbelastung zuläßt.

Vorgehen nach operativer und bei konservativer Behandlung

Behandlungsphase: Bewegungsstabilität und Belastungsstabilität

Behandlungsziele:

– Förderung der Resorption von Ödemen.
– Mobilisation des oberen und unteren Sprunggelenks sowie der Zehengelenke.

– Geschicklichkeitstraining der Unterschenkel- und Fußmuskulatur.
– Belastungssteigerung bis zur Vollbelastung.
– Gehtraining ohne Stöcke.

Bedingungen:

– Bewegungen unter Belastung müssen der Kraft und der Geschicklichkeit der Muskulatur angemessen sein.
– Beim Gehtraining trägt der Patient gegebenenfalls Schuhe mit einem Blockabsatz.

Funktionelle Behandlung:

– Eiswasserbäder (s. Hämatome – Ödeme, S. 230).
– Übungsbeispiele: Übung 5–9 mit Variante/10 mit Variante/11–13/20.1/21/ Variante von 25/33/36 mit Varianten/38/39 mit Varianten/42 mit Variante/ 43 mit Variante/44–46, S. 125/162/193/200.
– Gehtraining unter Vollbelastung (s. Gehstörungen – Hinken, S. 77).

7.2.2 Kniegelenk

– Mediales/laterales Seitenband
– Vorderes/hinteres Kreuzband
– Medialer/lateraler Meniskus

Ärztliche Behandlung

Seitenbänder: Das mediale Seitenband ist häufiger betroffen als das laterale.
Kann kein knöcherner Ausriß nachgewiesen werden, entscheidet der Aufklappwinkel über das Vorgehen.
Ist dieser kleiner als 10°, wird gewöhnlich **konservativ** behandelt. Je nach Zustand der Bandlockerung wird für 4–6 Wochen ein Tape am Kniegelenk angelegt oder eine abnehmbare Hülse. Meist darf bei voller Belastung sofort funktionell behandelt werden. Nur ausnahmsweise wird das Kniegelenk ruhig gestellt.
Ist der Aufklappwinkel größer als 10°, wird **operiert**. Der Patient trägt eine abnehmbare Hülse und darf sofort funktionell behandelt werden. Je nach Lehrmeinung und Erfahrung des Operateurs darf das Kniegelenk entweder bis zur Schmerzgrenze oder innerhalb eines in Winkelgraden angegebenen Bereichs bewegt werden.

Kreuzbänder: Diese können isoliert verletzt sein, oder es hat gleichzeitig eine Schädigung eines Seitenbandes oder Meniskus stattgefunden.
Eine derart kombinierte Verletzung stellt die »unhappy triad« dar. Sie besteht in

251

einer Schädigung des vorderen Kreuzbandes, einer Zerreißung des medialen Seitenbandes und einem Abriß des medialen Meniskus.

Eine solche Verletzung wie auch knöcherne Ausrisse werden **operativ** behandelt (s. Tibiakopffrakturen, S. 240).

Ältere Verletzungen der Kreuzbänder mit Instabilität im Kniegelenk, welche durch die Schubladenphänomene nachgewiesen werden können, sind eine Operationsindikation.

Je nach Operateur wird postoperativ sehr unterschiedlich vorgegangen. So werden die einen 4–6 Wochen ruhiggestellt, während andere mit einer Hülse versorgt werden, die für die funktionelle Behandlung entfernt wird, wobei das Kniegelenk sofort bis zur Schmerzgrenze bewegt werden darf. Mit der Hülse geht der Patient unter Teil- gelegentlich sogar Vollbelastung an Stöcken. Nach Entfernen der Hülse erfolgt ein sukzessives Gehtraining ohne Stöcke.

Meniskusverletzungen: Der mediale Meniskus ist häufiger betroffen als der laterale. Dabei kommen alle Schweregrade der Verletzung vom Riß bis zum völligen Ausriß vor.

Bei der eingehenden Abklärung mit dem Arthroskop kann in vielen Fällen gleichzeitig eine befriedigende Revision vorgenommen werden. Wo das nicht genügt, muß **operiert** werden. Um den Gelenkschluß und die Stabilität des Kniegelenks sicher zu stellen, begnügt man sich wenn möglich mit einer Teilresektion des Meniskus.

Gewöhnlich darf der Patient sofort mit Sohlenkontakt und nach 1–3 Wochen unter Vollbelastung gehen.

Anregungen zur funktionellen Behandlung

Für die funktionelle Behandlung der Band- und Meniskusverletzungen ist nicht die Bewegungsstabilität oder die Belastungsstabilität maßgebend, sondern der Zeitpunkt in dem das Kniegelenk bewegt werden darf.

Variante 1: Das Kniegelenk darf in den ersten 4–6 Wochen nach der Operation innerhalb vorgegebener Grenzen bewegt werden.

Variante 2: Das Kniegelenk darf erstmals 4–6 Wochen nach der Operation, jedoch ohne Einschränkungen bewegt werden.

Besondere Sorgfalt sollte auf die Endstreckung des Kniegelenks verwendet werden, damit diese erreicht ist, wenn die Vollbelastung erlaubt wird. Gelingt das nicht, ist es empfehlenswert, dem Patienten zu Schuhen mit einem Blockabsatz zu raten (s. Schuhwerk des Patienten, S. 92).

Vorgehen nach operativer und bei konservativer Behandlung

Behandlungsphase: Variante 1 und Variante 2

Behandlungsziele:
- Förderung der Resorption von Ödemen und des Kniegelenkergußes.
- Mobilisation des Knie- und Hüftgelenks sowie der Gelenke des Fußes.
- Geschicklichkeitstraining der Oberschenkel-, Unterschenkel- und Hüftmuskulatur.
- Belastungssteigerung bis zur Vollbelastung.
- Gehtraining, Treppengehen.

Bedingungen:
- **Variante 1:** Bewegungsausschläge im Rahmen der ärztlichen Vorgabe.
- **Variante 2:** Das Kniegelenk darf ohne Einschränkungen bewegt werden.
- Belastung beim Gehen gemäß ärztlicher Weisung.
- Gehtraining, gegebenenfalls in Schuhen mit Blockabsatz.

Funktionelle Behandlung:
- Eisanwendungen am Kniegelenk, eventuell auch am Unterschenkel und Fuß (s. Hämatome – Ödeme, S. 230).
- Übungsbeispiele: Übung 1 Anpassung/3/4/14 mit Variante/15/17/18/20 mit Varianten/21 mit Variante/24 mit Variante/25–28/33/36 mit Varianten/37/39 mit Varianten/40/41/42 mit Variante/43–46, S. 116/145/172/200.
- Gehtraining entlastet/belastet (s. Gehen an Stöcken, S. 83, Gehstörungen – Hinken, S. 77).

7.3 Sehnenrupturen

Achillessehne

Ärztliche Behandlung

Rupturen der Achillessehne kommen vorwiegend bei Männern in mittleren Jahren als Sportverletzung beim Skifahren, Tennisspielen etc. vor. Sie werden **operativ** behandelt. Bei der Rekonstruktion wird der M. plantaris zur Verstärkung der Sehne verwendet, sofern der Patient diesen Muskel hat.
Für 4 Wochen wird ein Unterschenkelgips angelegt, in dem das Bein bereits nach 10 Tagen voll belastet werden darf.

Anregungen zur funktionellen Behandlung

Die Operation, verbunden mit der Ruhigstellung im Gips, hinterläßt eine vorübergehende Verminderung der Beweglichkeit des oberen Sprunggelenks. Die Einschränkung der Dorsalextension ist besonders hinderlich beim Gehen. Der Patient sollte daher einen Schuh mit einem Blockabsatz tragen (s. Schuhwerk des Patienten, S. 92).

Bei allen Übungen mit Bodenkontakt, unabhängig vom Grad der Belastung, muß die Ferse angemessen unterlegt werden, damit die Dorsalextension eine Bewegungstoleranz hat.

Statt des üblichen Bretts von 2–3 cm Dicke empfehlen wir ein entsprechend festes Polster, z.B. ein zusammengelegtes Handtuch u.ä., da dieses besser vertragen wird als das harte Brett. Außer der Beweglichkeitsverminderung ist es die Insuffizienz der Wadenmuskulatur, welche das normale Gehen verunmöglicht. In der Regel läßt sich diese Störung durch ein sorgfältiges Geschicklichkeitstraining der Muskulatur unter dosierter, jedoch zunehmender Belastung innerhalb einiger Wochen (4–6) beheben.

Vorgehen nach operativer Behandlung

Behandlungsphase: Bewegungsstabilität und Belastungsstabilität

Behandlungsziele:

- Förderung der Resorption von Ödemen.
- Mobilisation des oberen und unteren Sprunggelenks sowie der Zehengelenke.
- Geschicklichkeitstraining der Unterschenkel- und Fußmuskulatur mit besonderer Berücksichtigung der Wadenmuskulatur.
- Belastungstraining der Wadenmuskulatur bis zur Vollbelastung.
- Gehtraining, Treppengehen.

Bedingungen:

- Das obere Sprunggelenk muß in jeder Ausgangsstellung eine Bewegungstoleranz für die Dorsalextension haben (Ferse unterlegen).
- Bei der Belastung des Vorfußes muß das Heben, Halten und Senken der Ferse stets unter der Kontrolle der Wadenmuskulatur erfolgen.
- Zum Gehtraining trägt der Patient Schuhe mit Absätzen.

Funktionelle Behandlung:

- Eiswasserbäder (s. Hämatome – Ödeme, S. 230).
- Übungsbeispiele: Übung 5–8 mit Variante/10 mit Variante/11–13/27 mit

Variante/33 mit Variante/36 mit Variante/37/41/42 mit Variante/43–46, S. 125/177/193/213.
– Gehtraining unter Vollbelastung (s. Gehstörungen – Hinken, S. 77).

Quadrizepssehne

Ärztliche Behandlung

Rupturen der Quadrizepssehne treten bei der annähernd gleichen Patientengruppe auf wie sie für die Achillessehnenrupturen angegeben wurde.
Häufig ist das eigene Körpergewicht Ursache der Verletzung z. B. beim Treppab-Gehen oder beim Stolpern.
Die Verletzung wird immer **operativ** behandelt und für 3–4 Wochen in einer Gipshülse ruhiggestellt.

Anregungen zur funktionellen Behandlung

Das besondere Problem bei der funktionellen Behandlung von Quadrizepssehnenrupturen ist die Insuffizienz des Muskels, die sich nicht in allen Fällen beheben läßt.
Sie äußert sich in einem Unvermögen des Muskels unter Belastung die letzten $20°$ bis zur Endstreckung des Kniegelenks zu kontrollieren und zu bewerkstelligen.
In der Einbeinbelastung ist daher das Kniegelenk stets etwa $20°–30°$ gebeugt.
In solchen Fällen ist es ratsam, dem Patienten einen Stock zu empfehlen, besonders wenn er Übergewicht hat.

Vorgehen nach operativer Behandlung

Behandlungsphase: Bewegungsstabilität und Belastungsstabilität

Behandlungsziele:

– Förderung der Resorption von Ödemen und des Kniegelenkergusses.
– Mobilisation des Kniegelenks.
– Geschicklichkeitstraining der Oberschenkelmuskulatur unter besonderer Berücksichtigung des Quadrizeps sowie der Unterschenkel- und Gesäßmuskulatur.
– Belastungstraining des Quadrizeps.
– Gehtraining, Treppengehen.

Bedingungen:

– Im Einbeinstand darf nur so viel Gewicht übernommen werden, daß der Quadrizeps die Beuge- und Streckbewegungen im Kniegelenk kontrollieren und ausführen kann. Eventuell müssen die Übungen im Barren oder mit Unterarmstützen gemacht werden.

Funktionelle Behandlung:

- Eisanwendungen (s. Hämatome – Ödeme, S. 230).
- Übungsbeispiele: Übung 14 mit Variante/16–18/19 mit Varianten/20 mit Varianten/21 mit Variante/22 mit Variante/26/30/33 mit Variante/36 mit Varianten/37/39.1 und 39.2/40/41/42 mit Variante/43–45, S. 145/176/184/ 193/200.
- Gehtraining der Suffizienz des Quadrizeps entsprechend mit oder ohne Stöcke.

Literatur

Allgöwer M.: 1982, Chirurgie allgemeine und spezielle, Springer Berlin, Heidelberg, New York.

Benninghoff A./Goerttler K.: 1978, Lehrbuch der Anatomie des Menschen, Band 1, Urban und Schwarzenberg München, Wien, Baltimore.

Bronner O.: 1983, Die krankengymnastische Behandlung des Hüftgelenks aus der Sicht der funktionellen Bewegungslehre, Physiotherapeut Heft 8, S. 2–6, Heft 9, S. 2–6.

Bronner O.: 1986, Der lumbale Schmerz – Interpretation und Behandlung aus der Sicht der funktionellen Bewegungslehre Klein-Vogelbach, Krankengymnastik 38. Jahrg. S. 81–83, Pflaum München.

Bronner O.: 1989, Der Ellbogen und seine funktionelle Behandlung nach Verletzungen, Pflaum München.

Bronner O./Steens J. C.: 1991, Die Armbewegungen beim Gehen, Physiotherapeut Heft 7, S. 33–34.

Bronner O./Gregor E.: 1992, Die Schulter und ihre funktionelle Behandlung nach Verletzungen und bei rheumatischen Erkrankungen, Pflaum München.

Debrunner H. U.: 1971, Gelenkmessung, Bulletin Arbeitsgemeinschaft Osteosynthese.

Dvořák J./Dvořák V.: 1991, Manuelle Medizin – Diagnostik, Thieme Stuttgart, New York.

Heim U./Baltensweiler J.: 1989, Checkliste Traumatologie, Thieme Stuttgart, New York.

Inman V. T./Ralston H. J./Todd F.: 1981, Human Walking, Williams and Wilkins Baltimore, London.

Kapandji I. A.: 1985, Funktionelle Anatomie der Gelenke, Band 2 und Band 3, Enke Stuttgart.

Klein-Vogelbach S.: 1986, Therapeutische Übungen zur funktionellen Bewegungslehre, Springer Berlin, Heidelberg, New York, Tokio.

Klein-Vogelbach S.: 1990, Funktionelle Bewegungslehre, Springer Berlin, Heidelberg, New York, Tokio.

Knüsel O./Wiedmer L.: 1990, Die Ganganalyse – Geschichte, Methoden und Grundlagen, Phys. Med. Baln. Med. Klim. 19, S. 110–123.

Lanz v. T./Wachsmuth W.: 1972, Praktische Anatomie Bein und Statik, Springer Berlin, Heidelberg, New York.

List M.: 1978, Krankengymnastische Behandlungen in der Traumatologie, Springer Berlin, Heidelberg, New York.

Perry J.: 1985, Normal and pathologic gait, American Academy of Orthopaedic Surgeons: Atlas of Orthotics: Biomechanical Principles and Application S. 76–111, Mosby Company St. Louis.

Platzer W.: 1986, Taschenatlas der Anatomie Band 1 Bewegungsapparat, Thieme Stuttgart, New York.

Rauber A./Kopsch F.: 1987, Anatomie des Menschen, Lehrbuch und Atlas, Thieme Stuttgart, New York.

Schneider W./Dvořák J./Dvořák V./Tritschler Th.: 1986, Manuelle Medizin – Therapie, Thieme Stuttgart, New York.

Sutherland D. H./Ohlsen R./Cooper L./Savio L.: 1980, The Development of Mature Gait, The Journal of Bone and Joint Surgery 4, S. 336–353.

Spring H./Illi U./Kunz H. R./Röthlin K./Schneider W./Tritschler Th.: 1986, Dehn- und Kräftigungsgymnastik, Thieme Stuttgart, New York.

Whittle M.: 1991, Gait analysis: an introduction, Butterworth-Heinemann Ltd. Oxford, London, Guilford, Boston, Munich, New Delhi, Singapore, Sydney, Tokyo, Wellington.

Wiedmer L.: 1990, Ganganalyse einer 32-jährigen Probandin ohne und mit CTB-Kniebrace, Orthopädie Technik 5, S. 320–325.

Glossar

Ausweichbewegung	Von normalen oder definierten Bewegungsabläufen abweichendes Verhalten. In diesem Sinne ist jede Form des Hinkens eine Ausweichbewegung.
Begrenzung weiterlaufender Bewegungen	Sie erfolgt durch eine Gegenbewegung oder eine Gegenaktivität.
Belastungsphase	Beim Gehen übernimmt ein Bein das Körpergewicht vom Moment des Fersenaufpralls bis zur Belastung der Zehen, namentlich der Großzehe. Sobald sich die Zehe vom Boden löst, ist die Belastungsphase beendet.
Bewegungstoleranz	Umfang eines Bewegungsausschlags in einem Gelenk. Die anatomische Bewegungstoleranz wird passiv ermittelt und ist gewöhnlich etwas größer als die aktiv ermittelte physiologische Bewegungstoleranz.
Distanzpunkt	Zur eindeutigen Bestimmung und für die Beobachtung eines Bewegungsausschlags bezeichnet man an beiden Gelenkpartnern in möglichst großem, jedoch annähernd gleichem Abstand vom Gelenk je einen beobachtbaren Punkt.
Drehpunkt	Gelenk.
Eversion	Bewegungsausschlag des Fußes im unteren Sprunggelenk, bei dem der Abstand zwischen dem Malleolus lateralis und einem darunter liegenden Punkt an der Ferse kleiner wird.
Funktionelle Behandlung	Einflußnahme auf Störungen von Haltung und Bewegung mit dem Ziel, die normalen Funktionen wiederzuerlangen und der hypothetischen Norm entsprechend für das Haltungs- und Bewegungsverhalten zu nutzen.

Funktioneller Körper-abschnitt	Teil des Körpers, der in bezug auf Haltung und Bewegung eine Einheit bildet. In diesem Sinne kann das Becken nicht getrennt von der Lendenwirbelsäule und der Kopf nicht getrennt von der Halswirbelsäule betrachtet werden.
Funktioneller Status	Datensammlung, die es erlaubt, Verhaltensänderungen des Patienten in bezug auf Haltung und Bewegung zu erfassen, hinsichtlich der Verletzung oder Erkrankung zu interpretieren und einen begründbaren Behandlungsplan daraus abzuleiten.
Frontalebene	Körperebene, die den Körper in einen ventralen und einen dorsalen Teil gliedert. Sie ist als Bewegungsebene für die proximalen Extremitätengelenke und die Wirbelsäule geeignet. Die virtuelle mittlere Frontalebene teilt den Körper in eine ventrale und eine dorsale Hälfte.
Frontosagittale Achse	Schnittlinie einer Frontalebene mit einer Sagittalebene. Sie ist eine Bewegungsachse der proximalen Extremitätengelenke und der Wirbelsäule.
Frontotransversale Achse	Schnittlinie einer Frontalebene mit einer Transversalebene. Sie ist eine Bewegungsachse der proximalen Extremitätengelenke und der Wirbelsäule.
Frontotransversaler Brustkorbdurchmesser	Schnittlinie der mittleren Frontalebene mit einer Transversalebene auf Höhe des 7. Brustwirbels.
Gegenaktivität	Statische Muskelaktivität, welche eine unerwünschte weiterlaufende Bewegung in einem bestimmten Bewegungsniveau verhindert. In der funktionellen Bewegungslehre auch aktives Widerlager genannt.
Gegenbewegung	Bewegungsausschlag, der gleichzeitig in umgekehrter Richtung läuft wie die Primärbewegung und in einem bestimmten Bewegungsniveau eine unerwünschte Bewegung verhindert. In der funktionellen Bewegungslehre wird das auch widerlagernde Bewegung genannt.
Gegensinnig weiter-laufende Bewegungen	Die Distanzpunkte der an einem bestimmten Bewegungsablauf beteiligten Gelenke bewegen sich jeweils von Drehpunkt zu Drehpunkt auf entgegengesetzten Kreisbahnen.
Gehgeschwindigkeit	Ist die Gehstrecke, welche ein Proband pro Zeit zurücklegt. Sie entspricht der Gehfähigkeit eines

	Menschen und wird in Meter pro Sekunde oder pro Minute angegeben.
Gemischte weiter-laufende Bewegungen	Die Distanzpunkte der an einem bestimmten Bewegungsablauf beteiligten Gelenke haben teilweise eine gemeinsame, teilweise eine gegenläufige Richtung.
Gleichgewichtsreaktion	Antwort des Körpers auf eine Neuanordnung seiner Teilgewichte. Diese ist besonders auffällig bei kleiner Unterstützungsfläche verbunden mit horizontaler Gewichtsverschiebung. Sie kann in der Mobilisierung eines Gegengewichts, einer Gegenaktivität und/oder einer Veränderung der Unterstützungsfläche bestehen.
Gleichsinnig weiter-laufende Bewegungen	Sämtliche Distanzpunkte der an einem bestimmten Bewegungsablauf beteiligten Gelenke bewegen sich auf gleichsinnigen Kreisbahnen.
Hub	Belastung der Muskulatur mit Teilgewichten des Körpers. Wird Gewicht gegen die Schwerkraft gehoben, leistet die Muskulatur »positiven Hub«, wird das Gewicht bremsend in Richtung der Schwerkraft nach unten gelassen, leistet die Muskulatur »negativen Hub«.
Hubarme Bewegung	Das Teilgewicht des Körpers, welches gehoben oder bremsend nach unten gelassen werden soll, wird vermindert z. B. durch teilweise Gewichtsabgabe an eine Unterlage, an den eigenen Körper, durch Verkürzung des Hebels oder indem das hängende Gewicht nur wenig aus der Vertikalen hin und her bewegt wird.
Hubfreie Bewegung	Es wird weder Gewicht gehoben noch bremsend nach unten gelassen. Die Bewegungsachse steht vertikal im Raum.
Inversion	Bewegungsausschlag des Fußes im unteren Sprunggelenk, bei dem der Abstand zwischen dem Malleolus medialis und einem darunter liegenden Punkt an der Ferse kleiner wird.
Kadenz	Beim Gehen Anzahl der Schritte pro Minute.
Konstitution	Das unbeeinflußbare Verhältnis von Längen/Breiten/Tiefen des Körpers und die damit verbundene Anordnung bzw. Verteilung der Teilgewichte des Körpers.

Körperlängsachse	Sie setzt sich zusammen aus den virtuellen Längsachsen der Körperabschnitte Becken/Brustkorb und Kopf, die in der hypothetischen Norm bei Nullstellung im aufrechten Stand eine gemeinsame gerade Linie bilden. Diese ist mit der Schnittlinie der virtuellen mittleren Frontalebene mit der Symmetrieebene des Körpers identisch.
Nullstellung	In der hypothetischen Nullstellung des aufrechten Standes befinden sich die Füße unter den Hüftgelenken, ihre funktionellen Längsachsen sind parallel. Die Körperlängsachse und die Längsachsen der Arme und Beine sind parallel und stehen vertikal im Raum. Die Kniegelenke sind deblockiert.
Potentielle Beweglichkeit	Reaktionsbereitschaft der Muskulatur mit der Fähigkeit, angemessen zu agieren.
Primärbewegung	Bewegungsimpuls, der zu einem Bewegungsablauf führt, in den mehrere Bewegungsniveaus einbezogen werden.
Pronation	Verwringung des Vorfußes gegen den Rückfuß, wobei die Ferse ihre Nullstellung beibehält und sich der laterale Rand des Vorfußes hebt.
Rotationsbewegungen	Drehbewegungen der Gelenkpartner gegeneinander, welche mit Hilfe von Zeigern beurteilt werden, die das jeweilige Rotationsniveau einschließen.
Rotationsniveau der Wirbelsäule	Das kaudale Rotationsniveau liegt zwischen den Segmenten L5–Th7, das kraniale zwischen den Segmenten Th7–Atlantookzipitalgelenk.
Sagittalebene	Körperebene, die den Körper in rechts und links laterale Teile gliedert. Sie ist als Bewegungsebene für die proximalen Extremitätengelenke und die Wirbelsäule geeignet. Die mittlere Sagittalebene teilt den Körper in zwei symmetrische Hälften, sie wird daher Symmetrieebene genannt.
Sagittotransversale Achse	Schnittlinie einer Sagittalebene mit einer Transversalebene. Bewegungsachse der proximalen Extremitätengelenke und der Wirbelsäule.
Sagittotransversaler Brustkorbdurchmesser	Schnittlinie der Symmetrieebene mit einer Transversalebene auf Höhe des 7. Brustwirbels.
Schwungphase	Beim Gehen gibt ein Bein den Kontakt zum Boden im Moment der Zehenablösung auf. Sobald die Ferse

den Boden erneut berührt, ist die Schwungphase beendet.

Statik	Im aufrechten Stand werden in allen drei Dimensionen die Achsenverhältnisse der Füße und der Beine, die Stellung der Gelenkpartner zueinander, die Stellung der Gelenke in bezug auf den Körper und den Raum sowie die Krümmungen der Wirbelsäule ermittelt und hinsichtlich der Belastung der aktiven und passiven Strukturen des Bewegungsapparats beurteilt.
Supination	Verwringung des Vorfußes gegen den Rückfuß, wobei die Ferse ihre Nullstellung beibehält und sich der mediale Rand des Vorfußes hebt.
Transversalebene	Körperebene, die den Körper in einen kranialen und einen kaudalen Teil gliedert. Sie ist als Bewegungsebene für die proximalen Extremitätengelenke und die Wirbelsäule geeignet. Eine Transversalebene ist die Standebene.
Weiterlaufende Bewegungen	Ein Bewegungsablauf, in den mehrere Bewegungsniveaus in einer bestimmten Reihenfolge involviert sind.
Winkelbewegung	Bewegungsausschlag in einem Extremitätengelenk, der durch Winkelveränderungen seiner Gelenkpartner charakterisiert ist.

Anhang

Es folgen zwei ausklappbare Bildtafeln zur Ganganalyse bei normalem Bewegungsverhalten und normalem Gang (Kap. 2 S. 55–76).

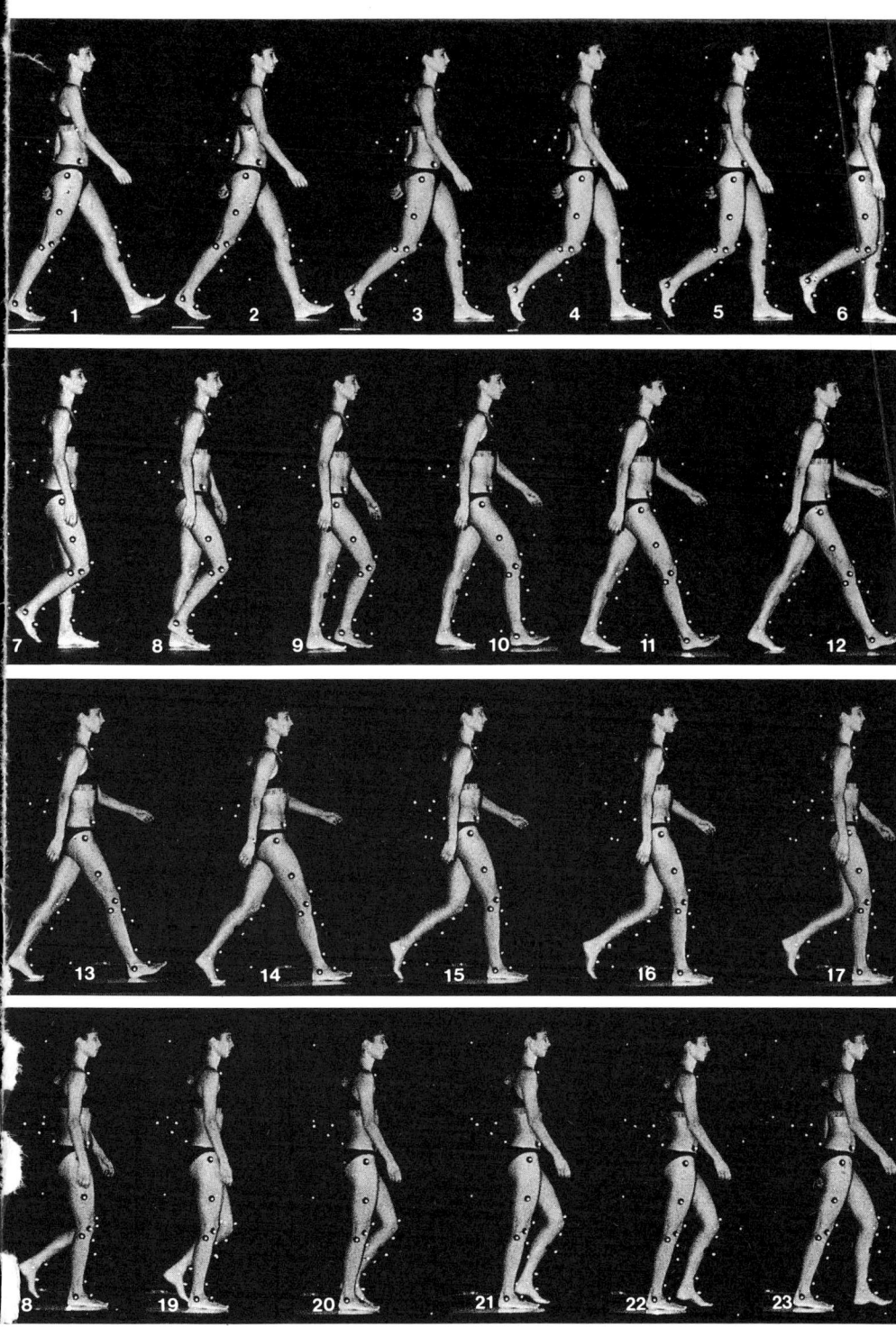

Bildtafel 1

→

Abb. 13.1–13.23: Normaler Gang von der Seite. Kadenz 120, Gehgeschwindigkeit 85,5 m / Minute.

Abb. 13.1 + 13.12: Gleichschenkliges Dreieck der Beinlängsachsen unmittelbar vor Fersenaufprall.

Abb. 13.2–13.12: Belastungsphase lk.

Abb. 13.13–13.23: Belastungsphase re.

Abb. 13.3–13.12: Schwungphase re.

Abb. 13.15–13.23: Schwungphase lk.

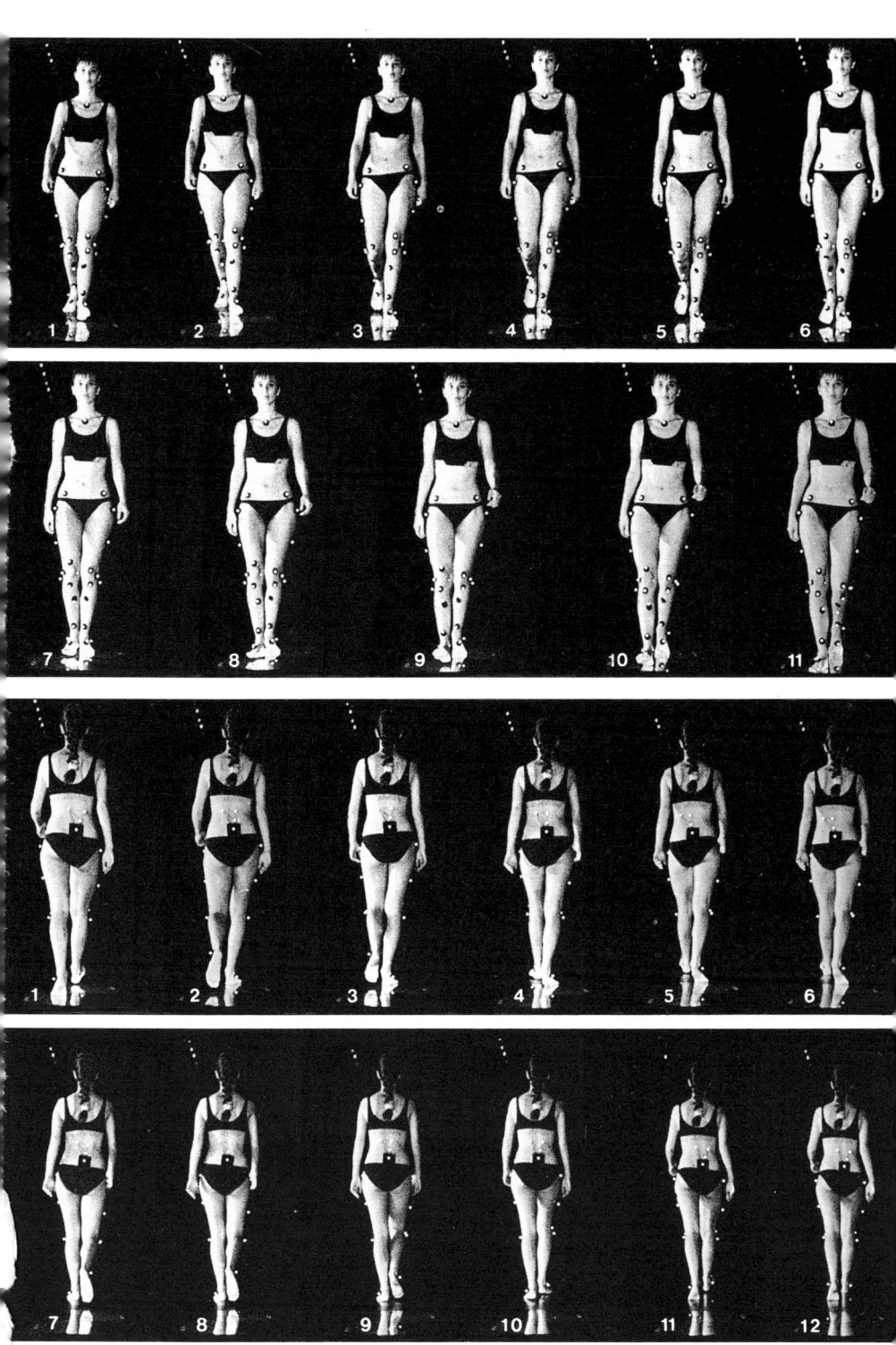

Bildtafel 2

→

Abb. 14.1–14.11: Normaler Gang von vorn. Kadenz 120, Gehgeschwindigkeit 85,5 m/ Minute.

Abb. 14.6–14.9: Spina iliaca ant. sup. re hat den gleichen Abstand zum Boden wie lk.
Abb. 14.11: Spina iliaca ant. sup. lk hat einen kleineren Abstand zum Boden als re.

→

Abb. 15.1–15.12: Normaler Gang von hinten. Kadenz 120, Gehgeschwindigkeit 85,5 m/ Minute.

Abb. 15.2–15.3: Trochanter lk hat einen kleineren Abstand zum Boden als re.
Abb. 15.4–15.5: Trochanter lk hat den gleichen Abstand zum Boden wie re.
Abb. 15.7–15.8: Trochanter re hat einen kleineren Abstand zum Boden als li.
Abb. 15.4–15.6: Positive Rotation des Beckens gegen den Brustkorb.
Abb. 15.10–15.12: Negative Rotation des Beckens gegen den Brustkorb, jedoch etwas kleiner als die positive Rotation.